U0067397

心理師執業之路

（第二版）

林家興　著

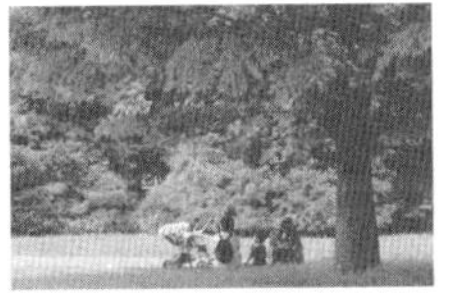
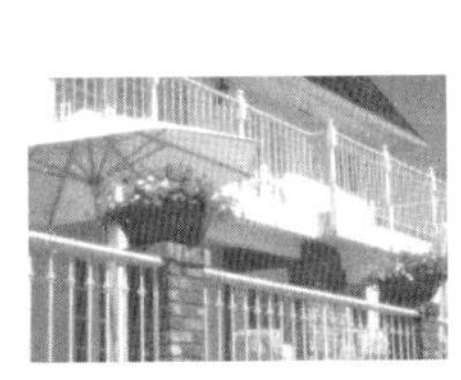
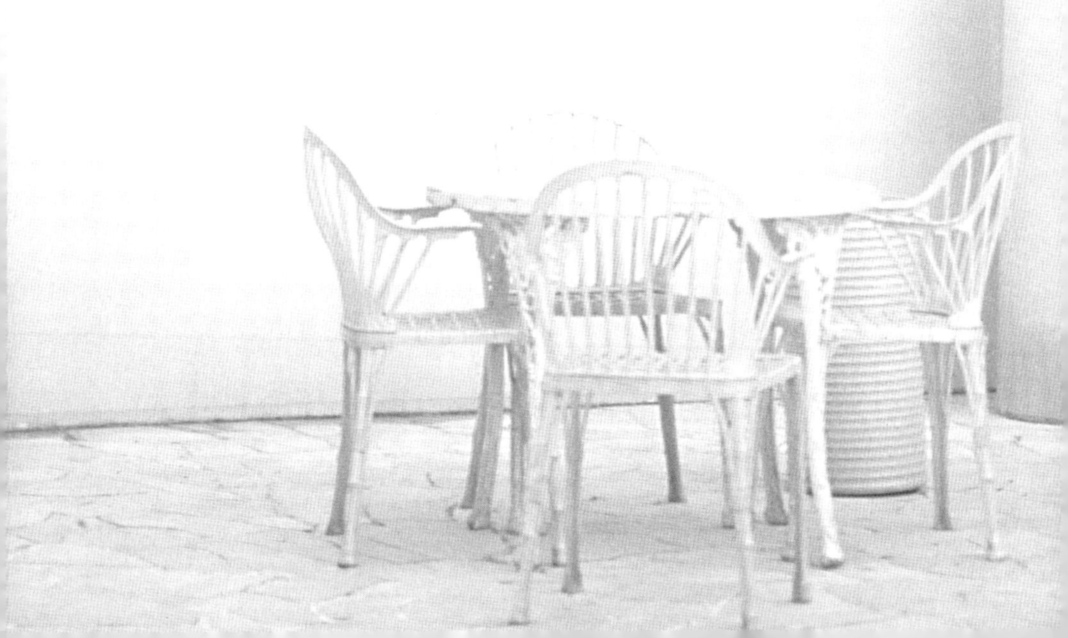

作者簡介

林家興

學歷：美國肯塔基大學諮商心理學哲學博士
　　　美國南加州心理分析學院進階心理分析治療結業

經歷：美國舊金山總醫院、麥考利神經精神醫院及列治文心理衛生中心實習心理師
　　　美國洛杉磯太平洋診所亞太家庭服務中心心理師兼助理主任

執照：美國加州心理師考試及格
　　　台灣專技高考諮商心理師考試及格

現任：國立台灣師範大學教育心理與輔導學系教授
　　　台灣諮商心理學會理事長
　　　台灣輔導與諮商學會常務監事
　　　台灣心理治療學會常務理事
　　　財團法人華人心理治療研究發展基金會董事
　　　財團法人董氏基金會心理健康促進委員
　　　台北市諮商心理師公會常務監事

目錄

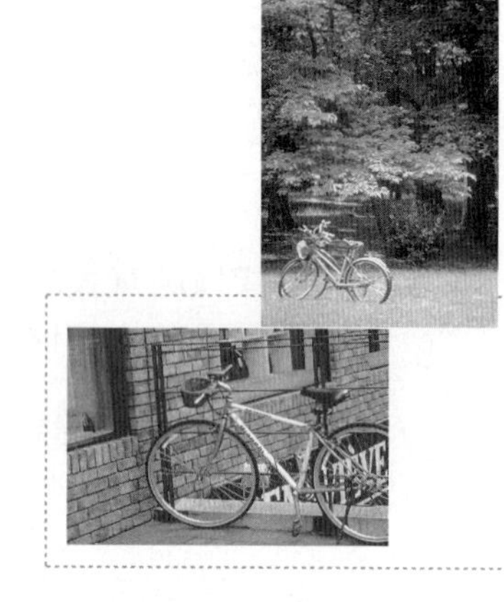

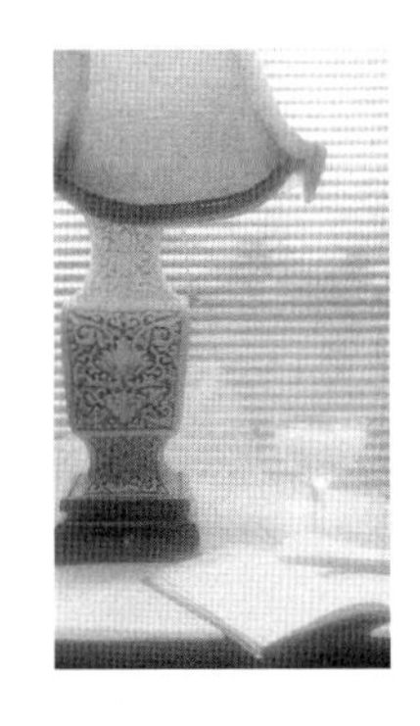

◎卷二

心理師的教考訓用　069

◎卷三

執業心理師的專業發展　161

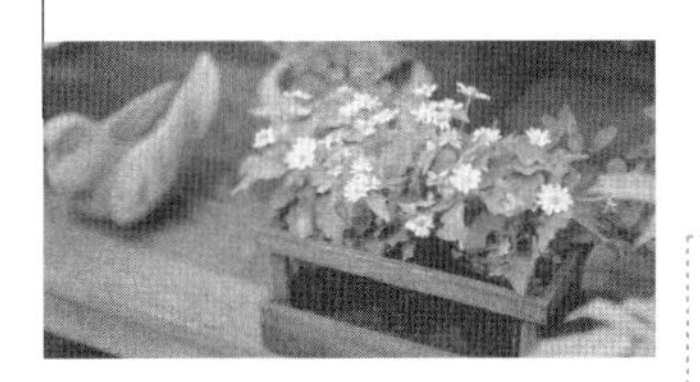

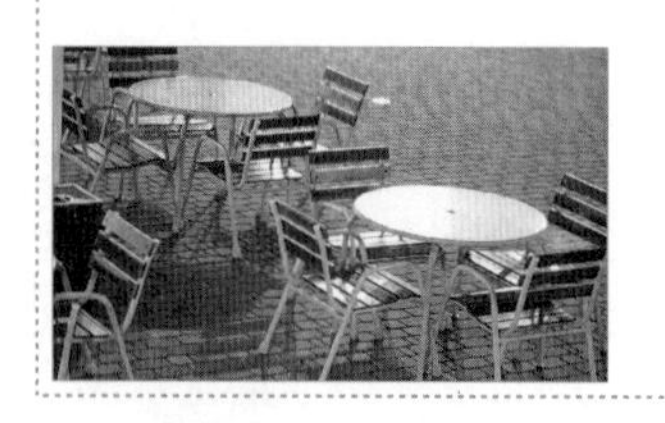

◎卷四

附錄　275

推薦序一

當林家興教授邀請我為他寫這本書的推薦序時，我立刻一口答應，因為我已經認識林教授多年，而且十分景仰他的成就，同時更重要的是，我與林教授有一些相似的地方：第一，我們是同年出生的；第二，真是非常巧合，我們先後在美國舊金山列治文心理衛生中心進行一年全職實習，林教授在前，是我的學長。

林教授在這本書裡分享了他的成長及求學過程，這也就是一位心理師在接受養成教育訓練和不斷專業精進所需要努力付出的真實呈現，讀者在拜讀林教授這本大作時，一方面必定會佩服他在追求自己理想時所呈現出的決心和恆心，另一方面同時清楚明白台灣現今心理師的教育訓練和執業狀況，對未來希望從事心理師行業的讀者有很大的幫助。

這是一本內容豐富和真情流露的書，閱讀這本書是一種享受和成長。

中原大學心理學系教授　譚偉象

推薦序二

一位經驗豐富的心理師、一位溫柔敦厚的學者，林家興教授以他一貫真摯誠懇的態度，從己身經驗出發，娓娓道出一個台灣之子在美國走上心理師執業之路的歷程，而正值其心理師生涯成熟穩定之際，他毅然決然地轉換跑道回台任教，並將其寶貴的實務經驗化成一篇篇的論述，為推動《心理師法》及培育新一代的心理師而努力。

《心理師法》於2001年底完成立法公布施行。新法上路不免讓心理師既喜且憂，相信有不少的心理師（包括本人在內）雖依法參加考試取得證照，但對於「後心理師法時代」一時倒還難以適應，甚至戰戰兢兢，不知此法對此專業未來發展的影響為何。

困惑迷惘之際，《心理師執業之路》一書正好為大家撥雲見日，林教授不僅詳盡地說明分析「心理師」這個專業的發展史，尤其可貴的是，以其具有橫跨美國與台灣心理師的身分與實務經驗，林教授精闢地比較美國與台灣心理師制度的不同，並對心理師訓練、執業與專業發展等方面，提出具有前瞻性的想法與建議，足以作為國人日後建立相關制度或修法的參考。

一口氣將林教授的大作先睹為快，內心充滿了對他的敬佩與感謝，一方面佩服他這一路走來始終不改其志的堅持與努力，尤其在推動《心理師法》的立法以及建立健全的心理師制度上不遺餘力。另一方面感謝他願意在百忙之中執筆為文，讓大家分享他的寶貴經驗，並費心費力彙整有關心理師的法規與資訊提供給大家參考，讓相關專業人員、學生或其他有志從事此專業者，既能對「心理師」這個專業的定位有更為清楚的了解，有助於生涯規劃，更能擁有一本方便、實用又好讀的參考書。

對於此書我還具有一份特別的感情，往往是邊讀邊笑邊感嘆，喚起我不少留美求學的回憶。因緣際會，我在美國的專業訓練有一段日子幾乎是踏著林家興教授的足跡而行，算起來林教授可稱為是譚偉象教授與我在列治文心理衛生中心的師兄，雖然因實習年份不同，沒有機會直接向其請益，但由於林教授的優異表現，讓該實習機構的督導們印象深刻，連帶地我也受惠良多。

作為一位心理師與大學教師的我，十分慶幸有這麼一本好書可以推薦給同仁與學生，期待林教授能再接再厲，繼續為在台灣這個剛萌芽的專業裡正在摸索前進的夥伴們，寫出更多的好書。

台北市立教育大學心理與諮商學系　趙家琛

第二版序

本書在2005年出版第一版，為什麼三年之後就要出版第二版呢？這是因為隨著《心理師法》的逐年實施與諮商心理專業的迅速發展，有關心理師教考訓用的相關研究與文獻增加很多，筆者也在過去三年作了幾項有關心理師人力推估與諮商實習規範的專題研究，並且擔任了三年的台北市諮商心理師公會理事長職務，在諮商心理學術研究與專業實踐上累積了更多的資料，想要早點與讀者分享，這件事獲得心理出版社林敬堯總編輯的支持，於是本書第二版才能夠很快地與關心心理師專業發展的讀者見面。

本書第二版和第一版有哪些不同呢？第一版全書18章10萬字，第二版在內容上增加很多，全書26章16萬字，在篇幅上增加了8章6萬字。主要增加的內容是有關心理師教考訓用，以及諮商心理專業發展的文章，其中包括最近發表的三篇文章，新增的多數章節是在2008年暑假期間完成的。為了使本書的內容更聚焦在台灣本土執業心理師的專業發展，筆者將第一版介紹美國心理師的養成教育與執照考試的兩章改為附錄。經過上述調整與充實之後，本書的架構顯得更為清晰而周延，卷一是「一位心理師邁向執業之路」，卷二是「心理師的教考訓用」，卷三是「執業心理師的專業發展」，最後是卷四「附錄」。

本書記錄台灣心理師的發展過程，對心理師的教考訓用作了更具體的闡述，可以作為諮商實習課程與諮商心理學史的教科書或補充教材，心理學研究生、實習心理師，以及關心台灣心理師發展史的心理師們，將可以從本書獲得第一手資料，進一步了解台灣心理師教考訓用的現況與展望。讀者可以透過閱讀本書，了解心理師實習規範與執業規範背後的諸多考慮，了解心理師前輩如何思考與規劃心理師執業之路。在台灣心理師發展脈絡之下，來看待心理師的各種法規與規範，才比較會了解與感恩執業心理師的艱辛發展，並且願意跟著先進的腳步持續努力下去。

隨著心理師執照考試的舉辦，心理師成為社會上熱門的行業，有愈來愈多的大學生想要進修諮商輔導或臨床心理相關研究所，計畫將來成為一位專業助人的執業心理師。本書內容包括心理師的教考訓用與專業發展的第一手資料，提供計畫將來想要成為心理師的大學生，或目前正在就讀心理研究所的研究生，一個正確認識執業心理師這個行業的機會，可以作為自己生涯規劃的參考書。

本書的出版正逢台灣輔導與諮商學會成立五十週年，以及台灣諮商心理學會與中華民國諮商心理師公會全國聯合會成立之際，顯得格外有意義。本書第二版的完成，筆者要感謝在心理師專業發展道路上的許多夥伴，謹以本書第二版向諮商輔導與臨床心理學界的先進致敬，並以審慎樂觀的心情期待心理師的執業之路可以愈來愈平順。

林家興 2008年10月27日寫於台灣師範大學

初版序

這是一本從個人小故事去了解大環境的書。

筆者在成為執業心理師的專業成長過程中，即在實踐抽象的、電影情節的、法律條文的、教科書中的心理師世界。由於筆者是人文社會科學背景出身，比較喜歡歷史，不僅是關心自己的成長史，更關心心理師的專業發展史。基於具有橫跨美國和台灣執業心理師的身分與實務經驗，使得筆者想與年輕朋友分享一些經驗和心得。閱讀本書相信可以增進對於心理師的認同，以及加深對於美國心理師與台灣心理師的過去、現況與未來的了解。

本書內容包括四部分：卷一是分享筆者成為一名執業心理師的心路歷程，從個人成長、學習當老師、出國留學、在美國執業，一直到回台灣任教於台灣師大，個人的親身經驗與所見所聞；卷二和卷三是分享個人有關心理師訓練、執業與專業發展的論述，比較美國和台灣心理師在訓練、考試與執業上的不同，提出有利於台灣心理師未來執業與發展的想法和建議；卷四是彙整有關心理師的法規與資訊，將散布在各處與心理師密切相關的法規和公共資訊，編輯成為本書的附錄，方便讀者參考。

本書卷一是2004年暑假撰寫的，內容涉及許多個人的回憶與省思；卷二和卷三則包括個人過去發表過的文章，其中幾篇為配合本書而加以改寫，再加上幾篇特別為本書而撰寫的文章。雖然有關心理師的論述與文獻，現在比以前多一點，但是整體而言，有關描述台灣心理師的訓練、執業與專業發展的文獻，仍然十分有限。

在成為一名執業心理師的過程中，許多的老師、督導、同事、學生，以及朋友的鼓勵和協助，使我受惠無窮，我心裡十分感謝。麗文和家人在過去無數的日子裡，不斷地督促和支持，更是我最大的靠山。我特別要感謝台灣師大心輔系的老師和學生們，給我很大的空間去思考和發展。我也要特別感謝中國輔導學會的理監事和工作夥伴，在参與推動《心理師法》以及相關的工作時，給我很多的支持和協助。本書初稿完成之後，感謝簡育憶小姐和洪美鈴小姐在書稿文書處理上的協助，分擔筆者許多的辛勞。我要非常感謝平常就十分忙碌的專業夥伴趙家琛老師和譚偉象老師的推薦序，讓更多的讀者認識本書。

透過本書分享筆者成為心理師的學習心得與臨床經驗，對大家或許是一種可以接受的回饋方式，筆者盼望閱讀本書的讀者可以深刻的獲益。對於正在考慮進修心理相關研究所或報考心理師執照的讀者，不妨先閱讀第九章筆者的經驗分享與提醒。筆者對於本書的內容雖然以嚴謹的態度撰寫，然而受限於筆者的記憶以及所接觸的資料與經驗，例如本書對於台灣心理師在醫療機構的專業發展相對的比較不足，書中如有出現疏漏或錯誤的地方，還請讀者原諒並惠予指正。

林家興 2005年5月1日寫於台灣師範大學

卷一

一位心理師邁向執業之路

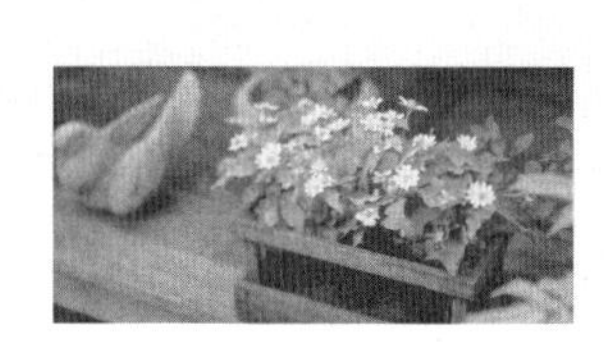

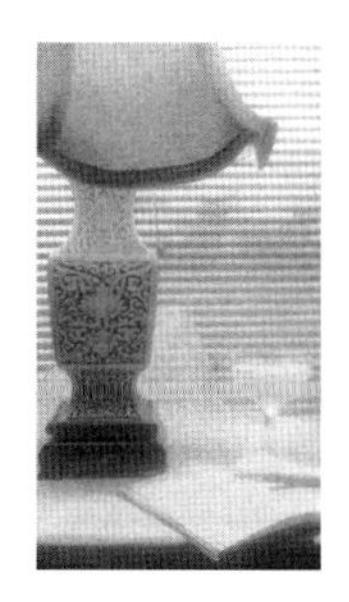

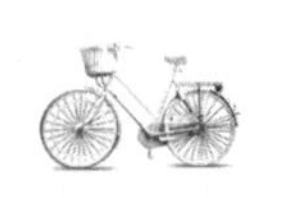

第1章 初識心理師的面貌

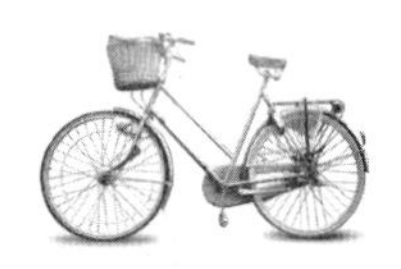

成長的歲月

1954年，我在台灣台北市中華路出生，出生後沒幾年，因為要拆違章建築，改建中華商場，以及父母工作的關係，全家移居彰化縣北斗鎮斗苑路。

比較清晰的童年記憶要從北斗小鎮開始，六歲時，先進北斗國民學校附設幼稚園，一年後就讀小學一年級。在小學的日子是平淡的，印象比較深刻的有幾件事：一個是音樂課的事件，記得那是小學三年級的某一天，級任老師要我們分別出列站在講台上唱歌，我因為身體不適的關係，歌唱得很爛，被老師罵了一頓，心裡很難過。從此以後，我對唱歌失去了信心，對於學音樂開始產生極被動、甚至逃避的態度。高中音樂課還需要補考才勉強及格。這影響持續到成年，朋友邀約唱卡拉OK的時候，我心裡總是忐忑不安，究竟自己真有那麼脆弱？或是太不會面對難堪？

第二件事情是小學五年級的時候，學校在選拔墊上運動選手，我雖然表現得很好，被選為選手，但是卻因為家庭經濟不好，沒有錢購置運動服而作罷。這件事讓我深刻感受到家庭有限的資源與支持，父母收入有限是很無奈的事實。

第三件事情是沒有錢參加課外補習。我念小學的那個年代，就讀初中是需要經過升學考試的，為了能夠考進好的初中，級任老師要替我們全班補習。因為家裡拿不出補習費，我是全班少數沒參加補習的小朋友。放學後大家都留在教室補習，我則早早回家。後來，我的同學紛紛報考北斗初中，我因為沒有補習，也不知道要如何單獨報名，同時，父親也想安排我去當學徒做皮箱。就在正不知如何是好之際，有同學告訴我可以去報考隔壁溪州鄉的溪州初中，因為溪州初中標榜免試升學，只要去報名就有機會升學。

在沒有補習、也沒有準備的情況下，我考進了溪州初中。每天我騎著腳踏車，從北斗騎到溪州上學。在完全沒有壓力的讀書環境中，我很輕易就名列前茅。初一我當選模範學生，初二和初三重新編班的時候，我很自然地被編進最好的升學班。每學期學校表揚成績優秀學生名單，都會有我的名字。我開始獲得老師和同學的喜歡，初中畢業時，我還是名列前茅，這大大提升我的自尊與自信，也抵消了一些在音樂和體育兩方面的失落經驗。

初中畢業後，考上省立員林中學高中部，因為名列聯考的前幾名，於是被編入直升班。學校為提升大學升學率，經常提醒我們這些升學班的同學要好好用功讀書。高中三年的心靈生活可以說是蒼白空虛，每天除了讀書還是讀書，除了考試還是考試。因為男女生分班的關係，學校禁止高中生談戀愛，平淡無奇的高中生活，糊裡糊塗就過了。

初中和高中的成長歲月，我的主要嗜好是看書和騎腳踏車到處逛，我會到學校圖書館借書看，主要看一些傳記和小

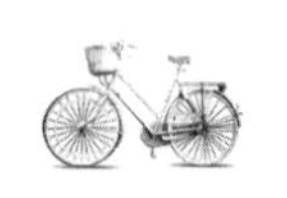

說之類的書。放假在家裡實在無聊的時候，我就騎著腳踏車到鄰近的鄉鎮走走。有時候，我也會去學校運動場跑步或打籃球。

需要一提的是，在我成長的年代，從小學到高中並沒有輔導老師或輔導室的設置，學生學業與生活問題的輔導工作多半落在級任老師或導師身上。高三參加大學聯考時，我曾經請教過導師和數學老師有關選填志願的問題。那個年代，能夠在教室利用幾分鐘的時間請教導師或任課老師一些個人問題，就算很會利用資源了，就我所知，很少同學會去導師室或學校的行政處室去請教老師。

參加大學聯考的時候，我填寫在聯考志願表上的前四個志願是：師大教育系、師大教心系、師大社教系，以及政大教育系。結果考上政大教育系，這是我生命的第一個轉捩點，也是我踏上心理師之路的啟蒙時期。

優游指南山下

由於小鎮成長的背景，除了家人和學校老師以外，我很少接觸到其他專業或行業的人，在我小小的心目中，可供選擇的職業不外是：做農（像我們家的房東）、當學徒做工（像我的父親），或者當老師（像學校的師長）。我到現在還記得，初中三年級的時候，國民就業輔導中心的人到學校給全班同學做職業興趣測驗，不久之後，級任老師把測驗結果公布在教室後面的公布欄上，我很好奇地趨前看看我的職業興趣測驗結果是什麼。公布欄上面在我的名字旁邊白紙黑字寫著「教育工作」，像被暗示一般，從此教育工作與我產生了不解之緣。

當大學聯考放榜的時候，家人一則以喜，一則以憂，喜的是我考上國立大學，憂的是政大學生不像師大學生享有公費。事實上，我大概只是一心想要念教育系，沒有和很多人商量或請教，把有教育系的大學志願都填寫在前面。考進政大教育系在當時算是很好的事情了。

1972年10月，成功嶺受訓之後，18歲的我便隻身離開北斗，到員林坐著夜間火車北上，第二天清晨來到台北市，然後坐著當時的欣欣客運公車十六甲，來到木柵的政大報到，開始了我接下來的六年大學生和研究生的日子。

在教育系念書的日子，是我心靈最自由的時候，也開始與心理輔導工作有關的事情接觸，並且持續很久。大二的時候，台北地方法院試辦大專學生參與少年觀護志願工作，我便去參加了。督導我的觀護人分配兩名受保護管束的個案給我輔導，當時由於自己心理輔導的訓練有限，對於個案的協助根本談不上心理輔導，頂多提供一點大哥哥的關心、說理和陪伴而已，這份義務工作持續一年就結束了。

大三的時候，開始參加義務張老師培訓課程，當時的中心總幹事是劉安屯先生。大三升大四那年的暑假，正式被聘任為義務張老師，前往宜蘭縣礁溪鄉擔任蘭陽育樂營（相當於後來的幼獅育樂營）駐營輔導員。暑假過後，大四開始到台北張老師辦公室值班，擔任電話諮商的義務工作。我在張老師中心的工作持續到我念研究所的時候，有將近兩年的時

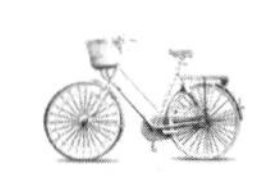

間，我還擔任張老師辦公室的研究助理。這幾年經驗，讓我從教育的領域逐漸轉向心理輔導的領域。

大學畢業後，我以第一名考上政大教育研究所，繼續我的諮商輔導的學習。

就讀政大教育研究所的時候，我跟從劉焜輝老師做碩士論文，論文研究的主題是：「會心團體經驗對自我實現的影響」。劉老師是當時少數留學日本返國服務的博士，主要專長即是諮商輔導。當時主修諮商輔導的研究生很少，有一兩門課程，是我和劉老師一對一上課，如此深受劉老師個別的教導，獲益良多。由於碩士論文需要修訂「個人取向量表」（Personal Orientation Inventory），以便測量受試的自我實現變項，也獲得吳靜吉老師許多的指導和協助。在統計與研究方法方面，受教於林邦傑老師和黃國彥老師，獲得許多學習，也奠定了後來想要出國留學的念頭。

研究所畢業後，先到成功嶺接受基礎訓練，再到國防管理學校接受行政類科專長訓練。結訓後分發到政治作戰學校教育處擔任訓練官，除了各種訓練班次的排課業務，並且在軍事心理發展研究中心參與問卷調查的工作。在復興崗服役期間，我利用公餘時間翻譯會心團體相關文獻，並且出版第一本書《會心團體與人際關係訓練》（天馬出版社）。

大學學生輔導工作

退伍後我便面臨生涯選擇的問題，就讀研究所的時候，我已考上教育行政高考，可以到教育行政機關工作，也可以到大專校院任教。由於個性與興趣的緣故，心裡想著到學校任教會比較自在，於是就選擇到私立中國市政專科學校（現在的中國科技大學），擔任講師兼輔導中心輔導老師。當時市政專校輔導中心的編制只有一位專任講師和一位專任助教，人力單薄。輔導中心主任有時由校長兼，有時由講師兼。輔導中心的場地也很小，只有一間辦公室，沒有個諮室和團輔室。印象中輔導行政工作多於學生直接輔導服務，這樣的輔導人力編制和輔導設施，在當時的專科學校其實是相當普遍的。

一年後我應聘到私立東吳大學社會系擔任講師，但是主要的工作是擔任學生輔導中心的專任輔導老師。當時的中心主任是魏恩德博士，她是美國密蘇里大學哥倫比亞校區畢業的諮商心理學博士，可以說是當時極少數具有諮商心理學本科專長的老師，對於經營學生輔導中心十分有概念。我的工作主要是個別諮商、團體輔導、心理測驗，以及輔導行政等。當時東吳大學學輔中心有兩位專任講師兼輔導老師和兩位專任助教的編制，條件是相當好的，我們輔導老師和助教的工作士氣很高。

後來，從工作中認識到出國進修的必要性，於是積極準備出國，在1982年8月赴美讀書。

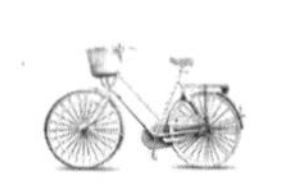

第2章

留學美國肯塔基大學

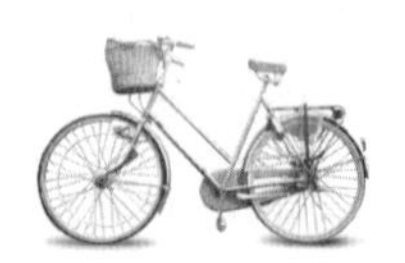

藍色草原

肯塔基州又稱藍色草原（Blue Grass），這是因為肯塔基州主要由丘陵地組成，到處是深深的草原，經常會看到馬場和馬。萊辛頓（Lexington）是肯塔基州第二大城市，僅次於路易斯維爾（Louisville）。

有人曾經問我怎麼會申請到萊辛頓的肯塔基大學念博士班的，歸納起來主要有兩個因素：一個是因為指導教授巴克雷（James R. Barclay）的因緣，一個是因為肯塔基大學學雜費和生活費比較便宜。我因為是自費留學，出國時只有一點平時的儲蓄和標會的錢，又沒有獎學金，只能選擇學雜費和生活費比較便宜的南方學校，肯塔基大學是幾家給我入學許可的大學當中，學雜費和生活費最便宜的一家，也是肯塔基州最好的大學。

想要申請來美國念臨床或諮商心理學博士班的難度是很高的，當時肯塔基大學教育與諮商心理研究所博士班每年只招收四、五名學生，美國人申請諮商心理學博士班的人很多，能夠以外籍生身分被錄取，可以說十分幸運了。

諮商心理學博士課程

我因為大學和研究所都是主修教育與輔導，關於心理學的基礎自己認為不是很足夠，需要多修一點心理學的課程。當時，肯塔基大學教育與諮商心理研究所已經通過美國心理學會的認可，成為一個被推薦的優良諮商心理學博士課程（APA accredited counseling psychology doctoral program）。為了滿足美國心理學會的課程要求，有些課程我還必須到心理系去修。

博士班前三年的生活重心都是在修課，我修過的課程可以分為四個領域：統計與研究方法、心理學的基礎、諮商心理學主修（major），以及工業組織心理學副修（minor）。心理學的基礎包括：發展心理學、人格心理學、生理心理學、青少年發展、學習理論、心理學系統與歷史等。關於諮商心理學主修課程包括：諮商理論、諮商技術、團體諮商、生涯發展、心理測驗、高等心理衡鑑、個別智力測驗、行為諮商、諮商心理學的專業議題、心理劇、諮商實習等。關於工業組織心理學副修課程包括：工業心理學、組織行為、人事心理學、員工協助方案獨立研究等。

通過博士資格考試之後，第四年的生活重心在於進行博士論文研究，以及撰寫博士論文。博士論文題目是：「Chinese and American perceptions of Rogers', Perls', and Ellis' approaches to psychotherapy」。研究內容主要在於比較中美兩國大學生對於個人中心學派、完形學派，和理情治療學派心理諮商的

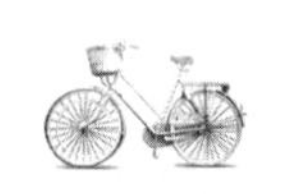

知覺。我使用的實驗材料是羅吉斯、波爾斯和艾理斯諮商同一個個案的逐字稿，以隨機的方式，請受試閱讀逐字稿，然後在評量表上作答。研究對象包括肯塔基大學的學生和台灣政治大學的學生，共208人。評量表是用來評估三位治療大師的可信度、指導性、強勢性，以及文化合適度等變項。研究結果簡述如下：

1. 美國大學生比台灣大學生，更認為強有力的、指導式的輔導方式是適當的。
2. 男性大學生比女性大學生，更認為三位心理治療師是可靠而有能力的。
3. 男性大學生比女性大學生，更認為強有力的輔導行為是適當的。
4. 艾理斯被大學生認為比羅吉斯更為可靠、有能力。
5. 艾理斯和波爾斯的輔導行為被大學生認為，比羅吉斯的輔導行為更為強有力和更具指導性。
6. 根據中美大學生與三種輔導學派之間沒有顯著的交互作用，因此，論文的研究支持應用羅吉斯、波爾斯，和艾理斯三種輔導方式在台灣大學生身上是一樣可行的。

中國同學會

留學期間的生活圈，除了學校的功課和論文，其餘的便是中國同學會。不可否認的，在那人生地不熟的異鄉留學，來自台灣留學生的彼此幫忙和照顧是很需要的。開學之前，中國同學會會幫忙接機，安頓新來的同學，幫忙認識環境等。多數留學生都是住在研究生宿舍，到了週末，有車子的學長、學姐就會找沒有車子的同學去超市買菜、吃飯等聊慰鄉愁。

除了迎新送舊，同學會每年三節都會辦理大型活動，以烤肉或每人各帶一道菜（pot-luck）的方式，請肯塔基大學台灣留學生以及住在萊辛頓的華人，一起共度佳節。每學期的週末，同學會借用學校的活動中心放映台灣的電影，讓大家一起欣賞。

我在肯塔基大學讀書的第三年，被選為中國同學會的會長，因此對於中國同學會的會務有第一手的接觸和了解。印象中比較深刻的幾件事情是：製作肯塔基大學同學通訊錄、每季發行一期通訊、舉辦三節大型活動、電影欣賞等。在我任內，最值得一提的事情是，由我出面向肯塔基大學教育學院借教室，成立中文學校。從此許多住在萊辛頓的華人家庭，開始有機會利用週六上午送小孩來學中文，甚至有一些白人也興致勃勃來報名學中文。

如果不要去談那些忙碌的功課和做實驗，住在宿舍的日子是很舒適的，這裡的研究生宿舍，每個房間都有廚房、暖氣、冰箱，和簡單家具。宿舍區的中間是一片大草皮，長了許多大樹，到了春天時節，每棵樹都開花，可以說是落英繽紛，美不勝收。秋天的時候，楓葉變成鮮黃和火紅，非常美麗。留學生們總是喜歡在秋天的時候，到郊外去走走，滿山遍野都是泛紅的楓葉，真令人有如癡如醉的感覺。這是我第

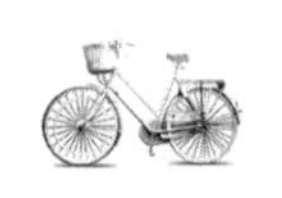

一次深刻感受：一個自然開放的環境，可以孕育人的心靈思考動能。

我一共花了五年拿到博士學位，因為多了一年的全職臨床心理學實習，深深影響了我日後的生涯選擇。原來，所有美國心理學會認可的臨床心理學博士班和諮商心理學博士班，都有全職實習一年的規定，而且全職實習機構的申請相當麻煩。首先，我需要從一份全國性的實習機構名單中，尋找我想要申請實習的機構，分別向各個機構寄出申請書和推薦信等，大部分的實習機構會要求面談，好比要找一份正式工作一般的程序。完成面談或電話晤談之後，全國實習機構會統一在同一天通知錄取名單，凡是被通知錄取的人，必須當天答覆是否願意接受錄取，一旦放棄，該實習機構會趕緊通知下一位申請人。

我當時申請了十家實習機構，遍布美國各州，為此我還特地飛到紐約和費城去面談。最後，我選擇到舊金山的列治文心理衛生中心實習。這是因為當地社區的少數民族較其他以白人為主的社區多，於是機構需要能通兩種語言以上的心理治療人才。

第3章

社區與臨床心理學全職實習

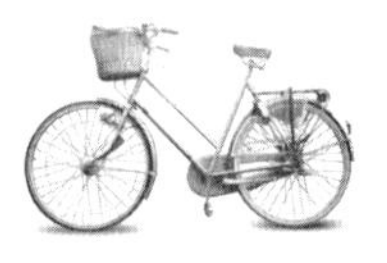

列治文心理衛生中心

1986年9月，我從萊辛頓飛往舊金山，來到列治文心理衛生中心（Richmond Area Multi-Services, Inc., RAMS）報到，展開為期一年的全職實習。列治文心理衛生中心提供「社區與臨床心理學博士前全職實習」（pre-doctoral internship in community/clinical psychology），該年一共收了四名博士班全職實習生。

在出國留學之前，我並不知道念諮商心理學或臨床心理學博士班需要從事一年的全職實習，即使在肯塔基大學念書的時候，我對於全職實習這件事還是一知半解，因為自己在台灣念書時，只有教育實習，沒有做過心理實習。在肯塔基大學修課時，曾經修過諮商實習課，那也是利用部分時間，在系上訓練診所（training clinic）接個案的經驗，全職實習到底怎麼進行並不是很清楚。

美國心理師的訓練主要分為四個專業領域或主修：臨床心理學、諮商心理學、學校心理學，以及工業組織心理學。這四個主修統稱為專業心理學（professional psychology），這四個專業心理學博士班課程，都有全職實習一年的要求。依照機構工作性質的不同，實習機構會規劃各自的實習課程

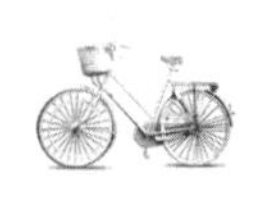

（internship program），並招收博碩士班研究生。一般碩士班實習是屬於部分時間實習，意即研究生可以一方面在校修課，一方面以每週一至兩天的時間到校外機構實習。一般博士班最後一年的實習是屬於全職校外實習，博士班研究生必須要在畢業前一年自行申請實習機構，完成全職實習一年的規定才能畢業。

一般情況是，醫療院所提供臨床心理學實習，大學諮商中心提供諮商心理學實習，社區心理衛生中心則提供臨床或諮商心理學實習。列治文心理衛生中心的全職實習包括社區心理學實習與臨床心理學實習，因此規劃一個很特別的實習課程，叫作「社區與臨床心理學博士前實習」。這項實習課程並且獲得美國聯邦心理衛生總署（National Institute of Mental Health, NIMH）的贊助，成為美國亞裔心理師訓練中心（National Asian American Psychology Training Center）。全職實習生每個月可以支領五、六百美元的實習津貼。

社區與臨床心理學博士前實習的訓練內容和場地主要分為兩部分，社區心理衛生方面的實習主要在列治文心理衛生中心實施，也是門診實習的主要場地。住院部實習的場地主要在麥考利神經精神專科醫院（McCauley Neuropsychiatric Institute）和舊金山總醫院（San Francisco General Hospital）。因此，每星期我有兩天半的時間在列治文中心實習，有兩天半的時間在醫院住院部實習。住院部實習上半年在麥考利神經精神專科醫院青少年精神科病房輪訓（inpatient rotation），下半年在舊金山總醫院成人精神科亞裔病房輪訓。

社區心理衛生門診實習

在列治文心理衛生中心實習的時候，我每週的門診個案量大約維持在八至十人之間，其他時間則參加機構內的訓練活動，包括兩次個別督導，一次中心職員會議（staff meeting），一次臨床診斷會議（disposition meeting）。此外還有一些不定期舉行的個案研討會和專題演講等。在列治文心理衛生中心我有兩位個別督導，一位是美籍韓裔心理師Sung Kim哲學博士，另一位是白人精神科醫師Robert Buckley醫學博士。假如我有八個個案，我會固定請Kim博士督導其中四個個案，請Buckley博士督導另外四個個案。凡是服用藥物的個案或是慢性嚴重精神病患者，我都會請精神科醫師督導，單純心理治療的個案或精神官能症患者，則會請心理師督導。這樣的安排比較符合專長與權責一致，以及長期深度追蹤個案的原則，因為有如此良好督導制度與優秀督導的協助，大大提升我的臨床接案能力。

列治文心理衛生中心每週會定期召開一次職員會議，時間大約60分鐘，全體工作人員，包括實習生，都要參加。由中心主任Joseph M. Coursart哲學博士主持會議，會議的主要內容在於公布機構內外心理衛生相關訊息，討論中心臨床工作與行政工作上有待處理的問題，說明工作人員與職務上的變動，處理各種人事與財務上的問題，以及討論如何因應政府與社區對於中心的期待和要求等。

列治文心理衛生中心設有專門的初談員（intake wor-

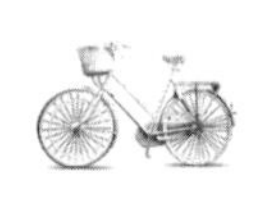

ker），任何向中心尋求心理衛生服務的電話或臨時來求診（drop-in）的人，均由受過初談訓練的專人進行電話初談（phone screening）或初次面談（intake）。初談員完成初次晤談之後，要填寫一份初診摘要（intake summary）。每週召開的臨床診斷會議是由資深的心理師或精神科醫師主持，主要的工作在於討論每一個新個案的初診摘要，並確認診斷是否正確，以及新個案適合分配給誰等。這項臨床診斷會議通常由臨床人員參加，行政人員不需要出席。

列治文心理衛生中心本身是一個社區心理衛生中心，只提供心理衛生門診和精神科日間留院服務，並沒有住院部的設置，為了充實社區與臨床心理學實習課程的內容，訓練主任Hillie Garned哲學博士協調舊金山市內的兩家醫院住院部，讓我們全職實習生可以前往進行精神科住院部輪訓，我覺得這是一項非常成功的安排。如此完整而扎實的臨床訓練，吸引無數亞裔心理師前來受訓，在亞裔心理師的圈子裡，列治文心理衛生中心的「社區與臨床心理學博士前實習」具有很高的知名度。在我之後，前來列治文心理衛生中心接受臨床實習、並回到台灣服務的臨床心理學教授有譚偉象博士和趙家琛博士。

精神科住院部實習

在精神科住院部實習的主要內容分為二部分：一是精神科住院病人的照顧；一是精神科住院病人的心理衡鑑。我在麥考利神經精神專科醫院和舊金山總醫院實習期間，同時有兩位臨床督導，一位是精神科醫師督導我住院病人的照顧，一位是資深心理師督導我心理衡鑑。除了每週至少三次與我照顧的病人進行心理治療，以及大約兩週做一套心理衡鑑，我在住院部的時間還參加下列的活動：參加晨會討論個案（morning round）、出席病人的社區會議（community meeting），以及一些不定期舉行的訓練活動。

在精神科住院部實習的時候，督導醫師通常會分配一至兩名病人給我實習，讓我擔任主治心理師（attending psychologist）或是主要治療師（primary therapist）。主治心理師或主要治療師的工作包括從病人住院到出院的全程臨床照顧，在督導醫師協助之下，除了藥物處方之外，我實習過初診會談、精神診斷、心理治療、家庭治療、個案管理，以及撰寫病歷等。按規定醫院應提供住院病人每週至少三次的心理治療，由於病人大部分時間受到精神病症狀與精神藥物的影響，心理治療實施起來並不十分順暢。

每天早晨八點鐘左右，病房主任會主持晨會，舉行的方式通常是由病房主任或主治醫師先帶著醫療團隊查房，然後進入會議室，再由護士報告每個病人前一天的狀況，以及當天有待處理的問題，再由心理師和社會工作師提供補充報告，最後由主治醫師做成臨床處置的決定。出席晨會可以聽到醫療團隊對於每個病人的臨床討論，包括有關區別診斷、治療計畫、個案管理、家庭狀況、病人在病房的行為表現，以及藥物的使用等，可以在精神疾病的診斷與治療上獲得許多學習。

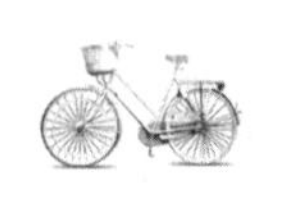

病房每星期都會召開一次社區會議或家庭會議，這是由病房全體病人和工作人員一起參加的會議，通常由病房主任或護理長與資深病人共同擔任主席。社區會議的內容通常包括：介紹新住院病人或新到任工作人員、歡送即將出院的病人或離開的工作人員、公布病房相關的訊息、針對病房的住院生活提出討論和建議，有時可以安排病人給大家表演節目，或者邀請外界的人到病房來表演節目給大家看。社區會議主要的目的在於提供一個機會，讓病人可以發表住院生活的感想和建議。

在精神科住院部實習的第二項主要工作是心理衡鑑，個案的來源是由各病房的精神科醫師填寫心理衡鑑轉介單，送到心理科，由心理科分案給心理師和實習生去施測。實習生在督導心理師的協助下，選擇最適合回答轉介問題的一套心理衡鑑。大多數時候，全套心理衡鑑包括：魏氏成人智力測驗（WAIS）、明尼蘇達多相人格測驗（MMPI），以及羅夏克墨漬測驗（Rorschach Inkblot Test）等。

實習生拿到心理衡鑑轉介單之後，會先和病人進行會談，然後再實施心理測驗。由於全套心理衡鑑需時甚久，通常會分成幾次實施。施測完畢之後，實習生先計分並完成衡鑑報告初稿，再與督導討論並修改報告，最後再完成正式報告，交給轉介的精神科醫師參考。由於從填寫轉介單到拿到正式衡鑑報告需要兩、三週的時間，實習心理師會設法在施測結束後，盡快給轉介的精神科醫師一些初步的口頭報告。

心理科為增進實習心理師的臨床訓練，每週會舉行個案研討會，由實習心理師和督導分別提出個案討論，在麥考利神經精神專科醫院實習期間，很幸運地跟從神經心理學家舒爾博士學習神經心理衡鑑。

◎ 臨床實習的價值

以我個人一年全職臨床實習的經驗來說，我非常肯定實習的價值，就臨床實務的磨練而言，一年的全職臨床實習有時比博士班四年的課程學習還要多。這是因為諮商或臨床心理學博士班的訓練，是根據「科學家與實務工作者訓練模式」（scientist-practitioner training model）而設計的，博士班課程訓練著重在科學和學術的養成訓練，全職臨床實習才是著重在臨床實務的訓練。

臨床實習幫助我很快成為一個臨床治療師，我必須很快地學習有關心理疾病的診斷與治療，必須學習如何有效地與其他心理衛生專業人員協同合作，最終我必須學習如何獨立從事心理師執業。在實習期間，我有充分的時間去觀察我的督導如何執行心理師業務，他們是我的臨床模範，每個督導都有許多年的臨床經驗值得我學習。臨床實習機構對我來說，就像是一座蘊藏豐富的臨床寶庫，我像海綿一樣地吸取我需要的專業知識、技術和經驗。

和部分時間實習相比較，我認為全職實習的收穫遠超過部分時間實習。就諮商或臨床心理師的訓練，我認為全職臨床實習是無可取代的訓練，心理診斷與心理治療的學習，必須透過課程學習、臨床實習，以及個別督導，才能完成，缺

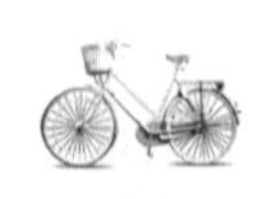

一不可。一個缺乏臨床督導的實習機構，我認為實習生的學習將會大打折扣。全職實習的時候，實習生應該接受個別督導每週兩小時。而且最好每個實習生有兩個督導，每個督導各提供每週一個小時的個別督導，唯有在如此的安排之下，才能充分發揮臨床實習的最佳效果。

台灣臨床督導的實施，一般分為機構內督導和機構外督導，以及個別督導和團體督導。所謂機構內督導是指督導是由機構內的專任心理師擔任實習生的督導。所謂機構外督導是指機構聘請機構外的心理師擔任實習生的督導，督導因為不是機構的專任心理師，因此無法隨時發揮督導實習生的功能。所謂個別督導是指督導與實習生每週定期督導，每次至少一小時。所謂團體督導是指督導每週定期與超過兩個實習生或臨床人員的督導，每次至少一小時。合格的實習訓練，應該提供給實習生每週至少兩小時的機構內個別督導。提供實習生機構外個別督導，或只提供機構內團體督導，只能說是妥協的作法。有些實習機構雖然聲稱提供個別督導或團體督導，但是督導並沒有每週定期舉行，往往只是偶一為之，例如每月一次或每學期一、兩次，這樣的督導頻率只能說是一種妥協的作法。

心理師的訓練必須經過資深心理師的督導才能完成，擔任實習心理師督導的人，必須是資深心理師。唯有資深心理師才能提供實習生一個專業楷模，並且幫助實習生成為勝任的心理師。由非心理師背景的人擔任實習心理師的督導，像是精神科醫師或社工師，只能說是妥協的作法。因此，實習心理師在實習期間接受臨床督導的時數中，由資深心理師督導的時數不宜少於二分之一。

心理師在醫院的角色

由於在醫院實習的經驗，讓我對於心理師在精神科住院部的角色有非常深刻的感觸。我認為心理師的舞台在社區心理衛生中心或精神科門診部，而不在於精神科住院部，這是因為精神科住院病人通常罹患比較嚴重的精神疾病，而且多數服用高劑量的精神藥物。面對這類的急性嚴重精神病患者，心理師所能提供的服務比較有限。

相對的，心理師在社區心理衛生中心或精神科門診部，比較能夠發揮功能。因為社區或門診的個案求助於心理師的，多數都是一般性的心理問題，以及輕度的心理疾病，透過心理治療大都可以獲得緩解和治癒。一般接受門診追蹤治療的慢性嚴重精神疾病患者，心理師也可以提供他們藥物治療以外的許多服務，像是心理治療、家庭諮商、個案管理、職能復健、危機處理，以及壓力調適等。

這一年在醫院的實習經驗對於我的生涯選擇產生了關鍵性的影響。在實習結束之前，我就開始找有關心理師的工作。我從肯塔基大學拿到博士學位並且畢業之後，有兩個工作在等我答覆：一個是位於俄亥俄州阿克隆市（Arkron）的州立精神專科醫院；一個是位於洛杉磯的太平洋診所（Pacific Clinics）亞太家庭服務中心（Asian Pacific Family Center, APFC）。前述的實習經驗，影響我後來選擇到洛杉磯去工

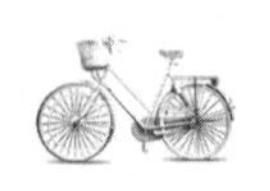

作的生涯抉擇。亞太家庭服務中心也是一家社區心理衛生中心，工作的性質和內容，和舊金山列治文心理衛生中心很像，是一個可以讓心理師充分發揮功能的工作環境。

第4章

洛杉磯的執業生涯

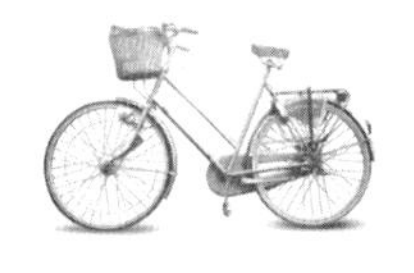

難忘的開車橫越美國之行

1987年9月初，我和麗文兩個人開著別克汽車，車上塞滿了我們帶得走的衣物和電腦，與送行的好朋友道別後，從萊辛頓出發。一路開車橫跨美國大陸，沿途經過肯塔基、伊利諾、密蘇里、堪薩斯、科羅拉多、猶他、內華達，以及加利福尼亞等州。

經過八天的開車旅行，遊覽沿途的國家公園和風景名勝，包括聖路易市的大拱門、南達科達黑山的總統巨石、黃石國家公園等。飽覽美國大西部壯闊的山脈與草原，一路上經過無數的大城、小鎮和村落，也經過開車一整天沒有看到幾個人的地區。白天開車趕路，傍晚的時候我們就開始尋找旅店，多半會找一些比較知名的連鎖旅館過夜，有一、兩個夜晚途經窮鄉僻壤，也住過類似組合屋（mobile home）的小旅館。

第八天開車來到洛杉磯的高速公路時，發現加州人開車真的很快，一路上車速總是超過70英里，這讓我覺得非常不習慣。洛杉磯是一個大都會區，全區布滿高速公路，在洛杉磯沒有車子，真的很難想像如何過日子。

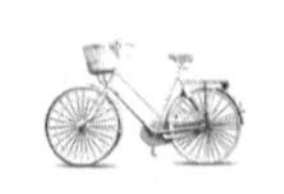

亞太家庭服務中心

1987年9月15日，我來到亞太家庭服務中心報到，展開我的心理師生涯。亞太家庭服務中心是母機構太平洋診所的分支機構，太平洋診所最早的名稱叫作帕薩迪那兒童輔導中心（Pasadena Child Guidance Center），後來才改為現在的名稱。太平洋診所是一家社區心理衛生中心，包括總部與分支機構，分支機構遍布聖蓋博河谷區（San Gabriel Valley），服務的對象主要是一般美國民眾，主要經費來自洛杉磯郡政府。太平洋診所提供各式各樣的心理衛生服務，包括兒童門診部、成人門診部、成人日間留院部等。

亞太家庭服務中心是太平洋診所為因應日漸增加的亞裔居民，而於1986年設置的分支機構，機構職員的族裔背景相當程度的反映居民的比例，包括華裔、越裔、韓裔和日裔。亞太家庭服務中心因此可以提供給亞裔居民雙語的心理衛生服務。中心的工作人員從初期十多人，擴充到目前已經有四十人以上。中心設有主任（director）、副主任（associate director）、臨床主任（clinical director）、助理主任（assistant director）各一人，專業人員以心理師、社工師和實習生為主。半專業人員包括個案管理員（case manager）、親職教育員（parent specialist）、青少年輔導員（youth specialist）等。

在我任職亞太家庭服務中心的時候，中心主任是Gladys Lee（社工師），副主任是Terry Gock哲學博士。中心的業務主要分為四個部分：心理衛生服務、兒童虐待防治、青少年藥物濫用防治，以及兒童青少年與學校外展服務。

工作的前三、四年，在我取得心理師執照之前和之後初期，我的主要工作便是提供亞裔居民心理診斷與心理治療的服務，並且提供親職教育課程。工作第三年在我考取心理師執照之後，我的工作除了心理治療直接服務，還增加了臨床督導資淺同事和實習生，以及心理衛生行政工作。

美國一般社區心理衛生中心的專業人員以心理師和社工師為主，中心主任也是多數由心理師或社工師擔任，由精神科醫師擔任主任的比例比較少。這是因為聘任精神科醫師的成本較高，多數機構會以全職或兼職方式，聘請精神科醫師從事藥物治療，將大多數的心理衛生工作，像是心理診斷與心理治療，交給心理師和具臨床實務訓練背景的社工師去執行。

最值得一提的是，美國心理衛生制度是全球首屈一指的，從聯邦政府到地方政府都設有心理衛生署（聯邦政府）、心理衛生廳（州政府），和心理衛生局（郡政府）。這是獨立於衛生署、衛生廳和衛生局的行政組織，心理衛生有自己獨立的行政系統、人事制度和經費預算。在心理師和社工師主持下的社區心理衛生中心，可以相當程度的避免心理衛生服務過度醫療化的問題。

一般美國民眾罹患心理疾病的時候，通常會求助於各地的社區心理衛生中心，獲得各種心理衛生服務，包括心理診斷、心理治療、藥物治療、危機處理、個案管理和職能復

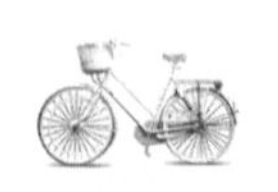

健。只有在精神病急性發病，並且需要住院治療的時候，才會被送到精神專科醫院或綜合醫院精神科住院部。社區心理衛生服務系統的設計，符合社區化的原則，社區多數民眾可以就近就醫，並且獲得完整的心理衛生服務。

心理師執照考試

我剛到亞太家庭服務中心執業的時候，需要先向加州政府消費者事務廳（Department of Consumer Affairs）醫療品質委員會（The Board of Medical Quality Assurance）的心理師考試委員會（The Psychology Examining Committee，後來名稱改為Board of Psychology）登記成為註冊心理師（registered psychologist），同時我必須在有執照的心理師督導之下執行業務，累積考心理師執照所需要的博士後1,500個小時的臨床資歷。根據加州法律，心理師在沒有取得執照之前，是不能夠獨立執業的，但是註冊心理師和心理師助理（psychology assistant），可以在有執照的心理師督導之下執業。

參加加州心理師執照考試的資格主要有二：一是具有以心理學為本質的博士學位；二是累積3,000小時在督導下執業的臨床時數。在美國的心理師執照考試，基本上是一種全科心理師的考試，因此不論博士課程的主修是什麼，只要具備足夠的心理學相關課程學分者，如：臨床心理、諮商心理、教育心理、學校心理、社會心理、發展心理、認知心理或工業心理的人，都符合第一項資格。這樣的資格規定其實是比較公平合理的，這種兼容並蓄的政策，不僅可以兼顧心理學各次專業的均衡發展，而且可以發展對於全科心理師的認同。

加州心理師執照考試包括兩次考試，第一試是屬於全國統一命題的考試，考試內容包括200個四選一選擇題。各州自行訂定及格分數，加州的及格分數通常高於其他各州。第一試的命題範圍很廣，幾乎包括心理學研究所博、碩士班全部課程的內容：統計與研究方法、心理學的基礎與心理學各次專科，像是教育心理學、發展心理學、變態心理學、工業心理學、心理測驗、臨床心理學、諮商心理學、社會心理學、心理診斷、心理治療、人格心理學、生理心理學等。

在2003年1月以前，加州心理師執照考試第二試是以口試的方式舉行，由於口試經常引起考生對於評分不公平的嚴重質疑與官司，加州政府心理師考試委員會在2003年1月決定將第二試改為筆試。第二試的名稱叫作「加州法律與專業倫理考試」（California jurisprudence and professional ethics examination）。考試方式是四選一的選擇題，命題範圍主要是加州心理師相關法律與專業倫理。

我於1989年8月通過心理師執照考試。有了心理師執照之後，亞太家庭服務中心不僅給我加薪，而且也增加我的工作責任。從此以後，我可以自己在病歷上簽名，不需要督導或其他人的副署（co-signature）。考取官方心理師執照之後，奠定了我獨立執行心理師業務的地位，可以私人開業，從事心理疾病診斷與心理治療，並開具診斷書，收受各種健康保險的醫療給付。

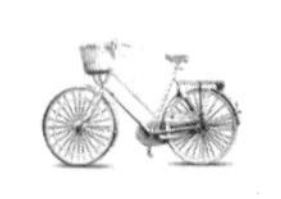

◎ 聯合顧問中心

在取得心理師執照之後，我便開始思考如何私人開業的問題，為個人開業預作準備，甚至為了學習如何開業，參加過幾次的工作坊，買過幾本相關書籍，以及不斷地請教已經開業的前輩和同事。從事私人開業初期，我曾借用同事的辦公室看個案。直到1992年左右，才在柔斯密市（Rosemead）租了一個自己的辦公室，並且以「聯合顧問中心」（United Consultants）名稱向洛杉磯郡政府登記，正式從事部分時間的私人開業。

在美國社會，每個在政府或民間機構上班的人，都可以在下班時間從事任何合法的工作，包括兼差或私人開業。因此，除了維持在亞太家庭服務中心的全職工作，我利用下班時間在自己的心理診所駐診。為了增加個案的來源，曾在洛杉磯兩家主要的中文工商電話簿刊登廣告，同時，也申請成為幾家管理式醫療機構的特約心理師。

第5章 繼續教育與專長訓練

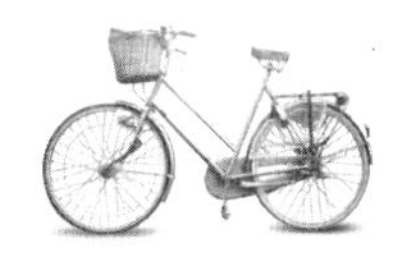

心理師繼續教育

根據《加州心理師法》的規定，通過心理師執照考試的人，每兩年需要參加繼續教育課程36小時，並更新執照一次。既然有繼續教育的規定，因此平常我都會留意有哪些值得參加的工作坊或繼續教育課程。事實上，我上班的亞太家庭服務中心以及母機構太平洋診所，也會經常舉辦各種繼續教育課程，這些多半是和工作有關，通常也都是單次或短期的訓練。

我有興趣的課程，服務的機構不一定會提供，因此，我需要從其他機構去找，而這些課程基本上都是自費參加。提供給心理師繼續教育課程的機構有很多，包括大學校院、醫療機構、私人開業的資深心理師，以及專門開設繼續教育課程的機構等。我在執業期間大量參加繼續教育課程，每年的時數遠遠超過《加州心理師法》每年18小時的規定。

透過心理師繼續教育課程，心理師不僅可以持續得悉最新心理診斷與心理治療的發展，而且可以發展自己的專長，甚至成為專科心理師。根據《加州心理師法》的規定，心理師繼續教育時數並不包括期刊論文發表的篇數，或擔任專題演講的時數。所謂繼續教育課程，是指參加別人講授的專題

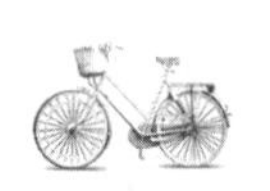

演講或別人主持的工作坊。在大學院校擔任心理學教師的人，也不能把自己的教學鐘點採計為繼續教育時數。心理師也不能把擔任學術期刊論文審查的時數採計為繼續教育時數。《加州心理師法》對於網路或空中繼續教育課程，也有一定的採計方式，通常不能超過全部繼續教育時數的百分之多少。

學習心理分析的緣起

從事心理師執業若干年之後，我逐漸感覺到「書到用時方恨少，事非經過不知難」的困境，雖然我已經擁有一個諮商心理學博士學位，有了四、五年的臨床工作經驗，具有心理師執照，可是我對於自己的臨床能力，還是覺得有待加強，特別是有關於深度心理治療的部分，在我決定去南加州心理分析學院（Southern California Psychoanalytic Institute）進修之前，其實我已經思考和準備許多年了。

在我1982年出國之前的台灣，當時心理諮商和心理治療都還剛從外國介紹進來，大家對於心理分析的理論和實務所知有限。我在肯塔基大學念博士班的時候，系上也沒有專長心理分析的教授，因此我一直無緣接觸有關心理分析的學習。直到我去舊金山實習的時候，才驚覺我的督導和同事當中，多數是學心理分析的精神科醫師和心理師。在接受督導的過程中，我才開始接觸心理分析，也才意識到心理分析在美國東西兩岸是心理治療的主流。

我在洛杉磯執業期間，麗文前往美國知名的兒童心理分析機構賴斯—大衛兒童研究中心（Reiss-Davis Child Study Center）進行兩年兒童臨床心理學博士後全職訓練（post-doctoral fellowship training in child clinical psychology）。訓練的主要內容是兒童心理分析，他們的訓練課程包括：上午上課，以心理分析理論的講授與討論為內容，下午的時間則安排接個案和接受督導。麗文完成兩年的心理分析訓練之後，覺得獲益很多，因此也大力鼓動希望我去接受心理分析的訓練。

在1992年的春天，我開始參加有關心理分析的訓練，起初只是參加短期的課程，一個是有關克萊因生平介紹（The work and life of Meline Klein）的課程，是由心理分析師Chris Minnick醫學博士主講，分成四堂課。一個是參加由洛杉磯心理分析學會與學院（Los Angeles Institute and Society for Psychoanalytic Studies）舉辦的課程，課程名稱是「心理分析治療」（psychoanalytic psychotherapy），一共是十堂課，由心理分析師Peter S. Armstrong哲學博士和Donald S. Bosch哲學博士主講。有了上述短期課程的學習經驗，對心理分析有了初步的認識。1993年秋季，我終於下定決心到南加州心理分析學院，接受比較長時間而有系統的訓練。

心理分析治療進階課程

南加州心理分析學院開設兩種課程：一種是四年的心理分析課程；一種是兩年的心理分析治療課程。由於工作與時間的關係，我選擇參加兩年的課程。經過書面審查和面談之後，我被接受成為心理分析治療進階課程（advanced training in psychodynamic psychotherapy）的學員。兩年的課程分為四學期實施，每學期的課程包括三部分：每週上課一次，每次三小時；每週閱讀大量的文獻；以及每週接受臨床督導一次一至兩小時。兩年的訓練課程從1993年10月開始，至1995年6月結束。

心理分析治療進階課程的內容包括理論課程和臨床課程，第一年的理論課程包括心理分析理論以及心理疾病的討論，如精神官能症的形成、移情精神官能症、憂鬱症、躁鬱症、邊緣型與自戀型人格障礙、上癮症、性障礙，以及精神病等。第二年的理論課程包括人類發展與成人心理治療的關係，討論的重點是嬰兒期、戀母情結與潛伏期、青春期，以及成年與老年期。

第一年臨床課程包括初次晤談、心理動力概念化、心理治療初期的處理、治療中期有關抗拒、移情、反移情和解析的處理、夢的解析，以及短期動力治療等。

第二年的臨床課程包括各種心智模式（客體關係、克萊因和畢昂、溫尼卡，以及自體心理學）的探索，以及邊緣型和自戀型人格障礙的心理治療、心理治療問題討論，以及結案的時機與處理等。

在學習心理分析的時候，學員被鼓勵將所學應用於平常的心理治療工作。因此，每學期初，會分配一位資深心理分析師擔任我們的督導。如果是一對一的督導，則每週督導一小時，如果是兩個人或三個人一組，則督導時間增加為每週兩小時。督導聆聽我們的接案狀況，以及我們處理個案的困難，更多的時候，督導幫助我們從心理分析的角度去理解個案的內心世界與防衛機轉。

南加州心理分析學院的課程可以說是相當完整的，學員可以有機會學習心理分析的各學派，包括古典心理學（classic psychology）、自我心理學（ego psychology）、客體關係（object relations），以及自體心理學（self psychology）。在接觸各種學派之後，學員可以逐漸發展自己的興趣，再選擇自己最喜歡的學派去深入發展。

四年的心理分析課程除了上述內容，還包括個人被心理分析、心理分析三個個案，以及撰寫一篇論文，在南加州心理分析學院完成整個訓練課程，並且通過論文考試，還可以獲得一個心理分析的博士學位。由於受完心理分析訓練的同時，可以獲得心理分析學博士學位，因此吸引不少醫師背景的人前來受訓。在美國學習心理分析是相當方便的，在各大都市均有國際心理分析學會認可的心理分析學會或學院，但是每個學會或學院是獨立運作的。

◎ 全科執照與專科證書

在美國的心理師，如同醫師一般，博士課程是屬於全科訓練，包括一整年的臨床實習，然後才參加全科心理師執照考試。全科心理師執照考試由政府主辦，發證單位也是政府。在美國只有全科心理師執照，而沒有專科心理師執照，也無所謂的臨床心理師執照考試。

取得博士學位和執業執照之後，並不是臨床學習的結

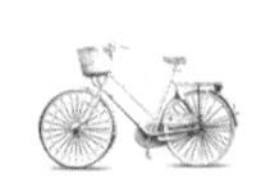

束，博士學位與執照只是證明持有執照的人具備最基本的專業能力，可以從事維護民眾心理健康的工作。在學然後知不足的情形下，美國各州政府均有心理師必須每年接受繼續教育若干小時的規定。這些繼續教育課程或工作坊基本上是屬於研究所後（post-graduate）和執照後（post-license）的訓練課程。

像是心理分析、藥物濫用治療或成癮諮商（substance abuse treatment or addictive counseling）、催眠治療、家庭治療、遊戲治療等課程，都是屬於研究所後和執照後的繼續教育課程。心理師在專業發展的過程中，逐漸因為工作的需要，以及個人的興趣，透過繼續教育發展自己的專長，成為專科心理師。我在接受心理分析治療的訓練之前，並沒有這種理解，我相信許多人也不清楚心理學研究所的訓練課程，和專業心理學會所提供的繼續教育課程，兩者之間的區別。

在接受心理分析治療訓練之後，我逐漸發展自己在心理分析治療方面的專長，成為心理分析取向的心理治療師。同樣的，由於在亞太家庭服務中心從事社區心理衛生工作，我也逐漸具備社區心理衛生的專長。麗文由於接受過兒童心理分析的臨床訓練，她逐漸發展兒童心理分析與遊戲治療的專長。

美國心理師在接受專科訓練之後，通常會從訓練機構拿到一張證書，例如心理分析師證書、催眠治療師證書、成癮治療師證書、遊戲治療師證書等。這些證書可以證明持證者具有某種專長訓練，但是這些證書並不是執照，有證書而沒有執照的人，依法是不可以執業的。因此，心理師必須首先完成全科訓練，取得心理師執照，才能合法執業。在從事心理師執業的過程中，心理師再參加各種學會或學院的專科訓練，獲得專長證書，成為專科心理師。

如同專科醫師考試是由專科醫學會辦理一樣，美國專科心理師的考試也是由民間學術機構辦理，比較知名的機構有二：一是美國心理學會；一是美國專業心理委員會（American Board of Professional Psychology, ABPP）。美國心理學會規劃的專科心理師證書，分為藥物濫用治療與神經心理衡鑑兩種。美國專業心理委員會主辦的專科心理師考試，分為臨床心理師、諮商心理師和工業組織心理師等。

在美國專科心理師並不普遍，因為就實際開業而言，取得專科心理師證書並不會增加保險給付、收入或薪水，反而為了取得專科證書需要繳交報名、考試、證書，以及會費等支出。因此，對於一般執業心理師並不具備吸引力。我在美國執業期間，並沒有去申請參加專科心理師考試，而是透過參加各種繼續教育來發展自己的專長。除了社區心理衛生和心理分析治療，我還參加精神藥物方面的繼續教育課程。

◎ 心理師與藥物處方權

美國心理師在1990年代比較熱門的專業議題之一，是藥物處方權的爭取，到底心理師需要不需要或應該不應該爭取處方權，以及如何爭取處方權，成為心理師內部辯論的議題，也成為心理師和精神科醫師之間爭論不休的話題。

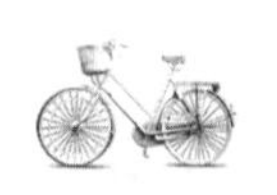

我在美國執業期間，心理師依法可以執行的專業權限，包括：心理疾病診斷、心理治療、心理衡鑑，以及部分的醫院治療權限（hospital privilege）。除了少數幾個州以及軍中心理師與印地安人保留區的心理師具有有限的處方權之外，多數州的心理師是不能夠開藥物處方的。由於民眾不滿於精神科醫師的服務，以及精神科醫師人力過度集中，有些社區找不到合格的精神科醫師可以開處方，因此呼籲讓心理師開處方的聲音愈來愈多。

為了達成心理師可以開處方的目標，心理師界必須從事兩件事：一是增加精神藥物學的訓練；一是參與各州修訂《心理師法》的工作。從1994年10月開始，我先後參加註冊處方心理師機構（Prescribing Psychologist' Register, Inc.）所主辦的精神藥物學課程多次。透過這些繼續教育課程，我對於精神藥物學的知識和能力大為提升，這方面的訓練持續進行，直到1996年8月我離開美國返台任教為止。

心理師的專業發展是不可限量的，心理師的業務範圍不應該由政府或其他專業來規定，心理師的業務應該由心理師自己去界定。只要受過相關的專業訓練，心理師自然可以從事相關的工作，例如，受過心理診斷訓練的心理師可以從事心理診斷，受過精神藥物學訓練的心理師可以開藥物處方等。

第6章

任教台灣師範大學

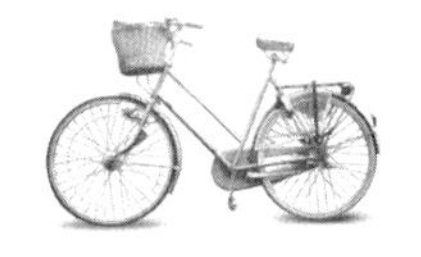

轉換生涯跑道

1996年春天，我開始嘗試應徵台灣幾所國立大學的教職，其中台灣師大最快給我面試機會，當年5月專程搭機回台灣參加台灣師大徵聘教師的面試。隨後通過師大三級教評會的審查。當年8月，鄔佩麗教授特地代表系主任郭生玉教授，將聘書送到洛杉磯我的住家，讓我這個與台灣師大素無淵源的人感到十分被接納和尊重。接著便須向亞太家庭服務中心辦理辭職手續，關閉在洛杉磯的私人診所，仔細打包行李，準備回台灣工作與定居，結束我在美國十四年的留學與僑居生活。過程中有許多的不捨，但也有許多新的期待。

我在洛杉磯的工作和生活都很好，為什麼要回台灣呢？有些朋友曾經關心或好奇的問我。總結起來，家人牽掛和生涯興趣是兩個促成我回台灣的主要因素。由於我的父母和家人都住在台灣，我是家裡的獨子，回來台灣工作，自然可以靠近他們，提供就近的探望和照顧。我回來台灣之後，妹妹們都可以感覺父母比較開心和安心。家人的牽掛是促使我回台灣的第一個原因。

當老師是我少年時代的憧憬，也是我大學聯考的第一志願，從事心理師執業多年之後，我顯然無法忘懷於教師的工

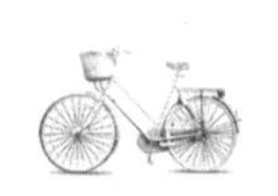

作，地球繞了一大圈，我依舊回到我最初的夢想，成為大學的教師。大學聯考分發的時候，我沒有機緣成為師大的學生，如今到了中年，卻因緣際會成為師大的教師，這或許是命中注定的人生之旅吧！

教育心理與輔導學系

在台灣師大教育心理與輔導學系（簡稱心輔系）任教，我可以按照自己的專長科目來授課。講授的課程包括：大學部的諮商理論與技術、變態心理學、行為改變技術，以及親職教育等。在研究所的課程包括：變態心理學專題研究、諮商專業倫理、個案處理技術、社區心理學專題研究、心理服務機構之經營、碩三全職實習，以及心理衡鑑專題研究等。

台灣師大的學生是很聰明、很用功而且循規蹈矩的年輕人，作為他們的老師實在是一種榮幸，只是學生要學習的科目和學分相當多。心輔系一方面希望把他們訓練成一位勝任教學的中學教師，另一方面又希望培養他們成為專業的心理師或諮商師，由於要兼顧這兩種專業訓練目標，學生必須更加辛苦的學習。我自己曾經念過教育學系，對於兼顧教育行政人員與學校教師兩種專業訓練而加倍辛苦，有深刻的體會。

心輔系是由較早成立的教育心理學系，和後來成立的輔導研究所，為配合教育部大學系所合一的政策，合併而成的。心輔系大學部和研究所的教育目標隨著十年教育改革的風潮，逐漸變得模糊，如何更清晰地描述大學部和研究所的教育目標，將可以幫助學生規劃和準備他們的生涯發展。

我以一位執業心理師的背景在心輔系任教，是很特別的經驗，學生們還滿能夠接受我這樣特殊的專業背景，我常常挑戰學生的想法和思考，因為我非師範系統出身，而是社區與臨床心理師出身，難免常常帶給學生極端不同的想法和觀念。我滿同情學生必須在不同教師多元觀念和想法之間衝撞，尋找和安頓自己的觀點與想法。

在心輔系裡，我期待把學生帶向心理師的道路上。我鼓勵學生修習變態心理學課程，因為他們將成為學校裡唯一的心理衛生專家。對於心輔系的研究生，我建議他們好好學習心理疾病的診斷，因為不論自己是否喜歡，他們需要從事個案心理疾病的診斷，缺乏心理疾病診斷的能力，將會限制他們的專業能力。為了訓練研究生的診斷能力，並且熟悉精神醫療體系，我要求選修變態心理學專題研究的研究生，前往醫院精神科見習32小時。由於這樣的要求，無形中擴大了心輔系研究生的臨床視野，感受到增加心理疾病診斷能力的必要性。由於他們在精神科見習的經歷出現在履歷表上，自然增加他們的就業能力。

另外，臨床心理工作的心理衡鑑課程也是增加專業能力的必需課程，我著手開這門課時，蒐集了許多重要的心理衡鑑工具：像是羅夏克墨漬測驗、班達完形測驗、主題統覺測驗等。這些也是進口商使用我的美國心理師執照填購進來的。逐漸的，學生開始了解心理測驗與心理衡鑑的區別，得以更具體更專業的態度去培養個別心理衡鑑的施測與解釋能力。

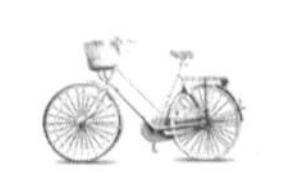

參加諮商心理師考試

考選部在2002年12月舉行台灣首次的心理師考試，分為臨床心理師和諮商心理師兩類科。對於被迫在二者之間做一個選擇，我感到十分無奈，因為這不是我期待的心理師考試。然而，《心理師法》（請參考附錄1、附錄2）已通過，「考試規則」（請參考附錄3）也公布實施，似乎沒有挽回的餘地。

根據《心理師法》的規定，取得心理師執照必須經過考試，不能夠使用檢覈或免試的方式，這對於許多擔任臨床心理學或諮商心理學教學的資深老師，以及實務界資深心理師來說，實在是有點為難。由於衛生署對於每個人都要經過考試才能取得醫事人員執照的規定相當堅持，因此想要取得心理師執照的人，只好都去參加考試了。

有少數的諮商老師和資深諮商師對於心理師考試持反對的立場，包括反對使用諮商心理師這樣的稱呼，反對使用筆試來測驗考生的心理諮商與心理治療能力，反對由大學相關科系的教授來命題，以及反對只使用一個標準去判定誰可以通過心理師考試，誰不可以。這些反對的聲音，都是值得傾聽的聲音，可以提醒考選部和相關命題委員，去思考更完善和公平的考試方式與內容。

碩三全職實習課程

《心理師法》於2001年完成立法，並經總統明令公布後，我和王麗斐老師首次在台灣師大心輔系開設碩三全職實習課程。有計畫要參加心理師執照考試的研究生，需要選修碩三全職實習，以便符合心理師執照考試的資格。2001年開設此課程時，共有四名學生選修，此後選修全職實習課程的研究生逐年增加。這些研究生畢業後，也都很快地通過諮商心理師執照考試。

為建立全職實習的制度，我和王麗斐老師特別編輯了一本《碩三諮商專業實習手冊》，提供給學生作為參考。手冊的內容相當豐富（其大綱請參考表6-1），有些學校初次開設此一課程時，也會參考這本實習手冊，來規範他們對於實習生的要求。

表6-1　《碩三諮商專業實習手冊》內容大綱

1. 碩三層級諮商專業實習課程綱要	10. 同意實習公文範例
2. 實習時程表	11. 督導聘書範例
3. 碩三全職實習申請表	12. 實習時數記錄表
4. 本系認可的實習機構	13. 實習時數記錄表填寫說明
5. 實習計畫大綱	14. 實習成績評量表
6. 全職諮商實習實施要點草案	15. 實習機構回饋表
7. 碩三專業實習補充說明	16. 諮商心理學實習證明
8. 以醫療院所或中小學為實習機構補充說明	17. 諮商心理學學程證明
9. 考選部與衛生署有關實習機構補充說明	18. 諮商心理實習辦法

資料來源：林家興、王麗斐（2008）

為幫助研究生及早準備與選擇實習機構，我們會在每年的1月底以前，邀請碩二想參加實習的研究生，來出席碩三全職實習期末座談會。碩二研究生可以從碩三研究生的實習

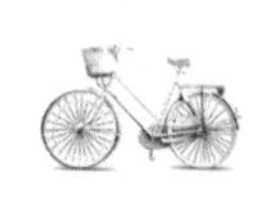

經驗中，獲得許多重要的資訊與寶貴的實習經驗。碩二研究生可以向碩三研究生請教尋找實習機構相關的注意事項。實習手冊也會在當場分發給碩二研究生參考，其中「諮商專業實習課程綱要」（請參考附錄4）也一併發給學生參考，以便對於參與全職實習以及相關的課程要求，有一個全盤的了解。

由於自己過去的全職實習經驗，使我對於全職實習的規劃相當謹慎。根據實習課程的要求，實習生可以自行尋找實習機構，但要經過任課教授的同意。如果學生尋找實習機構遭遇困難，我會提供必要的協助。我認為作為全職實習機構的最低條件有三：

1. 實習機構至少要有諮商心理學碩士層級的專任人員兩人。
2. 實習機構要能夠提供給實習生每週至少十個小時的直接服務個案量。
3. 實習機構必須提供機構內個別督導每週兩小時。

有許多大學學生輔導中心和醫療院所並不具備這些條件，尤其中南部的實習機構更是不容易具備這些條件。有鑑於此，台灣輔導與諮商學會在制訂「諮商心理實習辦法」（請參考附錄5）時，將諮商心理學碩士層級專任人員降低為至少一人，個別督導每週降低為至少一小時。如此妥協是初期不得已的作法，希望隨著實習制度的建立，將來可以逐漸提高標準。

由於實習生全職在機構實習，我建議實習機構應該提供實習生適當的實習津貼，不僅可以補貼實習生的生活費，而且可以以實習津貼肯定實習生的專業能力。不提供實習津貼，反而要向全職實習生收取實習費用的實習機構，我認為並不適宜，將全職實習生視為廉價勞工的作法，可能會惡化實習生與實習機構的感情，不利於心理師的傳承。

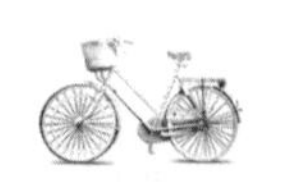

第7章

專業認同與證照制度

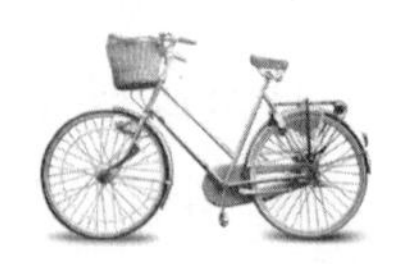

專業認同

在我的成長經歷中，認同是一個揮之不去的困擾，小時候，我對於自己究竟是本省人或外省人感到十分困惑，我的戶口名簿上面記載著我的籍貫是浙江省，可是在上小學之前，我卻不會說國語或浙江話，我的母語是道地的閩南語。

1987年結束美國留學生的生涯之後，我開始以僑居的身分在美國工作，對於自己究竟是台僑還是華僑，是台灣人、中國人還是美國人？這些屬於族裔認同的問題也曾令我感到困擾。如果是牽涉到族裔認同的政治活動，更會令我十分不舒服，我滿認同心理治療大師艾理斯所說，極端的宗教基本教義者與狂熱的政治活動者，是不利於心理健康的。

來美國留學之前，我滿清楚我認同的專業是教師和輔導教師。在留學的第一年，我還參加美國諮商與發展學會（American Association of Counseling and Development, AACD）——美國諮商學會（American Counseling Association, ACA）的前身。第二年以後，我參加美國心理學會，成為美國心理學會的學生會員，博士班畢業之後，改為正式會員。專業認同也曾經困擾過我，過去30年，我曾經在以下的專業認同中感到迷惑，到底我是教師、輔導教師、諮商師、心理師、臨床心理師、諮商心理師，還是心理醫師呢？經過多年的沉澱和釐清，現在，什麼困擾都沒有，就是做自己，兩個比較認同的專業是心理師和大學教師。原來從前的困擾是因為自己幼嫩惶恐，缺乏自我定位與自我肯定，才亂了方寸。

參與中國輔導學會會務

從1996年我到台灣師大任教開始，當時中國輔導學會理事長吳武典教授找我擔任《輔導季刊》和《中華輔導學報》的主編，從此我開始密集的參與中國輔導學會的會務，先後擔任過主編、理事、秘書長和理事長的職務。學會的經常性業務包括：整理會員資料、舉辦理監事會議、編輯與出版《輔導季刊》和《中華輔導學報》、管理學會網站、舉辦輔導相關工作坊，以及年會暨學術研討會。

中國輔導學會是一個歷史悠久、個性溫和、包容性很大的學術團體，會員以學校輔導老師和一般輔導人員為主，理監事由會員大會選舉產生，理監事的背景大多數是任教於輔導相關科系的教授。中國輔導學會傳統上關注的焦點在於學校輔導工作，對於精神醫療與社區心理衛生保持尊重的距離，很少有大動作的表現，像是社會運動或政治遊說。在過去十年，由於《心理師法》的推動與教育改革運動，使得中國輔導學會不得不扮演一個更積極的角色。我在擔任秘書長和理事長這四年期間，曾經積極參與並覺得意義深長的三件事情是：參與推動《心理師法》、成立諮商心理學組，以及

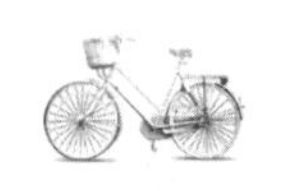

維護國民中小學輔導教師的法源。

參與推動《心理師法》

各界對於心理輔導人員需要證照制度迭有討論，問題是心理輔導人員分為很多類，證照也分為很多種，因此這變成一個相當複雜的問題。在《心理師法》完成立法之前，在學校輔導與心理衛生界有幾個比較積極的主張，包括：衛生署與中國心理學會主張單獨推動「臨床心理師法」；知名輔導學者主張為學校輔導教師建立證照制度；也有知名的心理諮商專家主張推動諮商師證照制度。

到底誰需要什麼樣的證照制度得先加以澄清，否則治絲益棼，很難把事情說清楚。首先澄清證照的類別，證照是執照（license）和證書（certificate）的併稱。執照通常是指政府透過考試方式，對於考試及格的專業人員頒發執照，以便從事攸關民眾安全與健康的工作。常見的執照有醫師、建築師、會計師、律師等。執照的考試與頒發必須要有法源，有執照的專業人員便可以依法執業，而且執照的專業特權是可以穿透學校、監獄或軍隊的圍牆的。因此，執照是透過國家考試而取得的最高階證明，也是所有專業人員追求的證照類型。

所謂證書是指政府、學校或民間機構頒發的證明文件，常見的有結婚證書、畢業證書、研習證書、教師證書等。就證書的性質而言，它只是證明持有證書的人具有某種專長或參與過某種訓練，而且證書通常會限制持證書的人的工作範圍，例如，持有教師證書的人，只能在學校教書，如果要到學校以外的機構或不同層級的學校教書，可能會有困難，到時候要看其他機構或其他層級教育機構是否採認該教師證書。

對於在學校任教擔任輔導老師、並持有教師證書的人，是否需要額外去取得一個心理輔導方面的執照或證書呢？輔導教師是否需要去考心理師執照？還是要求他們再考一個輔導教師證書？

對於想要提升專業能力與特權的輔導教師，我會鼓勵他們去參加心理師考試，取得諮商心理師或臨床心理師執照，有了執照之後，自然可以提供給學校師生更多的專業服務。而在未來的現實裡，有執照的輔導老師在就業機會競爭上當然強些。

基於個人過去在美國從事心理師執業的經驗，當1996到2000年之間衛生署在草擬「臨床心理師法」的時候，發覺衛生署單獨推動「臨床心理師法」的過程，極可能會抑制心理諮商人員與諮商心理專業的發展。於是積極參與中國輔導學會，與理監事們一起推動一個包容臨床心理師與諮商心理師的《心理師法》。

由於專業人員執照法的訂定是一刀的兩刃，不僅是一個專業發展的問題，更是一個影響專業人員生計的法案，為此，臨床心理人員和諮商心理人員曾經多次協商，包括在衛生署長官、心理學界前輩，以及立法委員等人出面協助雙方折衝協調，最後完成《心理師法》草案版本，並經立法院於

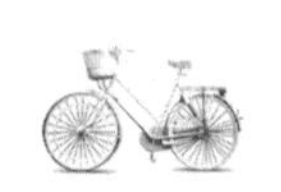

2001年10月31日完成三讀，總統於同年11月21日公布實施。《心理師法》及其「施行細則」（請參考附錄1、附錄2）陸續公布實施之後，仍然有許多配套措施需要大家去規劃與執行。

◎ 成立諮商心理學組

在推動《心理師法》的初期，衛生署召開「臨床心理師法」草案協商會議時，曾經邀請台灣師大特教系派代表出席，但是卻沒有邀請台灣師大心輔系和中國輔導學會派代表出席。據說是因為中國輔導學會傳統上把自己定位為教育學術團體，和衛生署比較少往來。中國輔導學會過去十年由於推動心理諮商專業發展的關係，學會的定位逐漸從教育學術團體擴充到教育與心理學術團體。經過幾次溝通與爭取，後來衛生署召開心理師相關會議時，都會邀請中國輔導學會出席。

由於中國輔導學會是一個具有包容性的教育與心理學術團體，參加的會員來自不同的專業背景，包括學校教師、輔導教師、社區輔導員、諮商心理師，以及生涯諮商師等。對於諮商心理學有興趣的會員經過幾年的醞釀之後，終於在2003年4月通過組織章程，成立諮商心理學組。諮商心理學組的組織章程與運作方式，在很多方面仿效中國心理學會臨床心理學組的作法。有關於諮商心理師相關的事務，將來勢必逐漸轉移到諮商心理學組，這也是專業分化不得不走的道路。

參加中國輔導學會諮商心理學組的資格，根據「學組組織章程」第五條，組員必須為中國輔導學會的會員，並有教育部認可之國內外大學諮商心理學相關碩士學位，或具備諮商心理師應考資格。從組員資格的訂定，顯示組員的資格比學會會員的資格要求還要多，這也是為了配合《心理師法》不得不爾的發展。

諮商心理學組首屆領導團隊包括：主任委員金樹人教授，總幹事曹中瑋教授，以及金樹人、田秀蘭、修慧蘭、陳秉華、陳金燕、廖鳳池、吳麗娟、張德聰、王麗斐等九位執行委員，以及財務稽核長曾端真教授。在2004年時，學組組員計有92人。學組的主要會務包括：組員招募與會籍管理、辦理執行委員會議、出版諮商心理學通訊電子報、舉辦工作坊與年會等。

◎ 維護學校輔導教師的法源

大約從2002年開始，教育部國民教育司為配合行政院精簡人力與執行學校本位政策，透過立法委員與專家學者的提議，進行《國民教育法》部分條文的修訂。其中影響國民中小學輔導教師與輔導室最關鍵的是第十條條文的修訂。這件事之所以引起中國輔導學會與各師範大學的關切，是許多國民中學的輔導老師向學會反映，有些縣市的國中輔導室已經消失，或者被併入學務處去了。後來又發現，某立法委員在立法院教育與文化委員會提案，讓《國民教育法》第十條修訂草案完成一讀（詳如表7-1）。根據立法院完成一讀的

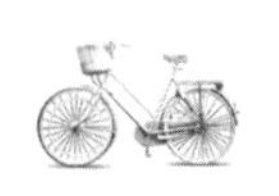

《國民教育法》第十條修正條文，國民中小學不僅輔導室將會被取消或合併，國民中小學設置輔導老師的法源也一併被刪除了，由於茲事體大，中國輔導學會遂聯合各師範院校教授發動會員和學生連署，要求阻止《國民教育法》第十條修訂案的通過。

表7-1　《國民教育法》一讀通過修正條文和第十條原條文對照表

立法院一讀通過的第十條修正案 （2003年5月）	《國民教育法》第十條原條文 （2003年2月6日修正）
國民小學及國民中學設校務會議，議決校務重大事項，由校長召集主持。 校務會議以校長、全體專任教師或教師代表、家長會代表、職工代表組成之；其成員比例，由該管主管教育行政機關定之。 國民小學及國民中學，為辦理教學、輔導、學生事務、一般性行政事務、人事、會計業務，得酌設一級單位及二級單位；其中人事、會計業務，得由直轄市、縣（市）政府視實際需要就相同性質業務跨校調整設置。 前項各單位人員之設置及任用，依下列各款規定辦理： 一、各單位分置主管一人及職員若干人。各單位主管，由校長就	國民小學與國民中學設校務會議，決議校務重大事項，由校長召集主持。 校務會議以校長、全體專任教師或教師代表、家長會代表、職工代表組成之。其成員比例由設立學校之各級主管教育行政機關定之。 國民小學及國民中學，視規模大小，酌設教導處、訓導處、總務處或教導處、總務處，各置主任一人及職員若干人。主任由校長就專任教師中聘兼之，職員由校長遴用，均應報直轄市或縣（市）主管教育行政機關核備。 國民小學及國民中學應設輔導室或輔導教師。輔導室置主任一人及輔導教師若干人，由校長遴選具有教育熱忱與專業知能教師任之。

專任教師中聘兼之，職員，由校長依法任用。但一般性行政事務單位之主管，得由職員專任。 二、人事、會計單位人員，依有關法令規定設置、任用，並得由其他機關、學校人事、會計人員兼任，或由本校其他行政職務之職員兼任。但偏遠或24班以下小型學校，得由本校教師兼任，其由教師兼任者，應徵得教師本人之同意。前項人員之任用，應報直轄市、縣（市）政府核定。	輔導主任及教師以專任為原則。輔導室得另置具有專業知能之專任輔導人員及義務輔導人員若干人。 國民小學及國民中學應設人事及主計單位，學校規模較小者，得由其他機關或學校專任人事及主計人員兼任；其員額編制標準，依有關法令之規定。

2003年7月28日，我以理事長的名義，撰寫了一封公開信，呼籲輔導學會會員、學校教師，以及關心的家長，以連署的方式支持國民中小學設置輔導教師。公開信的內容如下：

> 各位關心國民中小學輔導工作的夥伴：
>
> 立法院教育與文化委員會，於今（九十二）年5月26日一讀通過「《國民教育法》第十條修正案」，把原條文規定國民中小學應設置輔導教師的文字全部刪除。此舉導致輔導教師的設置沒有法源依據，可以預知的結果是以後輔導室與輔導教師將從國民中小學體系中消失。您可以想像國

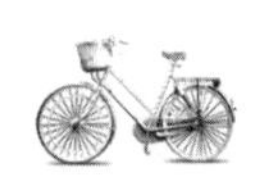

民中小學沒有輔導教師的後果嗎？有情緒困擾與行為偏差的學生將不是沒人管，就是會落在原本教學負擔已經沉重的導師與一般教師身上，我們還能期待這些孩子的行為能得到改善嗎？

即使政府財政困難，也不應該忽視兒童與青少年的輔導工作，坐視兒童青少年問題的日益惡化。中國輔導學會呼籲家長來關注：當孩子有了適應或行為的困難時，學校應該提供專業專職的輔導老師及時幫助他，家長們可以信任學校輔導老師的專業能協助孩子；家長也不需要因為孩子在學校求助無門，而必須自己花費額外金錢到私人機構求助。身為家長的您，我們希望您響應連署，支持國民中小學應繼續設置輔導教師的立法行動。

各級教育行政首長口口聲聲認為兒童青少年輔導工作很重要，可是卻要修改《國民教育法》第十條，讓輔導教師從國民中小學中消失。透過學校組織再造的名義，把輔導室廢除，如此作法實在令人費解。中國輔導學會也呼籲學校教師來注意，如果學校裡沒有了輔導老師，您一方面要輔導全班同學的學業與品行，另一方面又要輔導情緒困擾與行為偏差的學生，您覺得公平合理嗎？國民中小學迫切需要輔導老師來分擔導師的輔導工作，讓適應與行為有困擾的孩子，可以得到更專業、更及時的幫助。身為教師的您，我們請您響應連署，支持國民中小學應繼續設置輔導教師的立法行動。

《國民教育法》第十條原條文才於民國八十八年修正通過，而且明訂國民中小學應設置專任輔導教師，可是五年了，學生輔導工作還是繼續由輔導活動科或綜合活動科教師兼辦。輔導教師花在每週授課20小時之外，還要辦理許多行政工作，負擔學生輔導工作。現在教育部想要透過修改法律，乾脆不要輔導老師算了，簡直是開歷史的倒車。中國輔導學會關心輔導老師的權益，希望能夠還給輔導老師一個真正能發揮專業的工作環境，請學校輔導老師響應連署，支持國民中小學應繼續設置輔導教師的立法行動。

您可以前往本會的網站http://www.guidance.org.tw，下載「中國輔導學會對於《國民教育法》第十條修正案的聲明——搶救與重建學校輔導體系」連署表格，以及各選區立法委員的名錄和傳真號碼。您可以透過連署、打電話，或寫信的方式，表達您的支持：

一、請在本會提供的連署書上簽名。

二、請在本會提供的「給立法委員的信」上簽名，傳真給您選區的立法委員。

三、請打電話給您選區的立法委員，告訴他您反

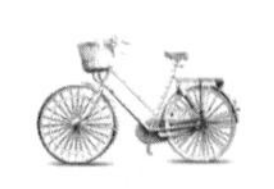

> 對《國民教育法》第十條一讀修正條文，除非增加國民中小學應設置輔導教師的文字。
>
> 中國輔導學會理事長　林家興
>
> 2003年7月28日

為了解國民中小學受到《國民教育法》第十條修正案的影響，台灣師大心輔系還特別為此進行了一項電話調查，中國輔導學會也為此進行了一項問卷調查。調查結果證實，部分學校輔導室被取消或合併的事實，以及輔導老師對於事件的憂慮。原先完成立法院一讀通過的《國民教育法》第十條修正案，可望隨立法院在2004年底改選之後自動失效。國民教育司委託台北市立師範學院吳清山教授進行《國民教育法》全面修訂的研究案，中國輔導學會以及關心這件事的學者專家將會持續關注《國民教育法》的修訂，希望在兼顧學校本位的政策下，可以維護學校輔導教師的法源與保障輔導專責單位的設置。

第8章

參與社區心理衛生工作

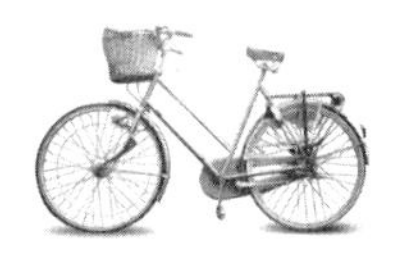

台北縣板橋與三重社區心理衛生中心

我對於社區心理衛生一向有特別興趣，這是我持續在洛杉磯的專業興趣，以及社區與臨床心理學訓練的背景。因此任何有關社區心理衛生方面的事務，我都會關心，並盡可能參與。從洛杉磯回來台灣工作的最初三、四年，我曾受邀參與台北縣板橋社區心理衛生中心和三重社區心理衛生中心的訓練與督導工作。

這兩個中心曾經是衛生署試辦社區心理衛生中心的地方，由於衛生署將社區心理衛生中心定位為心理疾病預防、心理健康促進與教育推廣的單位，再加上並沒有獲得衛生署和縣政府在人力與經費上的擴充，只能維持一個有限的服務範圍。像人口高達367萬人的台北縣，全縣僅有兩個社區心理衛生中心，每個中心僅有一名心理師和一名社工師，心理衛生專業人力與縣民的需求實在不成比例。即使在有限的人力與經費條件下，這兩個中心仍努力做了很多的社區服務，提供的心理衛生服務包括：電話諮詢、個別諮商、生理回饋、舉辦心理衛生演講、支援學校推廣心理衛生工作等，可以說是相當難能可貴。

與心理衛生先進的美國相比，在社區心理衛生中心設置

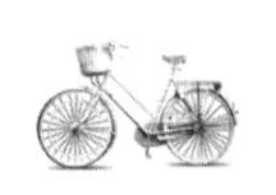

的數量與規模方面，台灣遠遠落後美國二十年。多年來，衛生署重視精神醫療，忽視社區心理衛生的政策並沒有改變。九二一地震災難促成衛生署於台中縣和南投縣設立兩處災難心理衛生中心，事隔六年之後，南投社區心理衛生中心已經被裁撤了。作為一個社區與臨床心理師，我很難理解衛生署如何一方面將社區心理衛生中心定位為心理疾病預防與心理健康促進（心理衛生初級預防）的機構，一方面又賦與災難心理衛生（心理衛生二級預防）的工作。唯有將社區心理衛生中心定位為全方位的心理衛生機構，具有提供心理衛生初級、二級與三級預防工作的直接服務，才能夠真正發揮它應有的功能。

董氏基金會

大約在2000年，在政治大學心理系黃國彥教授的推薦下，我被董氏基金會聘為心理健康促進諮詢委員，委員的工作主要是每個月出席諮詢會議一次，提供諮詢意見，以及不定期地參加基金會的活動。董氏基金會是一個具有高度社會聲望的非營利機構，它的成立有一個非常感人的故事。

董氏基金會的創立人是嚴道博士，姓嚴不姓董，董氏基金會名稱的由來，卻是一段關於朋友情義的故事。1981年左右，當嚴道先生還在香港創業時，與同為「華商會」工會理事的董之英先生結識為友，並且雙雙以華僑的身分回國投資，沒想到董之英先生一時疏忽，誤簽了一紙合約，導致公司面臨破產、被起訴的危機。發生問題之後，董之英先生很快便找到嚴道先生幫忙，而嚴道先生也義不容辭地拔刀相助，經過三、四年之後，嚴道先生不僅幫助董之英先生脫困、化解財務困難，還幫董之英賺了一筆錢。董之英先生為了感謝嚴道先生，便慷慨贈與250萬美元（約等於當時的新台幣一億元）給嚴道，作為助其解決法律糾紛的酬金；而一心想推動社會公益的嚴道先生，婉謝了董之英的好意，並勸他以姓氏為名，成立「董氏基金會」，為台灣公益社會活動盡一份心力（張慧中，劉敬姮，2002）。

財團法人董氏基金會於1985年5月19日創立，以「促進國人身心健康，預防保健重於治療」為宗旨，從事創辦或協助有關國民身心健康之衛生事業，致力於菸害防制、食品營養、心理衛生等工作，全方位關懷全民身心健康。

我主要參與的是董氏基金會的心理衛生組；該組秉持「往下扎根」的概念，舉辦各種兒童、青少年成長活動，並積極推動心理健康工作，以壓力調適、情緒紓解及憂鬱症預防宣導為工作主題，出版相關心理衛生宣導品，包括書籍、手冊、CF、短片等，並舉辦各式宣導教育活動，包括從事調查研究、辦理講座訓練、創立憂鬱症篩檢等，提醒國人自我情緒覺察，以及重視憂鬱症預防等。

董氏基金會心理衛生組的主要工作，在心理衛生的教育宣導，尤其是憂鬱症預防的教育宣導，幫助民眾正確認識憂鬱症及防治，相當成功。

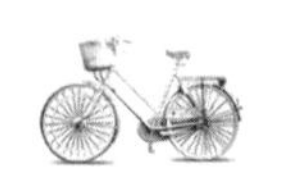

社區心理衛生中心的定位

2004年上半年，因為中國輔導學會與台北市社區心理衛生中心合作，執行台北市政府衛生局「民國九十三年度心理衛生社區照護網試辦計畫」的機緣，我有幾個月的時間了解該中心的組織編制和工作內容。

台北市社區心理衛生中心於2000年12月21日開辦，由台北市政府衛生局委託台北市立療養院規劃辦理，自2003年8月1日起，台北市政府衛生局收回辦理。該中心置主任一人，執行秘書一人，下設教育推廣組與資源整合組，人力編制大約八人，中心的服務項目有六項：1.心理資訊索取；2.書報期刊閱覽；3.視聽設備及專業場地的借用；4.心理機構轉介諮詢；5.心理健康相關課程講座；6.社區心理衛生活動宣導教育。

各級衛生主管機關將社區心理衛生中心定位為心理衛生推廣與教育宣導的機構，不同意將社區心理衛生中心定位為心理衛生直接服務機構，亦即不同意讓心理師和社工師在社區心理衛生中心對民眾提供直接服務。所謂直接服務是指心理診斷與心理治療等。隨著《社工師法》與《心理師法》的通過，以及民眾不滿足於精神科過度醫療化的服務，於是對社區心理衛生直接服務的需求日益增加。

為落實社區心理衛生中心對於民眾的服務與貢獻，筆者建議各級衛生主管機關，在各縣市普遍設置社區心理衛生中心，並且每個中心應該設置至少十名心理師與社工師，必要時，可以以立法的方式加速這件事情，透過「心理健康法草案」（請參考附錄6）的立法，規定每個縣市都要設置若干社區心理衛生中心，並且規範每個中心的最低人力編制與經費標準。

台灣社區心理衛生中心的設立，緣起於1974年的試辦北區心理衛生中心（張玨，1997）與擬訂「台灣省政府衛生處社區心理衛生中心設置原則」（姚克明、林豐雄、吳聖良、洪百薰、陳茄娜，1992）。之後，歷經《精神衛生法》的訂定，在台北縣三重市、桃園、南投草屯、台南、嘉義和高雄縣市等地成立心理衛生中心。

1999年9月21日，發生前所未有的大地震，重創台灣中部各縣市，當中台中與南投兩縣的災情尤其嚴重。因此2000年，行政院衛生署（2001）訂定九二一震災心理重建計畫，分別在台中與南投地區，各設置一所災難心理衛生服務中心及分站二處，以辦理心理諮詢、心理諮商、自殺防治、藥物濫用防治、心理衛生教育宣導和創傷症候高危險群之追蹤輔導工作（周才忠，2003）。2001至2002年，金門縣、彰化縣、基隆市、宜蘭縣與花蓮縣等地相繼成立社區心理衛生中心，至今全台灣已有28家社區心理衛生中心。近十年來，台灣社區心理衛生中心發展雖然表面上呈現一片繁榮與多元景象，但實際存有許多隱憂、茫然、無助與失據（周才忠，2003）。

由以上資料看來，至今台灣各縣市皆設有心理衛生中心，然而多年來因衛生主管機關偏重精神醫療、忽視心理衛

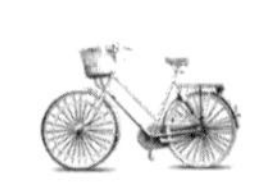

生的政策影響，心理衛生一直以教育宣導與資源整合為主要工作取向，一般民眾所迫切需要的心理衛生直接服務卻甚為缺乏。

台灣心理師的分與合

心理師的專業發展與心理師的社會地位，取決於臨床心理師與諮商心理師的合作，我認為目前將心理師分為臨床心理師與諮商心理師，是台灣心理師發展史一個不理想的轉折。因為心理師一分為二，不僅增加社會成本與民眾認同的困擾，而且將影響心理師的養成教育、執照考試，以及繼續教育等。

如果心理師能夠合作，心理衛生將減少被醫療化，醫療機構將避免被財團化，這些發展將使得心理衛生社區化的理想更易達成。攸關心理師權益的許多議題，像是全民健保對於心理治療的給付、心理治療費率的訂定、心理師獨立執業的爭取，以及心理診斷、藥物處方與開診等專業特權的爭取等，都需要臨床心理師與諮商心理師攜手合作。

隨著《心理師法》的通過，目前台灣各縣市臨床與諮商心理師各自成立自己的公會。如果心理師邁向執業之路，一切都能夠從合的觀點思考時，臨床心理師和諮商心理師的養成訓練、執照考試，以及專業行為，將會增進彼此的認同，走向以心理師為共同認同的專業。心理師未來走向分或合，存乎一心，心理師雖然是人類行為專家，可是對於處理心理師之間的矛盾，仍有努力與可期待的空間。

第9章

進修心理相關研究所與參加心理師高考經驗談

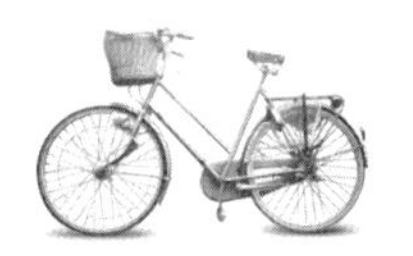

個人在心理師執業之路，走了大約30年，每年總是有朋友和學生來問我有關是否出國進修心理學的問題，也有許多已畢業或者還在就學中的研究生來問我有關心理師考試的問題，本章將做一個比較完整的經驗分享，提供給正在考慮心理師生涯的讀者參考。

大學非心理本科系畢業的人仍然有機會成為心理師

要在台灣成為心理師，一定要具有心理輔導相關的碩士學位，因此大學即使念的和心理或輔導一點關係都沒有，還是有機會成為心理師的。目前，心理或輔導相關研究所碩士班在招生的時候，通常不會限制大學就讀科系，因此只要各憑本事，考得上心理或輔導相關研究所，就有可能具備應考心理師的資格。

不過，並不是每個心理或輔導相關的研究所的碩士畢業生，都可以具備應考心理師的資格，因為目前應考心理師必須具備三個條件：一是心理相關碩士學位；二是諮商心理學程證明或臨床心理學程證明；三是諮商心理實習證明或臨床心理實習證明。如果所就讀的研究所沒有開設諮商心理學程

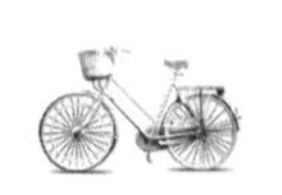

或臨床心理學程，或者研究所不願意為學生開具學程證明，那麼去就讀這些研究所，最好要先三思。對於念哪些研究所可以考心理師，哪些不能考心理師，除了上網查詢各研究所的設立宗旨與人才培育目標之外，也可以直接詢問各研究所的承辦人或各該研究所的畢業生或在校生。

如果研究所或分組的名稱是臨床心理學，念這樣名稱的研究所或分組，將可以考臨床心理師執照，也是最沒有爭議的。如果研究所或分組的名稱是心理學其他次專科，那麼就要看修課內容而定。根據考選部「心理師考試規則」（請參考附錄3）第六條的規定，主修臨床心理，係指修習心理病理學領域相關課程至少三學科（9學分）、心理衡鑑領域相關課程至少二學科（6學分）及心理治療領域相關課程至少二學科（6學分）等合計七學科，21學分以上，每學科至多採計3學分，成績及格，由原畢業大學校院出具證明文件者。

如果研究所或分組名稱是諮商心理學，念這樣名稱的研究所或分組，將可以考諮商心理師執照，也是最沒有爭議的。如果研究所或分組名稱是心理、諮商、輔導等，那就要看修課內容而定。根據考選部「心理師考試規則」（請參考附錄3）第七條的規定，主修諮商心理，係指修習心理評量、測驗與衡鑑領域相關課程至少一學科（3學分）、諮商與心理治療（包括理論、技術與專業倫理）領域相關課程至少四學科（12學分）、心理衛生與變態心理學領域相關課程至少一學科（3學分）及人格、社會與發展心理學領域相關課程至少一學科（3學分）等合計七學科，21學分以上，每學科至多採計3學分，成績及格，由原畢業大學校院出具證明文件者。

一般而言，選讀諮商心理或臨床心理學碩士班，至少需要念三年，因為考心理師的應考條件之一是具備一年的全職實習。研究生通常花兩年的時間完成畢業學分與課程，然後以一年的時間從事全職實習和撰寫碩士論文。事實上，有很多研究生因為全職實習，無法兼顧碩士論文，以至於需要念三年半或四年才能畢業。對於不想要考心理師的研究生，就可以選擇不實習，那麼通常可以兩年或三年畢業。

留學美國就讀心理相關研究所

有計畫留學美國的學生，常常會碰到一個問題，那就是想要成為心理師的人，應該選擇就讀哪一個系所（department）或學程（program），對於從來沒有在美國念過書的人來說，要了解不同系所和學程的差異，以及不同系所與未來工作的關聯性是比較困難的。

在美國大學裡，和心理師有關的系所和學程主要是理學院的心理學系所，和教育學院的教育與諮商心理學系所或諮商師教育學系所。如果你問要選擇哪一個系所，我會先問你兩個問題：一是你想不想繼續念博士班；二是你想不想留在美國。這兩個問題的回答會影響科系的選擇。對於只想念碩士班並且不想留在美國的學生，我認為選擇哪個系所的差異可能不大，你可以選擇念諮商師教育、諮商心理或臨床心理。如果你只想要念碩士班並且留在美國工作，我會建議你

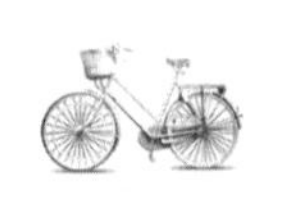

念社會工作，其次是諮商師教育，因為這兩個碩士班在美國比較容易找到工作，並且可以考社會工作師或婚姻家庭治療師的執照。

如果你想要念博士班並且不想留在美國，我認為選擇諮商心理、諮商師教育，和臨床心理都可以，如果你想念博士班並且想要留在美國工作，那麼最好念諮商心理或臨床心理，主要原因是在美國念諮商心理和臨床心理的博士班，最容易考上心理師執照，只有碩士學位的人是不具有應考美國心理師執照考試的資格。

與台灣不同的地方是，美國有兩類執照是屬於碩士層級的執照：一是社會工作師；一是婚姻家庭治療師。就讀諮商師教育、諮商心理學或婚姻家庭諮商的碩士畢業生，在具備3,000個臨床工作時數之後，可以參加婚姻家庭治療師執照考試。在台灣則只有學士層級的社會工作師執照考試，碩士層級的臨床心理師和諮商心理師執照考試。因為想要在美國工作的留學生，勢必會優先考慮當地執照考試的應考資格。對於想要回台灣工作的留學生，那麼考慮的角度也會不同。

國外諮商碩士學歷可以考心理師執照嗎？

最近經常有人問我，到美國念碩士班，可以具備考台灣心理師執照考試的資格嗎？據我所知，美國諮商與臨床心理學碩士班的實習是屬於部分時間的實習，因此不具備台灣心理師考試資格中要求全職實習須滿一年的規定。那麼拿國外心理與諮商相關碩士學位的人，有什麼方法可以具備應考心理師的資格呢？我的建議是在國外或國內找一家實習機構把不足的實習月份彌補起來。如何採計國外實習經驗一直困擾著考選部和考生，因為國外的實習機構通常出具實習若干小時的證明，無法滿足實習至少12個月的要求。不過由於在國外的部分時間實習或工作經驗很難提出證明，因此，有的人乾脆回台灣後從頭全職實習一年，使用台灣實習機構提出的實習證明，自然是最沒有爭議的，也是最容易被考選部接受的。我知道有許多國外碩士畢業回來的人，會先找一家實習機構，像是大學輔導中心或醫療機構，實習半年或一年，拿到足夠一年的實習證明之後，就可以報考心理師高考。

◎ 使用國外學歷報考心理師的認證問題

凡是諮商心理或臨床心理本科班畢業的人，都可以參加心理師高考。高考目前每年舉辦兩次，大約是每年2月和7月。諮商心理與臨床心理碩士或博士畢業的人，可以無限次的參加高考，直到考上為止。問題是使用國外學歷報名心理師高考的考生，必須先將外文的畢業證書和成績單，自行或請人翻譯成中文，再寄到原畢業學校所在地的我國駐外單位（辦事處）去驗證。考生最好先自行透過外交部和當地駐外辦事處的網站，了解申請學歷和成績單認證相關的申請表格、申請程序、時程，以及認證費用等。

即使考生在高考報名截止日之前，還沒有拿到外交部駐外單位的驗證，還是可以先行報名，考選部在接受報名並審查符合報考資格之後，會連同准考證寄一份切結書給考生，

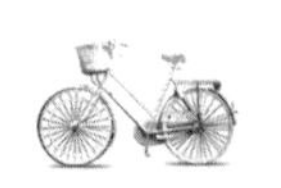

要求考生在考試日幾天以前，一定要繳交驗證過的學歷和成績單，否則不得參加考試。根據個人的驗證經驗，寄到外交部駐美國各辦事處驗證，驗證加上往返快遞郵寄時間，大約一個月。

早期國內心理或輔導碩士學歷補修學分後有機會可以考心理師

早期念心理研究所或輔導研究所的人，現在如果想要參加心理師考試，還具有應考資格嗎？《心理師法》是2001年通過的，在2001年以前畢業的心理或輔導研究所的人，除非具有特考資格的人可以參加心理師特考之外，以前畢業的人，可以透過補學分和補實習的方式來具備參加心理師高考的應考資格。目前許多心理與輔導相關研究所都會開設諮商心理學或臨床心理學碩士學分班，具有心理或輔導碩士學歷，但是諮商心理學程或臨床心理學程的學分不足的人，可以透過上課去補碩士學分，拿到這些學分證明之後，再回到原碩士班畢業系所，請原畢業系所在學程證明書上蓋章。

有些早期心理或輔導碩士畢業生，雖然修過足夠的學程，也取得了學程證明書，但是卻因為以前沒有全職實習，以至於無法拿出全職實習一年的證明書，這些人可以諮商心理相關工作年資抵實習，也可以透過參加碩士學分班選修實習課程，由學校協助安排實習機構。如果找不到有開實習課程的學分班，也可以自行接洽實習機構，實習結束時再請實習機構開立實習證明書。補足學分和實習之後，早期心理或輔導研究所畢業的人，就可以憑此學程證明書和實習證明書，向考選部報名參加心理師高等考試。

心理師執照考試的科目和範圍

心理師執照考試分為臨床心理師和諮商心理師兩個類科，兩者考試科目不同，但是都要考六科。臨床心理師考試的科目如下：

1. 臨床心理學基礎。
2. 臨床心理學總論㈠（包括偏差行為的定義與描述、偏差行為的成因）。
3. 臨床心理學總論㈡（包括心理衡鑑、心理治療）。
4. 臨床心理學特論㈠（包括自殺之心理衡鑑與防治、暴力行為之心理衡鑑與心理治療、物質濫用與依賴之心理衡鑑與心理治療、飲食障礙之心理衡鑑與心理治療、性格與適應障礙之心理衡鑑與心理治療）。
5. 臨床心理學特論㈡（包括心智功能不全疾病之心理衡鑑與心理治療、精神病之心理衡鑑與心理治療、兒童與青少年發展障礙之心理衡鑑與心理治療）。
6. 臨床心理學特論㈢（包括精神官能症之心理衡鑑與心理治療、壓力身心反應與健康行為）。

諮商心理師考試科目如下：

1. 人類行為與發展。
2. 諮商與心理治療理論。

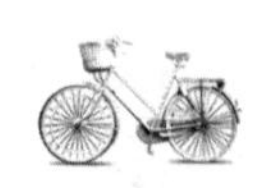

3. 諮商與心理治療實務（包括專業倫理）。
4. 團體諮商與心理治療。
5. 心理測驗與評量。
6. 心理衛生（包括變態心理學）。

為方便考生準備心理師考試，考選部提供一份「應試科目命題大綱及參考用書」的資料，公布在考選部的網站上，有需要的考生可以到考選部的網站去下載，或參考本書附錄11、附錄12。

卷二 心理師的教考訓用

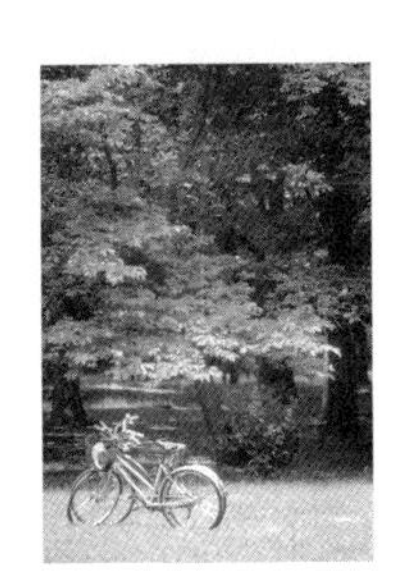

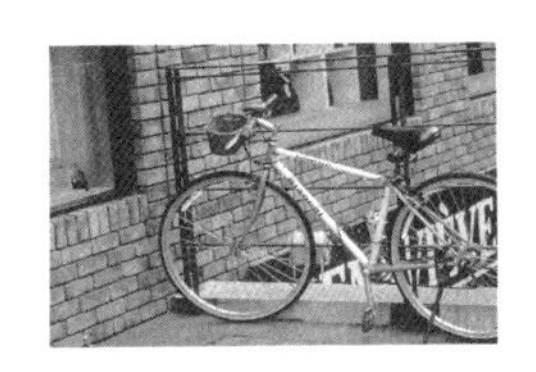

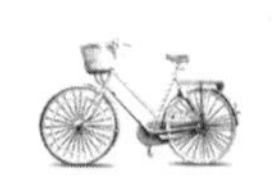

第10章

心理師的養成教育

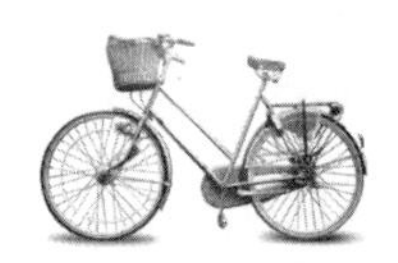

訓練取向

心理師的訓練向來存在著科學取向與實務取向兩種訓練模式，以心理學較為先進的美國為例，心理師的訓練即分為哲學博士學位（Ph. D.）與心理學博士學位（Psy. D.）兩種取向。採取科學取向的訓練模式，其教學目標是在培養科學家，亦即心理學研究人才。採取實務取向的訓練模式，其教學目標是在培養臨床實務工作者，亦即從事第一線服務民眾的心理師。

為了行文的方便，本書使用心理學時，是指廣義的心理學，包括諮商心理學、臨床心理學、學校心理師與心理諮商；使用心理師一詞時，是指諮商心理師和臨床心理師；心理相關系所時，是指包括諮商與輔導研究所。

台灣心理師的養成教育究竟要採取哪一種訓練模式呢？對於這個問題的回答，似乎值得心理相關學會好好舉辦系列的研討會來探討。在沒有學界與業界的共識之前，每個心理師培育機構，亦即心理與輔導相關系所的教授們，需要去思考自己的系所究竟是要培養科學家還是實務工作者。訓練取向一旦釐清之後，有關心理師訓練的課程與教學方法，也就比較容易安排了。

就台灣的現況而論，心理師的養成教育以碩士班為主，因此筆者主張諮商與臨床心理學碩士班的課程要採用實務工作者的訓練模式，博士班的課程則採用合併科學家與實務工作者的訓練模式。至於心理學與輔導學學士班的教學目標，可以定位為心理師養成教育的預科或博雅教育，這樣的主張比較符合學生的生涯規劃與社會需求。

由於心理師考試將應考資格訂為碩士學位，以及心理師考試屬於專門職業及技術人員的高等考試，在本質上心理師的執照考試，如同醫師、律師、會計師一樣，取得國家執業資格的目的在於從事專門執業，從事民眾的專業服務，因此，心理學碩士班，尤其是諮商心理學與臨床心理學這兩個碩士班的訓練取向，肯定是實務工作者的訓練模式。

如果我們有機會考察台灣心理輔導相關研究所的課程設計，會發現多數的系所是採用科學家與實務工作者的訓練模式，如此一來，心理輔導碩士班課程的內容就會覺得負擔沉重，因為碩士班研究生要修習的課程太多了，包括心理學的基礎課程、研究方法的課程、諮商專業課程，以及輔修課程等。如何配合實務工作者的訓練模式來簡化碩士班課程是當急之務。

心理學博士班的教學目標在培養高級的心理學研究人才，因此，其訓練模式必須採用科學家與實務工作者的訓練模式，博士班研究生的訓練，應該在碩士班的基礎之上，增加有關研究方法、統計分析、邏輯思考、心理學教學、外語能力，以及論文寫作與發表等的訓練。

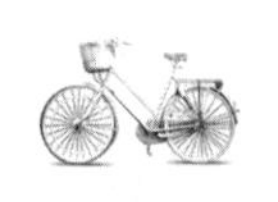

心理學與輔導學學士班的教學目標比較模糊，比較傾向於博雅教育，比較適合將他們定位為心理師養成教育的預科。這是因為心理輔導相關學士班畢業生不具有參加心理師考試的資格，但是在能力上他們可以在心理師的督導下從事初層次的心理輔導工作。或許未來可以努力的目標，是去訂定一個「諮商師法」，或者在《心理師法》當中增列一個諮商師的執照類科，讓大學心理與輔導學系畢業的大學生可以透過考試，取得諮商師的執照，然後在心理師的督導之後，從事諮商輔導與心理測驗的工作。

◎ 核心能力

在台灣似乎還沒有人從事心理師核心能力（Core competency）的實證研究，去歸納心理師的核心能力包括哪些？從實務工作的觀察，我們比較知道的是心理師的工作項目，包括個別諮商、團體輔導、心理測驗、心理衡鑑，以及心理衛生預防推廣等。如果我們不清楚心理師的核心能力，我們又要如何培養他們呢？心理師培育機構所培養出來的心理師，是否具備足夠的核心能力，去滿足社會大眾的心理健康需求呢？

美國專業心理學院與課程全國聯合會（National Council of Schools and Programs of Professional Psychology, NCSPP）在其所訂定的專業心理師教育模式中，明訂訓練專業心理師的核心能力共有六項，說明如下（Peterson, Peterson, Abrams, & Stricker, 1997）：

1. 關係的能力（relationship）:專業心理師應該具備與個案和其他人建立與維持良好關係的能力。這種關係能力並且是其他核心能力的基礎和前提。所謂關係的能力包括下列特質的培養：對知識的好奇與彈性、開放的心胸、相信人有改善的能力、欣賞個人與文化的多元、為人正直誠實，以及肯定自我覺察的重要。
2. 衡鑑的能力（assessment）：專業心理師從事心理衡鑑，具備採取多元方法多元理論的取向（multimethod and multitheory approach），在衡鑑個案時會考慮他的社會文化脈絡，不僅聚焦在個案的缺點與問題，同時也聚焦在長處、資源與優勢。衡鑑的步驟包括：個案基本資料、問題描述、工具選擇、資料蒐集、解釋與結論、確認衡鑑結果，以及報導衡鑑結果。
3. 介入的能力（intervention）：介入和衡鑑的能力向來是專業心理師訓練的主要重點，也是專業心理師的主要能力。所謂介入是指專業心理師具有能力透過預防性、發展性或補救性的方法，來改善或提升個案的心理功能，增進其身心健康。
4. 研究和評估的能力（research and evaluation）：專業心理師的訓練向來是採用科學家與實務工作者訓練模式（scientist-practitioner training model），因此比較重視研究方法與統計能力的訓練。專業心理師具

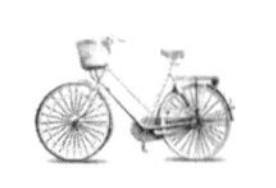

備研究與評估的能力，一方面有助於行為科學知識的累積，一方面以科學的態度和方法，從事助人工作。

5. 諮詢和教育的能力（consultation and education）：專業心理師具備諮詢的能力，係指提供心理學的知識與方法，協助其他人解決問題或改善方案。心理諮詢的焦點可以是個人、團體、方案或組織的需要和問題。教育的能力則是指專業心理師透過教導的方式，增進學習者心理相關的知識、技術與能力。
6. 管理和督導的能力（management and supervision）：管理的能力是指專業心理師具備心理師執業有關企業管理的知識和能力，包括心理師執業的相關法律、標準、程序等。督導則是混合教育與管理的一種形式，主要的目的在幫助受督者增進專業的知能。

由於美國心理師是屬於博士層級，因此在核心能力的要求上，會出現研究與評估的能力，台灣心理師是屬於碩士層級，因此在核心能力的要求上，或許可以將研究與評估能力列為非必要的項目，至於其他五項核心能力則可以列為必要的項目。如果用這五項核心能力來檢視台灣諮商心理師的訓練，我們主觀的印象是諮商心理師在關係的能力、介入的能力，以及諮詢和教育的能力有比較好的訓練，至於衡鑑的能力，以及管理與督導的能力則比較不足。不論臨床心理師或諮商心理師都應該具備上述五項核心能力，甚至可以說，這五項核心能力是全科心理師所應具備的，不論他將來工作的場域在哪裡，都是一樣的。

核心課程

台灣心理輔導相關系所在課程設計上，似乎有把美國碩士班的課程拿來教大學部，把美國博士班的課程拿來教碩士班研究生的現象。多數系所的課程設計並沒有緊密配合核心能力的培養，心理師執照考試的科目也沒有和核心能力緊密配合。在台灣心理師核心能力的研究還沒有整理出來之前，我們可以參考美國心理師的核心能力來設計課程，並且建議考選部配合核心能力來規劃考試科目。如果心理師考試科目和心理師養成教育的核心課程是一致的話，那是最理想的狀態。

有關諮商心理學程的內容在學界並沒有充分的共識，有的學者主張制訂標準化的核心課程，來規範所有的諮商心理學程研究生，有的學者則反對訂定標準化的核心課程，主張諮商心理學程的課程內容尊重各系所的辦學特色和學術專長。有鑑於諮商心理學程通常設計為兩年的課程訓練和一年的全職實習，研究生在校時間有限，再加上有參加心理師考試的壓力，因此，筆者建議訂定一個標準化的諮商心理學程核心課程一覽表。

筆者草擬一個諮商心理學程的核心課程，如表10-1，可以作為學界討論的參考。每一個必修課程提供一種或兩種的替代課程。如此的設計比較可以兼顧核心課程的標準化，以及尊重各系所的發展特色。

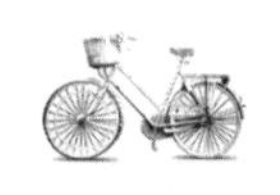

表10-1　諮商心理學程核心課程科目對照表

核心課程	替代課程一	替代課程二
諮商理論	心理治療理論	
諮商技術	心理治療技術	諮商實務
諮商專業倫理	諮商倫理	
心理衡鑑	心理測驗	
變態心理學	心理病理學	心理診斷學
團體諮商	團體心理治療	
諮商心理實習	諮商實習	

諮商心理學組碩士班研究生除了修習表10-1的核心課程，還需要修習各系所的其他必修課程，包括研究方法、統計，以及碩士論文等才能夠畢業。如果每一門課程以3學分計的話，諮商心理學組研究生總共需要修習的學分是：核心課程18學分、研究法與統計課程9學分、兼職與全職實習課程12學分，估計至少需要39學分。諮商心理學組研究生光是修習諮商心理學程、研究方法與統計課程，以及實習課程，可能就已經占滿了有限的學分與時間，想要修習自己有興趣的選修課程，或者進階課程的可能性變的很小。

採用標準化核心課程的理由，其實和下面的觀念有關係。首先，筆者主張諮商心理師的訓練是一個全科心理師的訓練，因此諮商心理學程的核心課程必須反應一個全科心理師的訓練課程。有關專科心理師的訓練應該是屬於執照後的訓練，而不適合在碩士班培養。以諮商心理師為例，研究生在碩士班階段主修諮商心理學程，經過一年全職實習之後，可以參加考試成為全科心理師。等到考上諮商心理師執照之後，他可以配合自己的興趣去發展專長，包括兒童諮商、老人諮商、婚姻諮商、醫療諮商等。

以類似「生死教育與輔導」、「婚姻與家庭治療」命名的研究所，在諮商心理學程的課程設計上如何兼顧全科與專科訓練，會是一個很大的挑戰。筆者會建議這些研究所可以思考將這些專科訓練列在博士班課程，或者將這些課程開在進修部，作為執照後心理師的專長訓練課程。

根據《心理師法》的規範，心理師在取得執照之後，還有二年實務訓練和繼續教育的設計，因此，諮商心理學程應該定位在全科訓練而非專長訓練。理想的核心課程的設計最好經過諮商心理師養成教育者舉行共識會議，制訂一個多數學者可以接受的標準化核心課程。

系所評鑑

什麼樣的系所可以培養心理師，在台灣並沒有一套客觀而具體的標準，似乎只要是教育部認可的大學都可以開設諮商心理學程。目前開設諮商心理學程的研究所多達30所，而且數目還在增加之中，這是一個令人憂心的現象。系所評鑑顯然是目前比較可行的方式，來規範開設諮商心理學程的研究所，但是系所評鑑牽涉到幾個問題：辦理機關是誰？經費哪裡來？評鑑標準如何訂定？評鑑的結果具備何種效力？

在辦理機關方面，可以是大學主管機關教育部，也可以由教育部委託民間機構，例如台灣諮商心理學會、台灣臨床

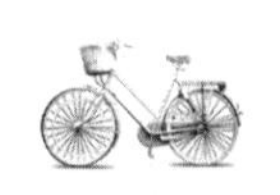

心理學會、財團法人高等教育評鑑中心基金會等學術團體。如果教育部不願意辦理，不委託其他機構辦理，或者不願意撥款辦理，系所評鑑也就很難辦得起來。這是因為教育部是大學主管機關，掌握大學的經費和招生名額，大學系所評鑑如果沒有教育部的支持，就會有很大的難度。

美國大學系所的評鑑主要是由相關學會來辦理，例如有關心理學研究所的評鑑，主要是由美國心理學會負責評鑑，美國心理學會制定一套評鑑申請程序和評鑑標準，各大學心理相關研究所可以編預算，準備好資料，然後向美國心理學會提出評鑑的申請。這種大學自主的精神，配合學術界同儕評鑑的慣例，在美國實施的效果相當成功，值得我們學習。

開設諮商心理學程研究所的系所評鑑標準要如何訂定？這是一個值得討論的議題。如果沒有一個諮商心理學界具有共識，具體而客觀的評鑑標準，那麼不同評鑑委員就會採用不同的評鑑標準。針對開設諮商心理學程的研究所，筆者嘗試提出下列的評鑑標準，如表10-2，可以作為系所評鑑的參考。

表10-2　研究所開設諮商心理學程的評鑑標準

評鑑項目	評鑑標準	評鑑結果（超過標準）	評鑑結果（符合標準）	評鑑結果（未達標準）
1.	系所名稱是否包括心理或諮商？	諮商心理	心理或諮商	缺少心理或諮商
2.	系所諮商心理學專任師資是否足夠？	四位或以上博士主修諮商心理學	至少四位博士主修諮商心理學、諮商員教育、輔導或以上	博士學位主修諮商心理學、諮商員教育、輔導的師資不足四位
3.	諮商心理學程內容是否符合標準化核心課程？	超過標準	符合標準	未達標準
4.	諮商心理學程專任師生比	超過1：4	1：4～1：8	低於1：8
5.	諮商心理教學空間與設備	超過標準	個別諮商室、團體諮商室、心理測驗室至少各一個	低於標準
6.	心理測驗與衡鑑工具	超過標準	10～20種	低於標準
7.	兼職諮商實習時數	超過600小時	240～600小時	低於240小時
8.	全職諮商實習時數	超過1,800小時	1,200～1,800小時	低於1,200小時
9.	諮商心理學程畢業生心理師考試及格率	高於60%	30%～60%	低於30%

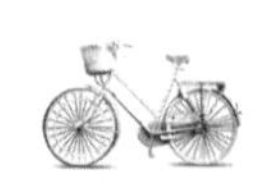

第11章 諮商實習的法律與專業規範

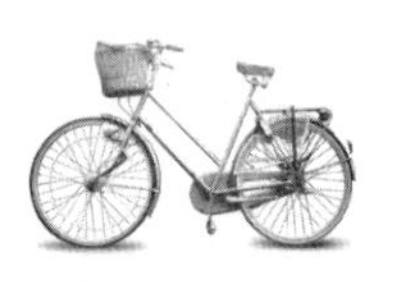

「諮商心理實習課程辦法」實施之後，吳肇元、蕭文（2007）撰文認為該辦法不符合行政程序法，缺乏法律或行政主管機關的授權，會影響實習生與實習機構的權益。本章將針對諮商實習的法律與專業規範，提出淺見與回應。

「諮商心理實習課程辦法」的適法性

《心理師法》在2001年11月21日公布實施，專門職業及技術人員高等考試心理師考試規則於2002年8月13日公布實施，諮商心理師培育機構為了因應《心理師法》與心理師考試規則有關「主修諮商心理，並經實習至少一年成績及格」的要求，開始開設碩三全職實習課程。《心理師法》公布實施之前，台灣並沒有所謂的全職諮商實習，提供全職諮商實習的機構也非常少。有關實習機構的安排主要是依賴諮商實習課程教師和實習生自行接洽，基於協助實習課程教師和實習生尋找合格實習機構的需要，遂有台灣輔導與諮商學會（原中國輔導學會）理監事提議訂定「諮商心理實習課程辦法」。

由學會訂定「諮商心理實習課程辦法」的目的有三：1.幫助培育機構實習課程教師訂定一個合理的實習規範；2.幫助實習諮商心理師在物色實習機構時，可以有一個比較具體的參考，去判斷什麼是符合專業訓練品質的實習機構；3.幫助有意願成為諮商心理師實習機構的單位，有一個依據去充實自己的人力與設備等，以便成為一個具有品質的實習機構。當初訂定「諮商心理實習課程辦法」的時候，的確是沒有心理師相關法律或主管機關的授權，比較是從實際的與專業的需要去思考、去研擬。2006年1月，台灣輔導與諮商學會諮商心理學組特別邀請各大學諮商心理實習課程教師舉辦北中南三場次的座談會，針對「諮商心理實習課程辦法」及「諮商心理學實習機構調查表」的內容進行對話和討論，主要的目的在對於，針對什麼是合格或具有專業品質的實習機構的認定標準，試圖尋求一個共識。

「諮商心理實習課程辦法」是在2002年訂定的，當初並沒有法律授權，也沒有報請衛生署備查。到了2008年，台灣輔導與諮商學會諮商心理學組對此一辦法做了修訂，名稱改為「諮商心理實習辦法」（請參考附錄5）。實習辦法的訂定基本上是基於諮商專業的考量，提供實習課程教師、實習諮商心理師，以及實習機構一個比較具體的專業建議，該「實習辦法」的性質是屬於專業規範，本身雖然沒有法律的直接授權，但是「實習辦法」已經報請衛生署同意備查，因此對於心理師培育機構、實習諮商心理師，以及實習機構多少有一點法律的約束力。

對於不認同此一實習辦法的人或機構，他們的法益或權益是否會受到損害或剝奪，則有待觀察。例如碩三研究生選擇去台灣輔導與諮商學會審查通過名單以外的實習機構實

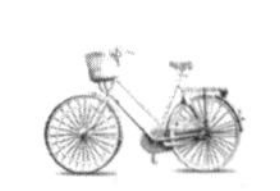

習，將來持該實習機構開具的實習證明書去報考心理師考試，考選部是否會接受，則尚待觀察。

根據一般醫事人員法規的立法原則，中央衛生主管通常不會在法律當中，例如《心理師法》，明訂或授權某一個民間團體辦理相關行政業務或執行公權力。由於此種缺乏明確法律授權的立法慣例，有關諮商心理實習辦法或合格實習機構的認定辦法，在還沒有獲得主管機關委任授權之前，是處於妾身未明的狀態，也就是說，諮商心理實習課程與實習機構的主管機構究竟是教育部醫學教育委員會還是衛生署，目前還是不清楚。衛生署基於多數醫事人員的臨床實習是在醫療機構，因此從2006年開始主動出面推動這件事情。

衛生署於2006年5月16日，邀請包括台灣輔導與諮商學會在內的醫事人員學（公）會代表出席「醫事專業相關類科學生臨床實習相關事項研商會議」，並且於2006年7月5日來文核定經費，補助台灣輔導與諮商學會辦理「諮商心理學程研究生臨床訓練規範計畫」。在此之前，台灣輔導與諮商學會並沒有獲得衛生署的授權委託，而是基於諮商心理師培育的專業需要率先訂定「諮商心理實習課程辦法」。但是，目前修訂後並經衛生署核備的「諮商心理實習辦法」是具有衛生主管機關授權的文件。

實習機構的審查疑義

「諮商心理實習辦法」第七條規定，全職實習機構應：1.至少聘有一位專任合格的心理師；2.提供每位全職實習生足夠的實習項目與實習時數；3.提供臨床實務督導，督導每人每週最多可以督導兩位全職實習生；4.專任督導與全職實習生的師生比至多為一比二；5.提供全職實習生每週至少一小時的個別督導；6.提供全職實習生每週平均至少二小時的團體督導或研習；7.訂定實習辦法或編印實習手冊；8.具有個別諮商室與團體諮商室，提供全職實習生個人辦公桌；9.遵守台灣輔導與諮商學會諮商專業倫理守則。上述這些規範基本上是基於維護諮商心理師專業訓練品質而訂定的，是一種專業規範，台灣輔導與諮商學會基於保護實習諮商心理師的權益，才會去訂定實習機構應具備最低標準。

哪些機構是合格的諮商心理師實習機構呢？根據《專門職業及技術人員高等考試心理師考試規則》（請參考附錄3）的規定，合法的實習機構包括：1.大專校院諮商（輔導）中心（處、室、組）；2.社區性心理衛生中心；3.心理諮商所；4.醫療機構；5.機關學校設有提供其員工或師生心理治療或心理諮商之單位；6.事業單位依勞工安全衛生法規定，應設之醫療衛生單位，有提供心理治療或諮商業務之單位；7.財團法人基金會經主管機關許可得附設提供心理治療或心理諮商業務之單位；8.法務部所屬監獄、戒治所、勒戒所。

對於諮商實習課程教師而言，這些機構只是成為訓練實習諮商心理師的必要條件，而非充分條件。這些條件只能成為心理師執業的機構，如果要成為心理師的實習機構，還必須具備其他的訓練條件，例如足夠的個案量、充分而合格的督導人力，具有一定規模或標準的訓練設施，以及一套符合

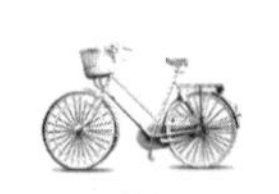

專業品質的訓練計畫。有鑑於此，諮商心理師專業團體如台灣輔導與諮商學會諮商心理學組，針對實習機構進行審查，不僅在維護實習心理師的權益有其必要，而且更具有保護心理諮商消費者權益的意義。

基於保護實習生與消費者權益，針對實習機構進行專業品質審查是必要的，也是合乎專業倫理的積極作為。吳肇元、蕭文（2007）所謂的諮商心理師合法實習機構，例如一個只有精神科醫師而沒有心理師的醫療機構，就諮商心理專業的觀點而言，可以說是，雖合法但是卻不合格的實習機構。不可諱言的，現行法律遠遠落後諮商心理專業的發展，如果諮商心理師實習制度要等到法律或主管機關授權才來推動，諮商心理師實習制度的建立恐怕要推遲很長一段時間，這是我們實習生和消費者所不樂見的。

台灣輔導與諮商學會基於維護諮商心理師的訓練品質以及消費者的權益，所制訂的諮商心理實習辦法是屬於專業規範，提供實習課程教師、實習心理師，以及實習機構的參考，本身也經過衛生署備查，因此具有某一程度的行政授權與約束力，本身也沒有抵觸《心理師法》之虞。

◎ 實習契約的需要性

台灣輔導與諮商學會「諮商心理實習辦法」第十條，提到「實習機構對實習學生的要求及權利義務之約定，應訂定書面契約，以確保雙方之權益」。目前多數諮商心理師培育機構，所開設的碩三全職實習課是屬於選修課，研究生可以選修全職實習課程以便符合心理師考試資格。少數沒有選修全職諮商心理實習課程的心理相關研究所碩士班畢業者，可以自行選擇實習機構進行全職實習。在學研究生由於繳交學雜費及學分費，在全職實習期間，仍然受到實習課程教師的輔導和協助。相對的，碩士畢業後自行從事全職實習者，就沒有實習課程教師的輔導和協助，如果與實習機構發生任何糾紛，或權益的損失，基本上只能自行處理。就實習品質與權益保障而言，筆者強烈建議在學研究生在畢業之前完成全職實習，所付出的學雜費與學分費是值得的。碩士畢業後再從事全職實習，畢竟是一種妥協的非正規作法，這作法將來勢必隨著全職實習改為必修課程，以及實習制度的建立完成後不再被接受。

台灣輔導與諮商學會從專業規範的角度，在諮商心理實習課程要求訂定實習契約，但是並不是每個實習機構和實習生都會訂定實習契約，目前實習契約的訂定通常由實習機構和實習課程教師作要求，台灣輔導與諮商學會並沒有法律的強制力去約束實習機構。同時，台灣輔導與諮商學會對於實習契約的內容，也沒有統一的、硬性的規定，完全尊重實習機構和培育機構。吳肇元、蕭文（2007）認為，實習契約大多僅只規範實習生之義務，卻未規範實習機構之義務，以及對於違約之責任與爭議之仲裁也沒有納入契約，這些有關實習契約內容的問題，值得實習機構與培育機構作為將來訂定實習契約的參考。台灣輔導與諮商學會獲得主管機關行政授權之後，或許可以朝向制訂定型化實習契約方向研議，提供

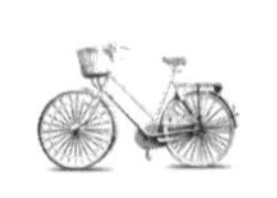

給實習機構和培育機構作為製作實習契約的參考。

◎ 結語

《心理師法》施行至今（2008）七年了，仍然還有許多的配套措施需要訂定。《心理師法》以及衛生主管機關對於心理師執業的相關配套已大致完成，但是對於心理師實習相關的配套還在建制中。台灣輔導與諮商學會代表多數諮商心理師專業，基於專業倫理與專業品質的把關，訂定諮商心理實習課程辦法，並依此辦法對實習機構進行專業審查，是建立諮商心理師實習制度的必要途徑，修正後的諮商心理實習辦法，已經過衛生主管機構的備查，具有行政授權的性質，可以更加名符其實的去完成諮商心理師實習制度的建立。

（本章改寫自〈諮商實習的法律與專業規範——對目前諮商心理師實習辦法與實習契約之省思〉一文的回應，原文載於《輔導季刊》第43卷第2期，73-76頁）

第12章

心理師的實習制度

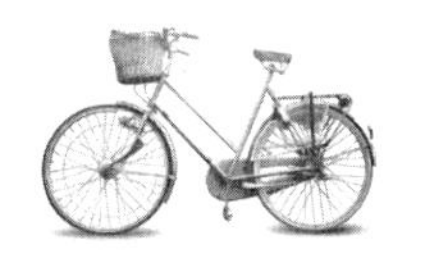

實習前的準備

心理師的實習制度包括兩個階段，第一個階段是碩二的兼職實習，第二個階段是碩三的全職實習。選修碩二兼職實習的研究生，應該在碩一的時候修過諮商理論與諮商技術這兩門課，並且成績及格。一般實習課程教師和實習機構，對於研究生申請碩二兼職實習的資格或條件通常沒有太多的要求，會給研究生一個機會去從事兼職實習。兼職實習的時數和實習項目通常比較有限，一般而言，碩二兼職實習的時間大約是兩個半天或三個時段，或者8～9小時。實習項目以個別諮商為主，以團體諮商和心理測驗為輔。

什麼樣的研究生適合從事全職實習呢？是否有一些具體客觀的標準足以認定誰可以從事碩三全職實習？筆者認為研究生從事全職實習之前，應該具備下列的條件：1.修習諮商心理學程至少二年；2.修畢諮商心理學程至少18學分；3.從事兼職實習至少240個小時；4.接受個別督導至少30個小時；5.從事心理諮商直接服務至少60小時。

上述這些量化的標準只是一個建議，標準背後的想法說明如下：要求修完二年諮商心理學程，才能從事全職實習，利用實習的機會來整合課程的訓練。因故碩三來不及全職實

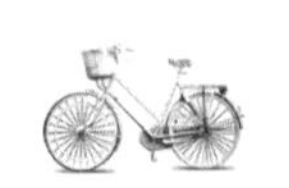

習的研究生，可以利用碩四進行全職實習。即使在國外取得諮商碩士，但是缺少全職實習的人，也可以視同碩三從事全職實習。

研究生要修畢諮商心理學程至少18學分的要求，這個標準有兩個部分，第一部分是諮商心理學組的研究生才有資格申請全職實習，非諮商心理學組的研究生，即使修畢18個諮商心理相關學分，也不得申請全職實習，特別是那些非諮商心理相關研究所的研究生。第二部分是修畢諮商心理學核心課程至少18學分，這些核心課程通常是指：諮商理論、諮商技術、諮商專業倫理、變態心理學、心理衡鑑、團體諮商，以及類似課程等。

研究生從事全職實習之前，究竟要具備多少兼職實習時數，一直沒有定論。如果以每週兼職實習8小時，一學年以30週計，那麼我們可以估計兼職實習時數大約是240小時。這個時數是指兼職實習的上班時數，通常包括直接服務時數、間接服務時數、督導時數，以及其他時數等。

我們認為兼職實習期間，研究生只要從事個案諮商服務，就應該接受個別督導，兼職實習生每週應至少接受個別督導一小時，以確保實習的品質和個案的福祉。督導者必須是有執照的心理師，最好是由有執照的諮商心理師來擔任實習生的臨床督導。每學年以30週計，至少應接受個別督導30小時。

為了具體的規範兼職實習生的個案諮商經驗，我們建議兼職實習生在從事全職實習之前，最好具備至少60小時的直接服務時數，直接服務時數通常包括個別諮商、團體諮商，以及心理測驗或心理衡鑑。實習課程教師應該特別留意有些機構，基於各種理由未能提供足夠的個案量給研究生實習。實習課程教師和督導應該設法協助實習生找到足夠個案量進行實習。

申請實習的方式

申請全職實習的方式可以分為兩種：第一種是由實習機構聯合會彙整機構名單，提供給研究生參考，研究生再直接向實習機構提出申請，然後由實習機構在實習機構聯合會統一的日子公布錄取名單；第二種方式是由專業學會彙整實習機構名單，公布給研究生參考，研究生再直接向實習機構提出申請，並由實習機構個別公布錄取名單。

美國即是採用第一種方式，具體的作法是由一個叫做「心理學博士後暨全職實習中心協會」（Association of Psychology Postdoctoral and Internship Centers, APPIC, 2008）的民間專業機構擔任主辦單位。AAPIC是由美國各地實習機構所組織的實習機構聯合會。每年APPIC會請各會員機構提供下年度招募實習心理師的相關訊息，包括機構簡介、實習內容、錄取名額、申請程序和方式等，APPIC將這些資訊編輯後公布給各心理學研究生參閱。有意要申請實習的研究生，就會根據這份資料向各實習機構提出申請。實習機構收到研究生的實習申請書之後，首先進行書面審查，然後邀請適合的研究生進行直接面試或電話面試，然後在每年2月的第二

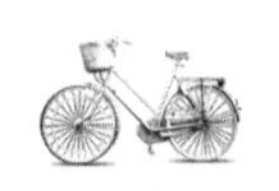

個星期一公布錄取名單。

台灣輔導與諮商學會（原中國輔導學會）諮商心理學組則採用第二種方式，現行的作法是實習機構在每年3月，將招募實習心理師相關的訊息，寄給台灣輔導與諮商學會，台灣輔導與諮商學會經過初步審查之後，將合格的實習機構的招募訊息公布在網頁上，有興趣申請實習的研究生再分別向各實習機構提出申請。實習機構收到各研究生的實習申請資料後，會先進行書面審查，然後挑選適合的研究生進行面試，然後再公布錄取名單。整個流程大致如下：3月公布實習機構招募實習心理師的訊息，4月研究生開始提出申請資料，5月實習機構公布錄取名單，7月1日開始全職實習。

依台灣輔導與諮商學會的統計，九十六學年度諮商心理學程共計有碩二研究生217人，碩一研究生247人；九十六學年度共有90所機構提出碩三實習機構審查申請，其中84所通過，有6所未通過；通過之實習機構所能提供的實習生訓練容量共計是181人，顯示國內目前需要申請全職實習的研究生略多於機構所提供的實習名額，導致部分研究生為取得諮商實習機會，妥協於選擇實習條件較不足的單位，就諮商心理師的專業能力培養與專業發展而言，實非理想。

九十七學年度通過諮商心理學組審查的實習機構共有96所，其中大專校院學生輔導中心有71所（75%）、心理諮商所有九所（9%）、醫療院所6所（6%）、高中輔導室7個（7%），以及司法單位2個（2%）（林麗純，2008）。

實習機構審查

諮商心理師的訓練過程中，最重要的一環就是臨床實習，如何辨識一個機構是否為合格的實習機構，對許多研究生而言是有困難的。台灣輔導與諮商學會諮商心理學組在過去幾年的時間，積極擬定一個具體的審查標準。綜合筆者（林家興、黃佩娟、陳淑雲，2007）的調查研究與相關文獻，我們提出實習機構評鑑標準如表12-3。

表12-3 諮商實習機構評鑑標準

項目	評鑑標準	評鑑結果（超過標準）	評鑑結果（符合標準）	評鑑結果（未達標準）
1.	是否為政府立案的機構？		是	否
2.	是否辦理心理諮商所立案或是否為心理師合法執業場所？		是	否
3.	是否聘任有執照的心理師？	心理師超過4人	心理師2～4人	心理師不足2人
4.	專任督導心理師與實習生的比例是否合理？	達到或超過1：1	1：2	低於1：2
5	專任督導心理師的執照後年資是否資深？	超過4年	2～4年	低於2年
6.	是否有足夠的個別諮商室？	超過2間	2間	低於2間

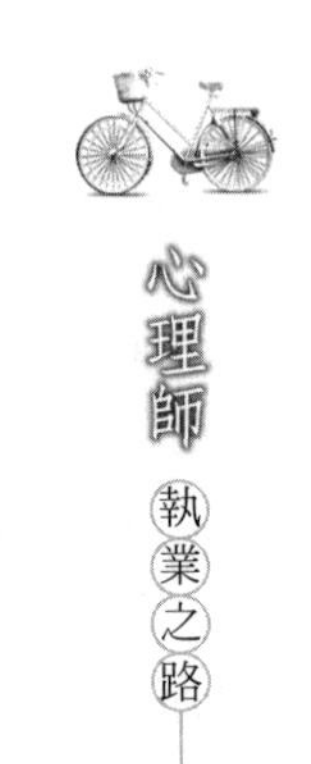

7.	是否有足夠的團體諮商室？	超過1間	1間	0間
8.	是否有足夠的會議室或個案研討室？	超過1間	1間	0間
9.	是否有足夠的測驗室？	超過1間	1間	0間
10.	專任心理師是否有良好的辦公空間？	有獨立的辦公室	有獨立的辦公桌	沒有固定的辦公空間
11.	全職實習心理師是否有良好的辦公空間？	有獨立的辦公室	有獨立的辦公桌	沒有固定的辦公空間
12.	是否提供實習心理師足夠的個案量？	每人每週超過8個個案量	每人每週4～8個個案量	每人每週不足4個個案量
13.	是否提供必要的實習項目？	超過標準	個別諮商、團體諮商、心理測驗	低於標準
14.	是否提供足夠的直接服務實習機會？	超過1/3	占每週時數的1/4～1/3	低於1/4
15.	是否提供各年齡層的個案量？	兒童、青少年、成人、老人當中至少三種	兒童、青少年、成人、老人當中至少2種	兒童、青少年、成人、老人當中只有1種
16.	是否提供實習心理師足夠的個別督導時數？	每人每週超過2小時	每人每週1～2小時	每人每週不足1小時
17.	是否提供實習心理師足夠的團體督導時數？	每人每週超過2小時	每人每週1～2小時	每人每週不足1小時
18..	是否提供實習心理師實習津貼？	提供固定津貼	提供不固定津貼	不提供津貼

19.	是否編定實習手冊？	是	否
20.	是否訂定實習辦法？	是	否
21.	是否提供機構內外輪 是 訓機會	否	
22.	是否與實習心理師簽署實習合約書？	是	否

實習機構必須是政府機關或政府立案的諮商機構，也就是實習機構必須是心理師可以合法執業的場所，所謂合法的執業場所是指機構符合衛生署所訂頒的《心理諮商所設置標準》（詳如附錄8），包括醫療機構和大學諮商中心，不包括公會、學會或協會。但是心理師可以執業的場所，並不等於可以作為實習機構，想要招募全職實習心理師的機構需要有一定的組織規模和訓練能力。一般而言，一個人執業的心理諮商所或諮商機構是不適合作為實習機構，只有團體執業的心理諮商所或諮商機構，例如多數的大學諮商中心，才可以成為實習機構。也就是說，實習機構的專任心理師至少要有兩位，只有一位專任心理師的心理諮商所或大學諮商中心，並不適合作為實習機構。

影響實習品質最重要的因素是督導的人數和品質，實習機構應至少聘有二位專任的、有執照的心理師，而且他們的年資至少二年。由於督導實習心理師是一個有責任而辛苦的工作，因此，一個督導可以督導幾位全職實習心理師應該有一個規範，我們認為一個專任督導心理師至多可以督導二位全職實習心理師或四個兼職實習心理師。每個全職實習心理

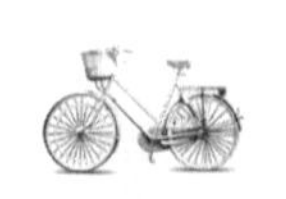

師應該有二位督導，而且這二位督導必須是機構內的專任心理師，全職實習心理師每週接受二位督導各一小時的個別督導，這樣的安排才能夠保證最佳的督導品質。

實習機構既是個案的服務機構，也實習心理師的訓練機構，因此，必須提供實習心理師足夠的個案量，每人每週至少四至八個小時的直接服務個案量，這個直接服務個案量包括個別諮商、團體諮商，以及心理衡鑑。而且，這個個案量最好包括不同年齡層的個案，讓實習心理師有機會可以學習處理不同年齡層、不同問題類型的個案。

實習機構必須要有足夠的設備，包括至少二間個別諮商室、一間團體諮商室、一間心理測驗室，以及一間會議室兼個案研討室，而且每名實習心理師應該有自己專用的辦公桌以及電腦。這些都是維持良好實習品質所必須的，如果一個實習機構無法提供，就會令人覺得這個機構並不重視實習心理師的訓練工作，只是想要把實習心理師當作廉價勞力使用而已。由於台灣輔導與諮商學會所制訂的諮商心理實習辦法，對於實習機構並沒有硬體設備的相關規範，因此實習課程教師和實習心理師往往忽視了硬體設備的重要性。在硬體設備不足的情況下，不僅影響實習心理師的訓練品質，而且也會降低諮商專業服務的品質。

除了個別督導，實習機構還需要透過各種方式提供實習心理師團體督導，團體督導的實施方式很多，包括個案研討會、中心會議、行政會議、讀書會，以及在職進修等。理想上，實習心理師在機構的上班時間當中，與訓練有關的時數不應該少於一半。所謂訓練時數包括：個別督導、團體督導、在職進修、讀書會、中心會議，以及個案研討會等。實習心理師在實習機構的學習，不僅是從個案身上學習，還可以從督導、同事和其他人員身上學習。

重視實習心理師訓練的機構，會訂定實習辦法作為規範實習的依據，而且也會編定實習手冊，將實習機構各項工作的內容和程序，做有系統的說明，以方便實習心理師遵循。實習辦法和實習手冊這兩份文件可以反應實習機構的訓練程序和實習內容，以及機構對於實習心理師的各項要求，清楚而具體的實習辦法和實習手冊，可以提供給實習心理師一個明確的規定，讓實習心理師容易了解與遵循。

實習機構如果可以安排機構內外的輪訓（rotation），將可以提高實習心理師的訓練品質。安排輪訓的方式包括機構內輪訓和機構外輪訓，規模較大的機構可以在機構內安排輪訓，例如安排實習心理師到成人部門和兒童部門進行輪訓，機構較小的機構，可以聯合其他機構安排輪訓，例如一個成人諮商機構安排實習心理師利用部分時間前往另一家兒童諮商機構接受輪訓。又例如一個大學諮商中心可以和鄰近的教學醫院合作，安排實習心理師利用部分時間前往醫院接受輪訓。透過輪訓制度，可以增加實習心理師的訓練廣度，探索不同的諮商場域和專長領域。

實習項目與時數

實習心理師在機構期間到底要實習什麼？以及實習多

久？這是兩個值得討論的問題。依照現況，多數實習心理師是在大學諮商中心接受實習訓練，然而作為全科心理師的實習機構，大學諮商中心是否適合呢？答案顯然是不適合的，我們只能說大學諮商中心是培養大學心理師最佳的實習機構，這樣訓練出來的心理師，是否有足夠的能力從事社區諮商或醫療諮商呢？

台灣現行的諮商機構一般說來規模都很小，心理諮商所為數也很少，訓練諮商心理師的機構主要依賴大學諮商中心。為了提升全科心理師的實習訓練品質，我們建議衛生主管機關協助各大學與教學醫院擴大諮商中心的規模。我們認為作為實習機構，必須要聘任很多的專任督導，有機會接觸各年齡層與各問題類型的個案。

筆者建議明訂實習的內容為心理測驗與衡鑑、個別諮商與心理治療、團體諮商與心理治療，以及心理衛生預防推廣等，而不是直接採用《心理師法》第十四條的業務範圍，因為業務範圍的文字反而比較複雜而模糊，無法清楚地描述諮商心理師執業的方式，以及心理師的工作內容。

實習心理師在機構的實習項目至少應該包括：個別心理諮商、團體心理諮商、心理測驗與衡鑑，以及心理衛生預防推廣。一個只提供個別諮商或個別測驗的機構並不適合作為實習機構。那些專門以電話或網路作為諮商方式的機構，也不適合作為實習機構；因為，在這些機構實習的心理師將缺乏機會去面對面提供心理諮商與心理衡鑑。面對面諮商是心理師的主要工作方式，也是實習的主要項目。從來不提供團體諮商或心理測驗的實習機構，也會有訓練品質不足的問題，實習機構應該在一整年的訓練計畫中，刻意安排個別諮商、團體諮商，以及心理測驗的實習項目，這樣才足以培養一個比較全方位的心理師。

實習項目要包括多少行政工作，一直是一個受人爭議的問題。我們認為實習心理師在實習機構從事和心理衛生、心理諮商有關的行政工作是需要的。實習心理師不僅需要學習在諮商室裡，如何與個案工作的知識和技巧，也需要學習一個機構如何運作的知識和技巧。實習機構在安排行政工作的時候，需要把實習心理師視同專業人員看待。在評估一項行政工作是否適合分派給實習心理師的依據是，如果機構內的專任心理師不會做的行政工作，就不要分派給實習心理師。只要是專任心理師該做的行政工作，那麼實習心理師也有需要去學習。

一般而言，在學校機構實習的心理師會接觸比較多的行政工作，相對的，在醫療機構和社區機構實習的心理師，通常會接觸比較少的行政工作。研究生在選擇實習機構的時候，最好事先了解各機構行政工作的類型和業務份量，以免產生適應不良的問題。如果行政工作多於個案直接服務工作的情況發生時，實習心理師應該儘速尋求督導的協助，設法調整實習的項目和時間的分配。

雖然《心理師法》和「心理師考試規則」（請參見附錄1、附錄3）對於實習的時間只籠統的規定為一年，至於實習一年等於多少小時，則有不同的講法。比較嚴格的講法

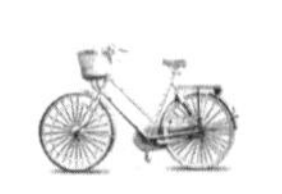

是，實習心理師要和專任心理師一樣的上班，一年上班12個月，沒有寒暑假，每週上班40小時。通常在醫院實習的心理師會傾向於適用嚴格的計算方式。比較彈性的講法是在大學實習的心理師，實習心理師和專任輔導老師在寒暑假可以輪值上班，每週返校座談和做碩士論文研究一天，上班四天。

採用嚴格上班方式的情況下，實習心理師一年全職實習累積的實習時數大約是2,000個小時（40小時×50週）。採用寬鬆上班方式的情況下，一年全職實習時數大約是1,600個小時（32小時×50週）。會產生實習時數計算問題的人，通常是那些在國外進行實習的心理師，為了符合心理師考試需要有一年全職實習的規定。因為在國外的諮商實習通常在學期期間進行，因此一年只有實習10個月或36週，而且實習證明書都會記載實習時數。如果採實習10個月計算的話，估計實習時數大約是1,600個小時（40小時×40週），如果採實習36週計算的話，估計實習時數大約是1,440個小時（40小時×36週）。對於在國外實習的心理師考生，要累積多少小時才符合全職實習一年的規定呢？將兩者折衷之後，筆者的建議是1,500個小時。

為確保實習心理師有足夠的機會從事個案直接服務，筆者建議全職實習心理師從事心理測驗與衡鑑、個別諮商與心理治療，以及團體諮商與心理治療的實習時數一年至少350個小時或平均每週至少7小時。而不是籠統地訂為實習時數的若干百分比，例如30%或40%，因為實習心理師實習一年的實習時數究竟是多少是有爭議的，如果以一年1,500個小時計算的話，30%的時數等於450個小時，40%的時數等於600個小時，遠遠超過目前實習心理師實際接案的時數，十分不可行。

臨床督導

影響實習心理師訓練品質最大的因素是督導，督導也是實際負責訓練實習心理師的主要人物。那麼誰是實習心理師合格的督導呢？督導需要什麼條件呢？我們是否需要制訂一個督導證照呢？這些都是值得討論的問題。

督導的條件至少包括下列幾項：1.至少具有碩士學位；2.領有諮商心理師或臨床心理師執照；3.具有執照後工作年資至少二年。以上是督導的基本條件，督導的理想條件如下：1.曾經受過督導的相關訓練；2.有栽培心理師後進的熱誠；3.專精至少一個諮商理論或臨床問題類型。

心理師在訓練的過程中，每個階段都需要督導的協助，包括碩二兼職實習階段、碩三全職實習階段、執照後兩年實務訓練階段。本節所討論督導是針對碩二兼職實習和碩三全職實習階段而言，這兩個階段由於研究生仍然在校接受實習課程教授的指導，因此，有關督導的品質可以依賴實習課程教授的監督。

早期實習機構由於合格督導不足，常常出現實習機構不安排督導的問題，研究生需要回到學校接受實習課程教師的督導。現在心理師考試舉辦多年，碩士班研究生在機構實習大部分可以獲得實習機構內督導的協助。但是在醫療機構和

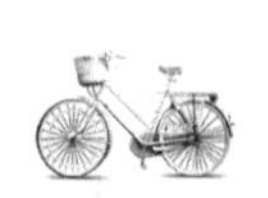

社區機構仍然存在全職實習心理師缺少機構內督導協助的問題。這個問題可能需要一點時間，等到醫療機構和社區機構開始聘任專任諮商心理師之後，才會逐步改善。

在台灣就讀諮商心理學博士班研究生的實習安排就比較沒有規範，對於督導的安排還存在著困難。由於醫療機構和社區機構通常缺少博士層級的督導，因此要為博士班實習生安排督導仍有很大的困難。即使熱心的精神科主治醫師和資深社工師願意督導諮商博士班實習生，實習課程教師還是會有專業認同的疑慮。

有關是否需要制訂一個規範督導資格的證照辦法，例如中國輔導學會在2005年曾經通過一個督導認證辦法（請參見附錄14），筆者的看法是採用兩階段來進行，在還沒有實施督導證照制度之前，我們可以採用前述督導的基本條件作為依據，來挑選督導。等到將來時機成熟，可以配合兩年實務訓練階段再來推動督導證照制度。由於督導證照制度基本上是一種民間學術團體認證的方式，不像心理師執照考試是由考選部依法辦理，心理師證書是由衛生署發給。因此，督導證照制度的訂定需要更多的考慮和共識。

非心理師背景的醫師和社工師是否適合擔任實習心理師的督導呢？在督導心理師人數嚴重不足的時候，請精神科醫師和社工師協助督導實習心理師，或許是一種折衷和變通的辦法。現在督導心理師已經逐漸增加，筆者認為實習心理師應該優先由諮商心理師督導，其次是臨床心理師和精神科醫師。實習心理師的臨床實務督導雖然可以由精神科醫師和臨床心理師督導，但諮商心理師個別督導時數不得少於總個別督導時數的二分之一。筆者認為在全科訓練階段社工師不適合擔任實習心理師的督導，實習心理師應由心理師督導，而且最好是由機構內的專任諮商心理師督導為最佳安排，以便可以適當的發展諮商心理師的專業認同。

輪訓、考核

由於現行的全職實習制度難以達到培養全科心理師的訓練目標，因此筆者主張採用輪訓方式來提升實習訓練的品質。在現有的基礎上，實習機構可以聯合鄰近的性質相異的機構，訂定聯合訓練辦法。例如：大學諮商中心和醫療機構精神科可以合作訂定聯合訓練辦法，實習心理師可以有機會接觸不同年齡層，以及不同問題類型的個案。實習心理師可以採用每週一天或二天的時間到輪訓機構去實習，或者採用一年當中的兩個月或三個月到輪訓機構去實習。

透過輪訓制度，我們才有可能培養全科心理師，也比較容易讓實習心理師在不同的單位輪訓之後，發現自己的臨床興趣和專長領域。根據筆者的估計，有七成的研究生是在大學諮商中心實習，經過一年的實習之後，雖然對於大學生的輔導工作比較熟悉。可是多數的實習心理師在實習之後，並不留在大學諮商中心工作，不管將來是要去醫療機構、社區機構，或從事私人開業，都會遭遇工作適應上的困難。

筆者認為實習心理師在兒童青少年的諮商訓練比較不足，我們普遍缺乏兒童與青少年諮商專長的心理師。如果在

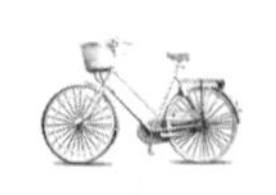

大學諮商中心實習的心理師，可以有機會到中小學或兒童機構輪訓，相信可以顯著地改善目前的訓練問題。

有關實習心理師考核的議題，向來比較少討論。據筆者所知，實習機構之間也沒有一個比較共同的考核方式。有的機構督導會要求實習心理師繳交實習心得報告，比較常用的考核方式是由實習課程教師設計一張實習評量表，請督導協助評量，實習課程教師再根據督導的初步評量，進行最終評分。有關實習心理師的考核，筆者建議採用表12-4的實習心理師考核表。

表12-4　實習心理師考核表

編號	考核項目	超過標準	符合標準	未達標準
1	實習時數	超過1,700小時	1,300～1,700小時	低於1,300小時
2	直接個案服務時數	超過400小時	300～400小時	低於300小時
3	個別督導時數	超過100小時	50～100小時	低於50小時
4	團體督導時數	超過100小時	50～100小時	低於50小時
5	書面個案報告	超過4篇	2～4篇	低於2篇
6	心理衡鑑報告	超過4篇	2～4篇	低於2篇
7	個案記錄	如期完成並撰寫良好	如期完成	未如期完成
8	督導五點評量表	超過4	2.5～4	低於2.5
9	個案滿意度五點量表	超過4	2.5～4	低於2.5

第*13*章

心理師的臨床督導與專業成長

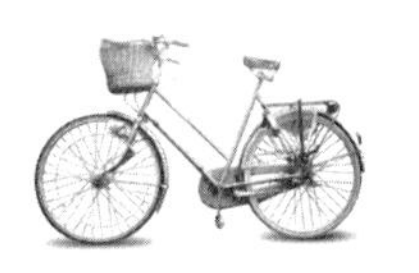

台灣心理師專業訓練過程中，最為薄弱的一環是臨床督導（clinical supervision）。不僅心理學研究生從事校外實習未能得到充分的督導，即使畢業後，從事第一線臨床工作，也很少得到持續的在職督導。許多人都是經由嘗試錯誤中成長過來。在缺乏專業督導之下的學習，心理師的學習效果往往事倍功半，難以突破既有的瓶頸。

因為心理師在專業成長過程中，缺乏充分督導的協助和回饋，讓我們對自己的專業成就缺乏自知之明，不是很挫折，缺乏自信，就是不知虛心，過度自信。有臨床督導作為心理師學習效法的榜樣，可以給心理師一個具體可及的成長目標去追求。本章將分別就督導的必要性、督導的條件，以及督導的實施等，說明心理師如何藉督導來提升專業成長。

為什麼心理師需要督導？

心理師執業是一項攸關民眾心理健康的工作，諮商與心理治療工作的好壞對個案健康和幸福的影響很大。個案求助於心理師，大都涉及人生重大的決定，如升學、就業、感情與婚姻等問題，以及各種心理疾病。年輕、經驗不足又缺乏督導的心理師，在面臨助人困境的時候，如果有所失誤，往

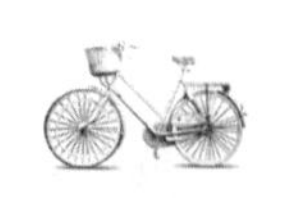

往損害了個案的健康和幸福而不自知。有經驗的心理師都應該有自己的督導，更何況是缺乏經驗的實習生與資淺心理師。

諮商與心理治療是一門科學，也是一門藝術。如何對個案問題做出快速而正確的判斷，並且提供有效的協助，必須具有高度的專業素養和豐富的臨床經驗。要成為一個專業化的心理師，必須經過有督導的臨床訓練。透過師徒式的訓練和督導，才有可能把書本上的知識和臨床經驗融為一體。由於督導是資深心理師，可以把他自己的經驗和心得傳遞給資淺心理師，大大減少心理師嘗試錯誤、自我摸索的時間。

實際諮商與心理治療工作，經常涉及臨床上（clinical）、法律上（legal），以及專業倫理上（ethical）三方面錯綜複雜的狀況。例如，一個個案告訴心理師，他的女朋友捨他而去，愛上另一個男的。他心裡很不平衡，想去找那男的修理一頓，甚至幹掉他。這個時候，幫助個案處理失戀問題，是心理師的臨床工作，替個案保密是心理師的專業倫理，向有關單位通報以保護公眾安全，避免無辜第三者受到傷害，則是心理師的法律責任。心理師面臨上述的困境，相當棘手，需要一個具有豐富臨床知識與經驗的督導來協助，以便在幫助個案的時候，能夠面面俱到臨床、法律和專業倫理三方面的要求。

歸納起來，臨床督導的目的，在於維持一個安全品質的心理專業服務，以保障個案和消費者的健康、幸福和權益，同時幫助資淺的心理師獲得專業上的成長，成為一個能夠獨立執業的心理師。

哪些人需要接受督導？

筆者認為每個心理師都要有自己的督導。不論心理師是處於專業發展的哪一個階段，是否具有專業文憑或執照，只要從事直接的個案服務，最好有個固定的督導，可以定期討論，協助心理師處理各種臨床問題。

每個心理師需要督導的迫切程度不同，一般而言，可以分為三類：第一類最迫切需要充分督導的是從事校外實習的心理與輔導科系的大學生與研究生；第二類是第一年到第三年從事諮商與心理治療工作的資淺心理師；第三類是從事諮商與心理治療工作三年以上的心理師。

對第一類心理學實習生而言，有實習課而無個別督導的臨床訓練，實習效果通常不會很好。對初次從事諮商與心理治療工作的實習生，諮商與治療是一件心理壓力很大的工作，最迫切需要督導的支持和協助。再說，實習生剛進入一個諮商或臨床機構，往往對專業心理師的角色和功能十分模糊。唯有從督導身上，實習生才有機會觀摩和學習如何扮演一位專業稱職的心理師。透過日常工作的接觸，督導成為實習生學習效法的角色模範。

然而，要附筆一提的是，當心理師太喜歡與信任督導時，也要注意避免將督導的建議或看法視為唯一最高最好的，而忽略了在助人專業中，要警覺不可有權威與全信，窄化了透視心靈的視界。所以，心理師最好能經驗不同的督導

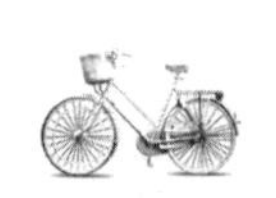

風格與督導關係，以刺激自己的潛能與創造性。

第二類心理師大部分是研究所剛畢業，臨床經驗有限，一旦擔任全職的臨床工作，所面臨的壓力很大，所需要的臨床督導也很迫切。這類心理師通常在機構中有一位行政上的督導，如果這位督導不是資深心理師，那麼對心理師的臨床訓練和專業成長幫助不大。這個階段督導的工作，在於幫助剛畢業的心理師熟悉新工作的各種行政規定、臨床程序，和工作內容。藉著個案討論和在職訓練，充實資淺心理師的專業知識能力。

第三類心理師大部分具有三年以上的臨床經驗，他們常常覺得無法突破專業成長的瓶頸，有許多人常常有被挖空的感覺。這個時候，專業督導的重點在於幫助心理師：

1. 解決專業成長的瓶頸。
2. 探索自己的諮商與治療風格。
3. 考慮選擇並發展自己的專長。
4. 學習作為一個有效的督導。

誰是適任的督導？

行政主管和專業上的督導，往往不是同一個人，而且行政上的主管對心理師的專業成長通常幫助不大。這是因為一位好的行政主管，不必然是一位好的臨床督導。好的臨床督導在形式上應該具備下列條件：

1. 具有心理學的訓練背景。
2. 督導的學歷要比受督導的心理師高一級，或者至少要相等。

3. 督導自己要有心理師臨床工作經驗，而且臨床工作資歷要比受督導的心理師豐富和資深。
4. 督導要有心理師執照。
5. 督導與受督導的心理師在同一機構任職，這樣對心理師的工作比較了解。

至於督導的實質條件則包括：

1. 至少精通某一諮商與心理治療的理論和技術。
2. 熟悉各種心理師執業有關的法律與專業倫理。
3. 有提攜後進、鼓勵資淺心理師專業成長的熱情、耐心和能力。

如何實施督導？

對於第一類與第二類心理師，由於充分的臨床督導對於他們的專業成長具有關鍵性的影響，因此每位心理師或實習生應該同時有兩個督導，最少一個，最多三個。有兩個或三個督導的臨床訓練，心理師可以觀察學習不同督導的臨床風格與專業知能。只有一個督導的臨床訓練，心理師由於缺乏比較，難免受到督導的片面影響而不自知，也比較難以統整不同諮商與治療風格和學派，而形成自己的風格。

督導時數以每週兩小時為原則，有兩位督導的心理師，可以每週分別接受個別督導各一小時。只有一位督導的心理師，每週也應該有兩小時的督導。一般而言，實習生每週接四、五個個案，應有一小時的督導，全職實習生每週接八至

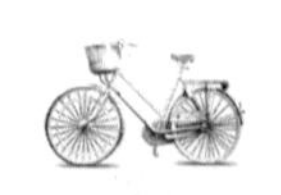

十個個案，應有兩個小時的督導。對於督導而言，每位督導每週盡可能不要督導超過四名以上的心理師或實習生。這些建議的目的，在於維持一個高品質的督導，以便實質地幫助心理師達到專業成長。

督導除了個別一對一進行之外，還可以以團體方式進行。但是，督導仍應以個別方式為主，團體方式為輔。參加團體督導的心理師，人數不宜過多，最好不要超過十人，如此限制人數，才能夠讓每個人有機會討論自己的個案和臨床上的問題。

督導的實施，依使用材料和設備，可以從下列各種方式中選擇一兩種運用：

1. **口頭報告**：心理師把處理個案所遭遇的困難提出來請教督導，主要依賴心理師的記憶和個案紀錄。
2. **過程紀錄（process notes）**：心理師在每次晤談之後，寫下詳細的對話內容，然後把晤談過程的實況，透過文字和口述呈現出來，督導再給與回饋和建議。
3. **錄音或錄影帶**：心理師在得到個案的同意之下，把晤談過程以錄音或錄影方式記錄下來，然後播放給督導聽或看，督導再給與回饋和建議。
4. **單面鏡觀察**：心理師在得到個案同意之下，請督導坐在單面鏡後面觀察，然後在晤談過程中或晤談之後，給與心理師回饋和協助。
5. **直接參與觀察**：心理師在個案同意之下，邀請督導進入晤談室，坐在旁邊觀察。督導可以在晤談中或晤談後，給與心理師回饋和協助。

督導關係和專業成長

在有督導的臨床訓練之下，從一個實習生成長到一個成熟的心理師，大約需要數年的時間。如果沒有督導的協助，心理師可能需要更長的時間，以更辛苦的方式，成為一個成熟的心理師。

幸運的心理師可以在自己工作的機構，獲得充分而有品質的專業督導。如果在自己工作的機構得不到很好的專業督導，重視個人專業成長的心理師，必須要自己去物色適當的督導，即使付費請人督導也是值得的。為了減低督導費用的負擔，幾位心理師組成督導團體，合聘一位資深心理師擔任督導，也是可行的方式。

對於成熟的心理師，在專業成長的路上，對督導的需要，或許沒有實習生和資淺心理師那般迫切，但是仍以有自己的督導為佳。另外一種可行的方式是，約好三、五位資深心理師，組成同儕諮詢團體（peer consultation group），互為督導，以期保持專業上的繼續成長。

督導關係不是諮商或治療關係，督導的功能不在於解決心理師個人的心理情緒困擾或生活問題，而是幫助心理師解決個案工作上的困難，是著重於訓練。雖不似諮商關係般嚴格要求避免雙重關係，亦即不要在現存的關係中（如師生關係、治療關係），再加上諮商關係，督導關係大致也要盡量避免涉入雙重關係。保持一個較單純的、專業的督導關係，對心理師的專業成長幫助最大。

結語

督導是心理師臨床訓練中不可或缺的一環，沒有良好的督導，心理師很難真正掌握到助人的藝術，很難對整個諮商過程有全程的了解，也很難看清楚自己的優點和缺點。在沒有適當的學習榜樣之下，心理師很難掌握自己的角色功能，也很難發展自己的諮商風格。唯有充分有效的臨床督導，才能真正幫助心理師成為一個成熟的心理師。

（本文改寫自〈臨床督導與專業成長〉一文，原文載於《諮商與輔導月刊》第73期）

第14章

臨床督導、實習生與課程教師的三角關係

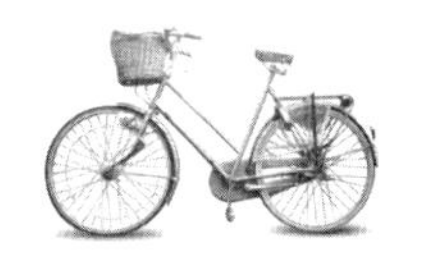

在台灣從心理學研究生到心理師之間是一個相當複雜的過程，當中包括兩年的課程學習與一年的全職實習。課程的學習比較單純，以閱讀教科書、聽教授課堂講授、與教授同學討論為主要學習方式，研究生主要面對的學習對象是大學教師。相對的，全職實習牽涉的機構有大學與實習機構，牽涉到的人有課程教師與臨床督導。由於機構的性質不同，課程教師與臨床督導的角色互異，實習生難免發生適應上的困難。本章將根據相關文獻與個人擔任教師與督導的經驗，澄清臨床督導、實習生與課程教師的三角關係，探討督導關係與實習常見問題及其處理，以提升實習生的臨床訓練品質。

心理師的實習制度與臨床督導

心理師的實習制度很大程度受到心理師培育機構、心理專業學會與執照法規的影響，包括影響實習生對於實習機構的選擇、實習方式與內容的規定，以及對於臨床督導的資格要求等。

台灣於2001年通過《心理師法》，真正實施全職實習制度的時間並不長，有需要借鏡於心理衛生先進的美國，作為觀摩學習的對象。從表14-1我們可以比較加州心理師與台

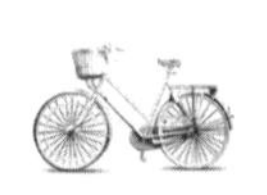

灣心理師的實習制度，美國心理師的全職實習是屬於博士前的實習，通常安排在博士班最後一年，研究生必須先完成一年的全職實習才能畢業。相對的，台灣心理師的全職實習是屬於碩士前的實習，通常安排在碩士班最後一年（碩三），目前碩三全職實習屬於選修課程。因此，研究生不一定要在畢業之前進行全職實習，不過想要應考心理師執照的研究生通常會選修碩三全職實習課程。

表14-1　加州心理師與台灣心理師臨床實習與督導的比較

比較項目	加州心理師	台灣心理師
學歷層級	博士前	碩士前
實習時間	全職一年或半職二年	全職一年
實習津貼	不一定	不一定
必修或選修	必修	選修
課程教師巡迴輔導	無	不一定
實習生定期返校座談	無	是
實習制度是否建立	是	建立中
督導應有執照	是	不一定
督導領照必須至少三年	是	不一定
督導必須在現場（on-site）	是	不一定
每週個別督導時數	2	1～2
督導時數占實習時數10％	是	不一定

什麼樣的機構可以成為全職實習的機構呢？為方便實習生尋找實習機構，美國心理學會對於全職實習機構有一定的評鑑與認可標準。在台灣，台灣輔導與諮商學會訂有「諮商心理實習辦法」（請參考附錄5）。筆者在台灣師範大學教授碩三全職實習課程，所訂定的實習機構認定標準，請參見表14-2。由於實習機構是實習生主要學習的場所，因此，實習機構的良窳關係實習生全職實習的品質非常大，實習課程教師有責任篩選良好的機構作為實習機構。個人認為良好的實習機構應該具備的條件如下：

1. 是一個團體執業的機構，而不是個人執業的機構。所謂團體執業的機構是指醫療機構、社區心理衛生中心、大學學生輔導中心等，所謂個人執業機構是指私人開業的心理諮商所、心理治療所，以及精神科診所。團體執業機構通常比較上軌道，專業人力與個案量穩定，比較能夠提供一個豐富的學習環境。
2. 實習機構至少聘有心理學或輔導學碩士層級的專任人員二名，可以擔任實習生的臨床督導。而且這二名專任人員的主要業務是心理師執業，而非以行政工作或教學工作為主要業務。實習生需要有機會從日常工作中，觀摩資深心理師的專業行為，以便對心理師及其專業產生正確的認同。
3. 實習機構同時接受來自不同學校的實習生至少二名，至多不超過機構內心理學碩士層級專任人員的

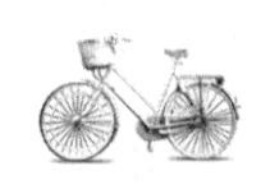

一倍。一方面實習生可以從不同的督導身上獲得不同的學習效果，又可以與不同學校的實習同學互動與學習。實習生在實習期間，除了需要得到督導的支持與協助，來自同儕的支持與協助也是不可或缺的。要充分照顧到全職實習生，一個專任督導同一個時間不宜督導太多的實習生與資淺心理師。理想的人數是一名專任督導同一個時間只接受二名全職實習生。

4. 實習機構必須能夠提供實習生每週至少7個小時的直接服務的個案量，所謂直接服務是指個別的心理衡鑑與診斷、個別的諮商與心理治療、團體諮商與心理治療等。單純的跟診、擔任團體觀察員、單純的個案管理，以及電話諮詢都不能算是直接服務。為彌補實習初期和末期個案量不足的問題，實習生需要在實習中期盡量多接個案，以便達到平均每週7個小時的直接服務個案量。
5. 實習機構必須提供完整的實習項目，良好的實習機構至少要提供的實習項目包括：初談與心理診斷、個別諮商與心理治療、團體諮商與心理治療，以及測驗與心理衡鑑等。只單獨提供諮商與心理治療的機構，或只單獨提供測驗與心理衡鑑的機構，都不適合作為全職實習的機構，因為這樣有限的實習項目無法培養出全科心理師來。

對於全職實習的認定，主要是計算實習生參與實習的時間是否滿12個月，亦即從實習報到到完成實習離職，是否滿足12個月的要求。根據台灣《心理師法》的規定，全職實習的計算是採計月日而非時數的方式。但是大學實習課程教授為幫助實習生規劃各項實習項目，可能會建議實習生記錄各實習項目的實習時數。因此我們可以說，就法律要件而言，實習生必須提出完成12個月全職實習的證明（諮商心理師全職實習證明必須另外包括50個小時的個別督導時數），才能夠參加執照考試，而不論實際接案時數的多少。

表14-2　國立台灣師範大學教育心理與輔導學系心理專業實習機構認定標準

為配合本系碩士班三年級全年專業實習課程之實施，訂定本認定標準，以作為學生選擇實習機構的參考準則。符合下列標準之公立或政府立案之私立醫療院所、機構、大專校院，且符合下列條件者，即為符合台灣師大心輔系碩士班三年級全年專業實習機構的規定。

1. 機構服務內容包括心理衛生相關服務，並且訂有相關實習辦法、訓練計畫或實習手冊。
2. 機構聘有至少二位碩士級或以上的諮商心理學相關領域專職人員。
3. 機構有指定專職人員辦理實習生訓練業務。
4. 機構有指定或聘請專人擔任實習生督導與在職訓練之工作。督導者的資格須符合以下三個條件之一：⑴具心理師執照；⑵具諮商心理學相關博士學位並至少從事諮商心理實務工作滿一年者；⑶具諮商心理學相關碩士學位並至少從事諮商心理實務工作滿三年者。
5. 機構能夠提供實習生平均每週至少十小時的直接服務所需的個案。
6. 機構同意能提供實習生為期一年1,500小時的實習經驗，其中包括至少有350小時是屬於直接個案服務、200小時為督導與教育訓練，以及200小時的其他相關專業服務實習。每週實習時數平均不超過40小時。

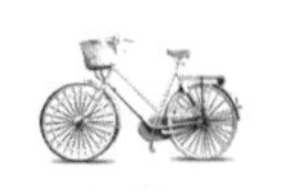

7. 機構須給與實習生合適的職稱（如實習心理師）、錄音或錄影設備、辦公所需的桌椅、電腦等相關硬體。
8. 機構能提供實習津貼或相關福利者（如校車、餐點、住宿），優先分發。
9. 機構提供實習生實習的工作內容，至少應包括下列各項：⑴心理測驗與衡鑑；⑵個別諮商與心理治療；⑶團體諮商與心理治療；⑷心理諮詢服務；⑸心理衛生教育或預防推廣工作；⑹其他心理專業服務工作。
10. 機構應提供實習生下列督導與在職訓練，時數如下：⑴每週至少兩小時的個別督導；⑵每週至少2小時的個案研討、團體督導、專題演講或其他心理服務進修課程，如讀書會、專業諮商影帶觀摩討論、團體觀察等。
11. 機構同意讓實習生每週8小時從事論文相關研究，以及返校參加實習生座談。

臨床督導、實習生與課程教師的角色與責任

全職實習生從提出實習開始，便要面對一個複雜的三角關係，那就是如何滿足課程教師與臨床督導的要求，以便可以拿到及格的實習成績和實習證明。所謂臨床督導是指任職於實習機構的資深心理師，被機構分派擔任實習生的督導。臨床督導在協助實習生的過程中，可能扮演的角色如下：

1. 扮演實習生的教師、督導、諮詢與治療師的角色，提供實習生所需要的教導、回饋，以及支持。
2. 協助實習生個人與專業的發展，以提升其專業素養與能力。
3. 監督實習生的工作，確保其專業服務的品質。

4. 臨床督導對於實習生負有行政監督、臨床督導與教學訓練的責任。

實習生在決定進行全職實習之前，應該先和實習課程教師討論有關自己的臨床實習意願與興趣。透過課程教師的協助，實習生宜審慎選擇實習機構。實習機構往往影響實習生未來的生涯發展，甚至就業機會。選擇實習機構的時候，主要考慮的事項包括：

1. 實習機構是否和自己將來想要去工作的機構很類似？
2. 實習機構是否提供足夠實習的個案量？
3. 實習機構是否提供合格的督導？
4. 臨床督導是否有足夠的時間和意願從事個別督導？
5. 實習機構是否提供多元而廣泛的實習經驗？
6. 實習機構是否有助於未來生涯規劃？

實習生的專業發展可以分為四個階段（Boylan, Malley, & Scott, 1995），每個階段學習的重點不同，實習生可以自我評估自己專業發展的狀況。實習生在階段一的時候，以諮商與治療方法與技術的學習為主，以模仿為主要學習方式。實習生在階段二的時候，則從方法的學習轉移到以個人為治療工具的學習。在階段三的時候，則從學生身分轉移到專業同儕的身分，關切個人專業與個人的發展。在階段四的時候，則開始獨立或透過諮詢的協助，從事廣泛的專業工作。實習的四個階段如圖14-1。

在大學開設碩三全職實習的課程教師，在協助實習生進

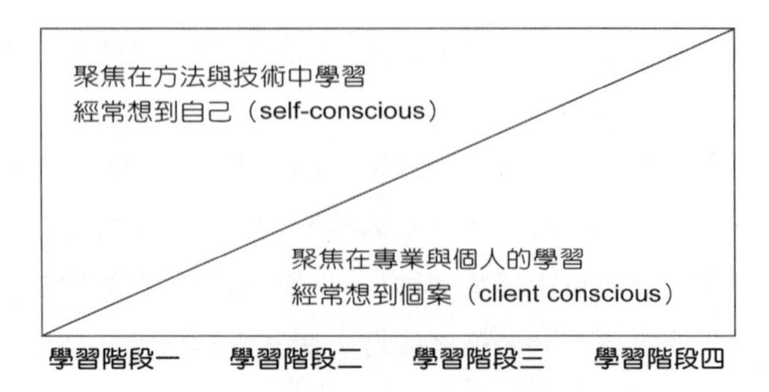

圖14-1　實習生專業發展的四個階段

資料來源：Boylan, Malley, & Scott (1995)

行全職實習的時候，也扮演很重要的角色，課程教師的角色與功能可以歸納如下：

1. 對於不適合分發實習的學生，有事前篩檢與輔導的責任。
2. 篩選適合學生實習的機構。
3. 訂定明確的實習規範與程序（policies and procedures）。
4. 安排學生到合格且適當的實習機構。
5. 間接督導與協助實習生的實習工作。
6. 考核學生的實習成績。
7. 協助處理實習生與實習機構之間的問題。
8. 建立與實習生定期討論實習進度與問題的機制。

課程教師與臨床督導的角色與責任，勢必隨著實習制度的建立與落實而調整。實習制度建立初期，課程教師的角色與責任，包括：1.巡迴實習機構，輔導實習生處理臨床實習問題；2.要求實習生定期返校上課，或參加實習生座談會；3.提供督導員訓練課程，提升臨床督導的教學與督導知能；4.參與實習機構評鑑，透過評鑑機制，健全實習制度。

督導責任與督導關係的規範

為維護一個專業與和諧的督導關係，以及保護實習生避免受到不適當督導的傷害，加州心理師執照考試委員會對於督導責任與督導關係有所規範，其內容摘述如下（California Board of Psychology, 2002）：

1. 實習生對於督導所經營的事業不應有財務上的興趣，也不應在其事業機構中任職，而影響督導關係。
2. 實習生不得付費給機構內督導提供臨床督導。
3. 實習生接受臨床督導並累積被督導下的臨床經驗（supervised professional experience）時數時，不得從事其他專業工作。
4. 督導有責任監督實習生病歷記載符合專業與倫理規範。
5. 主要督導有責任確保實習生的個案的福祉。
6. 主要督導有責任監督實習生的臨床表現和專業發展。
7. 督導有責任確保自己及實習生具備從事實習項目所需要的教育與訓練。
8. 督導與實習生應隨時遵守心理師的專業倫理守則與

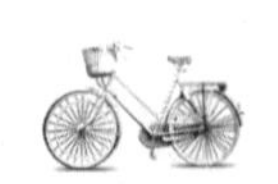

相關法規。

9. 督導不得與實習生有家人、親密或其他足以妨礙督導效能的關係。
10. 督導不得接受其現任或前任心理治療的個案為實習生。
11. 督導不得與實習生發生性關係。
12. 主要督導應提供實習生一本《專業心理治療永遠不包括性》的小冊子。
13. 主要督導有責任監督其他次要督導的督導行為。

這些對於督導責任與督導關係的規範，主要的目的在於保護督導和實習生避免不必要的問題，以便可以有效地協助實習生專業成長。每個督導都需要熟悉並遵守這些規範，透過身體力行，作為實習生的表率。台灣《心理師法》並未清楚規範督導的行為，主要是因為這些都是屬於專業心理師的判斷，也都是屬於專業倫理的範圍，不適合用法律來規範。加州對於督導的規範，大多數適用於各地的督導心理師，因此可以作為督導訓練與監督督導行為的參考。

督導關係的發展與衝突的處理

實習生與臨床督導之間的關係，通常循著一個特定的模式發展。根據Boylan、Malley和Scott（1995）的歸納，督導關係可以區分為三個階段（請參考圖14-2）：從治療師中心到病患中心、從上下督導關係到同事督導關係，以及從依賴督導的支持到自我的支持。

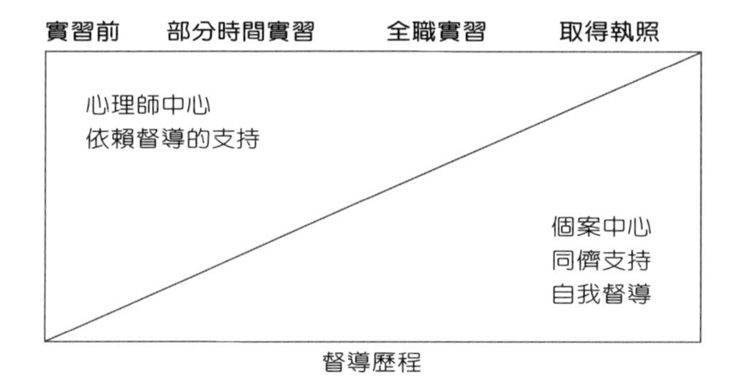

圖14-2 實習階段與督導歷程

資料來源：Boylan, Malley, & Scott (1995)

根據Moskowitz和Rupert（1983）的研究，臨床督導與實習生的衝突可以歸納為三種：1. 衝突起因於雙方理論取向不同，或對於治療技術的觀點不同；2. 衝突起因於實習生不滿意督導的風格與方式，例如不滿意督導的指導性程度或支持程度；3. 衝突起因於雙方人格特質的不相容。

實習期間，實習生可能遭遇最大的挫折之一是與督導發生衝突，由於上述種種原因，部分實習生和他們的督導發生相處上的困難，這個時候，實習生該怎麼辦？課程教師是否適宜介入？筆者認為處理實習生與督導之間的衝突，可以遵循的原則有四：

1. **衝突的、不和諧的督導關係有礙實習生的學習**：只要實習生與督導之間發生衝突或相處困難，實習生必須知道督導關係的衝突，一定會妨礙學習，因此必須優先處理。在衝突的督導關係之中，實習生根

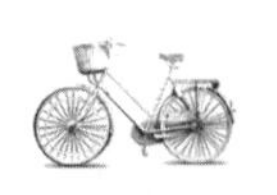

本談不上學習效果，嚴重的時候，還會導致適應困難與身心疾病。唯有尋求改善和修復督導關係，或者另外安排督導，才能夠保障實習的順利進行。

2. **督導關係的處理優先於治療知能的學習**：很多實習生認為只要把精神放在諮商與心理治療知識與技術，不要去理會督導關係，還是可以繼續實習的，這樣的想法雖然普遍，但是卻不利於實習生的學習。須知心理師的主要工作在於處理人世間的衝突與愛恨情仇，如何有效處理與督導之間的關係，事實上是實習生最佳的磨練機會。實習生可以直接找督導討論兩人的督導關係，實習生也可以先諮詢課程教師，再找督導討論兩人的督導關係。我們必須相信人總是與人為善的，督導也和我們一樣，希望能夠維持一個良好的督導關係。

3. **實習生分發與督導的分配，尊重雙方在理論取向、人格特質與諮商風格的適配性**：事先的防範總是比事後的處理要好，然而前提是實習生必須要有自知之明，並且要事先做功課。所謂自知之明，就是實習生要先有自覺自己比較偏好何種諮商理論與治療學派，要自覺自己的個性可以和什麼樣的人相處，不可以和什麼樣的人相處。更重要的，實習生必須在選擇實習機構的時候，盡量蒐集資料，先行了解實習機構的性質，未來臨床督導的諮商風格與人格特質。這些了解自己與了解實習機構與督導的功課做得愈好，自然可以避免可能發生的督導關係上的衝突。

4. **每個全職實習生最好有二位督導，一位主要督導（primary supervisor），一位次要督導（secondary supervisor）**：如此安排可以在實習生與其中一個督導發生衝突的時候，第二位督導可以適時協助實習生，學習處理有問題的督導關係。如果其中一個督導關係不好時，第二位的督導關係還可以提供實習生所需要的支持與協助。

增加良好三角關係的有利條件

臨床督導、實習生與課程教師三者之間的關係如果處理得好，實習生在實習期間將會進行得十分順利。課程教師與臨床督導可以攜手合作，創造下列良好三角關係的有利條件：

1. **徵求有提攜後進意願的實習機構與臨床督導**：不可諱言的，直接督導實習生的人是臨床督導，而不是課程教師，因此課程教師最重要的工作是幫助實習生篩選有提攜後進意願的實習機構與臨床督導，有提攜後進意願與熱情的督導，會把督導和照顧實習生列為優先工作，提供每週實習生所需要的個別督導，不會輕易取消個別督導，實習生面臨臨床困境時，願意隨時提供協助。更重要的是，這樣的督導願意無保留地將自己的臨床經驗傳授給實習生。

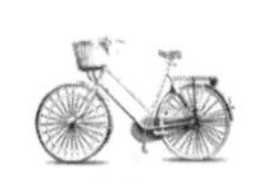

2. **明訂清楚的實習辦法與相關規定和程序，方便各方遵循**：由於全職實習是一個新的制度，課程教師與臨床督導都在摸索和嘗試之中，如果沒有清楚的實習辦法來規範三方的權利與義務，不僅實習生容易感到困惑，臨床督導也不知道要要求實習生到什麼程度。課程教師有需要編訂一份《碩三全職實習手冊》，讓實習生了解課程教師對於實習課程的規定與要求。同樣的，實習機構也應該編訂一份《實習生訓練手冊》，讓實習生事先了解該機構有關實習訓練的規定與要求。
3. **實習機構與課程教師提供臨床督導與實習生所需要的支持與協助**：實習機構與課程教師除了提供「實習手冊」之外，還需要提供臨床督導與實習生所需要的支持與協助。例如，實習機構可以減輕臨床督導在機構內的工作量，可以提供臨床督導額外的督導津貼，鼓勵臨床督導參加督導相關的繼續教育課程，以及提供臨床督導擔任更高職務的機會。對於實習生而言，實習機構可以以逐漸增加個案量與個案問題嚴重程度的方式，分配個案給實習生，可以視實習生的能力與經驗分配個案，可以鼓勵實習生參加機構內外的繼續教育課程，可以安排至少二名督導給實習生，一位是主要督導，一位是次要督導，可以讓實習生每週用一天的時間從事碩士論文或相關研究，可以提供實習生寬裕的實習津貼，以

及可以讓實習生比照員工享受員工福利。

同樣的，大學機構與課程教師可以提供臨床督導與實習生必要的協助，例如大學機構可以發聘書給臨床督導以示尊重，可以讓臨床督導比照師生使用大學圖書館與運動設施的福利，提供實習機構在職訓練所需要的師資，提供臨床督導參與大學研究計畫等，以及課程教師可以定期或不定期的訪視實習機構，增進機構之間的了解與良好互動，以及協助臨床督導處理實習生的相關問題。對於實習生，課程教師可以定期要求實習生返校座談，可以要求實習生定期向課程教師做進度報告，可以利用返校座談和實習機構訪視時間，協助實習生處理相關問題。

4. **心理師培育機構與實習機構建立長期的、合作的、互惠的夥伴關係**：如果大學機構與實習機構能夠建立一個長久的合作夥伴關係，將是臨床督導、實習生與課程教師三贏的局面，在穩定的合作基礎上，彼此可以逐漸改善實習相關問題，使得實習制度更加健全，而且可長可久。穩定的合作關係可以避免許多實習生找不到實習機構的困擾，也可以避免實習機構找不到實習生的困擾。

5. **課程教師、臨床督導與實習生有定期的聚會**：課程教師與臨床督導定期的聚會有助於預防實習生發生問題，可以以防微杜漸的機制避免實習問題的惡化，因為課程教師與臨床督導可以定期討論實習生

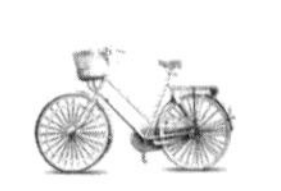

的問題。定期聚會的方式包括協調會、座談會，或檢討會。一般實務運作常用的方式是在學期初舉行實習協調會，在期末舉行實習檢討會，在學期當中，課程教師可以視需要前往實習機構訪視實習生。

擔任臨床督導是一種榮譽，通常具有心理師執照三年以上的人才足以勝任臨床督導的工作。因此，實習機構應鼓勵資深心理師接受督導訓練，並且提供督導所需要的協助。在指導實習生的時候，臨床督導可以參考下列有效的方式：

1. 每週提供實習生至少一小時個別的、定期的督導時間。
2. 透過同理心、鼓勵與支持，與實習生建立良好的督導關係。
3. 培養實習生主動求助督導或諮詢同事的習慣。
4. 鼓勵實習生自行成立支持團體，或邀請學長姐作為支持團體的帶領者。
5. 指導實習生的方式，包括講解、示範、給與回饋、角色扮演、臨床觀察、參加個案研討，以及指定閱讀參考文獻等。

實習生常見的問題及其處理

根據筆者擔任臨床督導的經驗，實習生或多或少會出現下列的問題，這也是一般實習生剛剛從事心理師執業時，由於經驗不足與個性的關係，難免會出現的問題。臨床督導的責任便是在協助實習生解決問題，幫助實習生逐漸成為成熟的心理師。

1. **案量不足或案量過多的問題**：以一般心理科門診、學生輔導中心，或社區心理衛生中心而言，全職實習生最佳的個案量是每週6～10個。但是有時候因為中心個案量本來就有限，或者招收太多的實習生，以至於個案太少不夠分配。這個時候臨床督導可以協助實習生增加個案量，方式包括：透過外展或宣導來增加個案量，協調個案量較多的心理師或實習生釋放一些個案。相對的問題是實習生的個案量太多，以至於應接不暇，導致專業枯竭。督導可以協助實習生討論個案量太多的問題如何產生與解決。可能的原因包括：實習生不好意思說不，不知道如何結案，或者想透過個案量來證明自己的能力。
2. **病歷撰寫不出來，或撰寫過度詳細的問題**：實習生剛進入實習機構時，督導應該教導實習生如何撰寫有效率的病歷。實習生應該學會在諮商結束時立即撰寫病歷，養成當日事當日畢的良好習慣。有些實習生由於具有完美的個性，使用太多的時間在撰寫諮商紀錄或病歷。實習初期督導可以閱讀實習生的紀錄，並且幫忙修改，或者提供一些範例讓實習生參考。對於撰寫詳細諮商紀錄或病歷的實習生，督導可以建議使用簡短的方式撰寫病歷，避免積欠病歷紀錄太久，導致難以收拾的困擾。

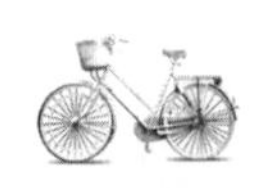

3. **諮商或治療個案時，實習生過度緊張，或沒有感情的問題**：由於臨床經驗不足，實習生剛開始諮商或心理治療個案時，難免會緊張不安，因此，督導可以先分配一些心理問題比較單純和配合度比較高的個案給實習生，協助實習生培養臨床經驗與信心，然後再逐漸增加臨床問題比較嚴重的個案或比較抗拒的個案。另一方面，有的實習生在接案時，過度控制自己的情緒，與個案保持太大的距離，以至於個案感覺不到實習生的溫暖、同理與接納。督導可以提醒實習生隨時觀照和覺察自己在諮商個案時的心情變化，作為臨床討論的項目。
4. **諮商或心理治療個案時，對個案發脾氣，未能做好情緒的自我管理**：有些實習生在處理比較困難的個案時，未能做好情緒管理，以至於對個案發脾氣，甚至教訓或指責個案，這些都是不適當的臨床行為。實習生需要學習如何適當的處理自己的情緒，特別是反移情。實習生可以和督導討論自己反移情的問題，但是不可以任意對個案發脾氣。
5. **與個案的界線模糊不清，與個案的關係不是太冰冷，就是太融入，未能與個案保持友善的專業分際**：如何與個案保持適當的專業諮商關係，是每個實習生都要學習的藝術。實習生需要學習以自己作為助人工具的同時，既不會過度涉入個案的現實生活，也不會讓個案覺得實習生是一個態度冷淡、不關心個案的人。與個案無法保持良好的專業分際，實習生很難發揮諮商與心理治療的效果。

6. **督導太忙沒有時間督導實習生，或者督導不信任實習生，過度監控實習生的一舉一動**：督導無論如何的忙碌，都要安排每週一小時個別督導時間給實習生，實習生也需要學習如何適當的要求督導履行他的責任。對於不願意提供固定督導時間給實習生的督導，將是一個不適任督導的信號。有些督導對實習生比較不放心和不信任，因此對於實習生的臨床表現會過度監控。這樣的督導關係必然不利於實習生建立臨床自信。督導需要學習適度的放手，讓實習生去嘗試錯誤，並且從錯誤中成長。
7. **實習生與督導因為個性或治療理念不同而處不來，實習生有困難不敢求助督導，或不接受督導的建議**：督導可以鼓勵實習生將督導關係作為討論的話題，即使督導和實習生在治療理念或諮商風格上有所不同，實習生盡可能學習和督導相處。如果二人的治療理念或諮商風格衝突到一個不可改善的程度，那麼兩人充分而坦誠地討論，也有可能找出解決的方式。
8. **實習生被個案指責、羞辱，或拒絕，影響接案的信心**：實習生由於臨床經驗不足，在從事臨床工作時，難免會受到個案與家屬的指責、羞辱或拒絕，因此，需要督導給與大量的支持、鼓勵和協助。平心而論，求助於心理師的個案多少都有心理問題，以及與人相處的困難，換句話說，許多個案基本上並不是容易相處的人，督導可以協助實習生了解臨床工作的事實，學習如何與困難的個案相處，並且學習進一步地幫助這些難以相處的個案。

結語

澄清臨床督導、實習生與課程教師三者之間的關係是本章探討的主題，三者的關係不僅受到每個人性格的影響，同時也受到心理師法規、督導專業倫理，以及實習制度的規範。和諧的三角關係必然有助於督導工作的達成，實習課程的進行，以及順利地幫助實習生過渡成為一位成熟的心理師。本章並且討論如何處理督導衝突與實習生常見的實習問題。

第15章

心理師的執照考試

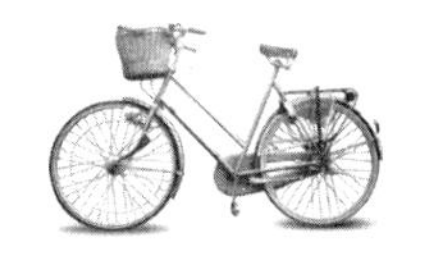

考試科目

現行諮商心理師的考試科目共計六科，分別是：人類行為與發展、諮商與心理治療理論、諮商與心理治療實務（包括專業倫理）、團體諮商與心理治療、心理測驗與評量、心理衛生（包括變態心理學）。究竟這六科是否足以鑑別出誰有能力，誰沒有能力勝任心理師的工作？根據先後以考生、命題委員，以及心理師審議委員等角色參與心理師考試，筆者建議將諮商心理師的考試科目改為：諮商與心理治療理論、諮商與心理治療實務（包括危機處理）、團體諮商與心理治療、諮商專業倫理、心理測驗與衡鑑，以及變態心理學。

這些建議的考試科目既是諮商心理學程的核心科目，而且攸關心理師的執業能力，諮商心理師考試便應該要考這些科目，以便可以真正考核出具備核心執業能力的諮商心理師。筆者建議刪除人類行為與發展一科，因為當初建議此一考科時，並沒有預料到命題委員會將命題的重心擺在嬰幼兒發展，原先希望人類行為與發展可以著重在兒童、青少年，以及成人發展，因為這幾個階段的發展與心理師服務對象息息相關。但是根據過去幾年的觀察，命題委員往往以嬰幼兒

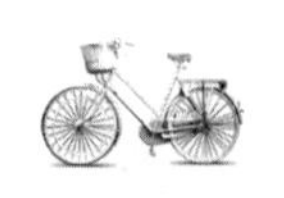

階段的發展心理學作為命題範圍，如此一來和心理師服務對象出現不一致的問題，因此有需要加以刪除。

歷年來心理衛生（含變態心理學）考科出現有時命題偏重心理衛生，有時偏重變態心理學，這個現象可能跟命題委員有關，有的專長心理衛生的委員往往以心理衛生為命題的重點，相對的，專長變態心理學的委員往往以變態心理學為命題的重點。有鑑於心理衛生的範圍過於模糊籠統，筆者建議將此一考科更名為「變態心理學」，這是因為變態心理學的範圍比較具體，而且和諮商心理師執業的能力息息相關。

歷年來心理測驗與評量的命題傾向於評量理論與測驗原理，由於考試內容與心理師實際從事心理衡鑑的關聯性並不高，因此，筆者建議將心理測驗與評量一科修改為「心理測驗與衡鑑」，透過更改考科名稱以便可以提高考試內容與諮商心理師執業能力的關聯性。將來命題委員可以從心理測驗的實際應用，以及心理衡鑑的實務面作為命題的範圍。

此外，筆者建議將「諮商專業倫理」單獨列為一科，有鑑於專業倫理愈來愈重要，將諮商專業倫理單獨列為一科，可以透過考試強調專業倫理的重要性，以便更可以保障個案的權益和福祉，以及維護諮商心理的專業品質。原來包括諮商專業倫理的「諮商與心理治療實務」考科，在將諮商專業倫理拿掉之後，筆者建議改列危機處理，將考科名稱更改為「諮商與心理治療實務（含危機處理）」。這是因為在實務上，諮商心理師經常面臨個案自我傷害或傷害他人的問題，以及個案遭遇重大創傷與失落，以及各種法律通報案件的處理等，這些都需要納入考試範圍，以便可以真正透過考試衡量諮商心理師的執業能力。

考試方式

如何才能考出心理師真正的實力，一直是一個帶有爭議的話題。有的人主張一階段考試，有的人主張兩階段考試。所謂一階段考試是指通過一次的考試來決定某人是否具備心理師的執業資格，台灣多數的專門職業及技術人員考試（包括心理師考試）是採用一階段考試的方式。所謂兩階段考試是指考生需要先參加第一階段考試，通常是筆試，第一階段通過的考生才可以參加第二階段考試。美國心理師考試即屬於兩階段考試，第一階段考試採用筆試，考試內容包括所有心理學研究所的授課內容，第二階段考試有的州採用口試，有的州採用筆試，考試內容以案例的臨床判斷和相關法律為主。

有人認為台灣心理師考試採用一階段考試，而且只採用筆試方式，不足以考出真正的實力，因此才會建議增加第二階段的口試。不過和美國心理師筆試相比，美國心理師筆試只考一科，考試時間4小時，而且是200題四選一選擇題，台灣心理師的筆試可要複雜許多，台灣心理師考試一共要考六科（這是考選部對於專門職業及技術人員考試的統一規定），每一科考試時間120分鐘，合計六科共計720分鐘，等於2天或12個小時。命題方式為選擇題與申論題各半，諮商心理師的考試範圍比美國心理師考試範圍小，比臨床心理

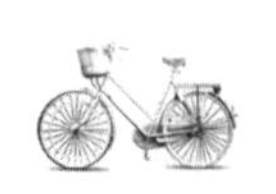

師考試的範圍大。諮商心理師比較接近全科心理師考試，臨床心理師比較接近專科心理師考試。

筆者認為考試是否能夠考出實力需要和心理師的養成教育與實習制度一併考慮。如果心理師的養成教育和實習制度不健全的時候，筆者認為心理師考試就顯得很關鍵，需要設計很好的考試制度來把關，包括增加臨床口試等。但是如果養成教育和實習制度比較健全的時候，心理師考試採用一階段筆試，筆者認為還是適當的。要成為合格的心理師其實是很不容易的，首先他必須完成大學教育，通過激烈的研究所考試，然後接受兩年的課程訓練，一年的全職實習，最後再參加心理師考試，一路上他必須通過種種的考試和考核。如何在心理師養成的每個階段作很好的把關，是和心理師考試一樣的重要。

試題分析

為了解並改進心理師考試試題的品質，考選部曾委託張素凰、林家興（2007）進行研究，本小節即是根據該研究的結果提出討論。在測驗的性質上，心理師考試是屬於成就測驗的一種，因此透過內部一致性的分析可以了解，試題內容是傾向於同質性或異質性。張素凰、林家興（2007）的研究發現，諮商心理師考試試題的內部一致性偏低，九份試題的平均α係數都低於0.60，這是一個值得討論的地方。導致內部一致性偏低的可能原因，包括考試科目內容異質性較大、命題委員的命題技巧不佳、命題大綱訂定不佳，以及命題委員未依照命題大綱命題等。

關於考試科目內容異質性過大的問題，諮商心理師考試基本上是屬於全科心理師考試，考試範圍涵蓋研究所所學習的主要科目，包括人類行為與發展、諮商與心理治療理論、諮商與心理治療實務、團體諮商與心理治療、心理測驗與評量，以及心理衛生等。其中部分科目又涵蓋其他科目，例如心理衛生包括變態心理學，諮商與心理治療實務包括諮商專業倫理，心理測驗包括心理評量。如何提升考試科目內容的同質性，是一個可以思考的方向。

有關命題技巧不佳的問題，不可諱言的，有些命題委員由於缺乏命題技巧，或者由於命題時間緊湊，導致試題內部一致性偏低。根據美國心理師考試的命題過程，通常包括提供命題委員參加命題技巧講習的工作坊。凡是同意擔任命題委員的心理師，都需要事先參加講習，然後再根據命題的規則和技巧，進行命題。由於美國心理師考試採用題庫作為試題來源，因此納入考試的試題都先經過試題分析，而且只有良好的試題才會被採用，使用良好的試題，自然可以提高試題內部一致性。

為方便考生準備考試，考選部請台灣輔導與諮商學會提供命題大綱作為命題委員出題範圍的參考。但是命題大綱使用一段時間之後，張素凰、林家興（2007）發現心理師考試的部分命題大綱並不理想。諮商心理師考試的部分科目當中，人類行為與發展一科的命題大綱有明顯訂定不佳的問題。該科目命題大綱只籠統的分為三大類：人類發展的基本

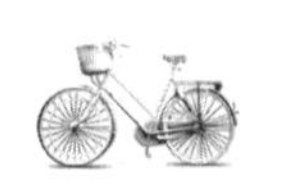

原則、人類各層面的發展，以及人類各階段的發展。如此籠統的大綱，提供命題委員過大的命題空間，以致於不容易使各章節的內容都有平均的機會成為試題。類似人類行為與發展這樣的命題大綱，以及內容不佳的參考書目，考選部可以請心理師相關學會協助修訂。

有關命題委員未依照命題大綱命題的問題，我們建議考選部在邀請命題委員，應同時提供命題大綱給命題委員，並在邀請函當中再次提醒委員依照命題大綱命題。委員命題時應註明每一個試題的出處，對於未註明出處的試題則建議不予採用。

心理師考試是屬於一種成就測驗，主要在評鑑個人精熟重要知識與技能的程度，在本質上應屬於標準參照測驗，就現行心理師考試及格的判定方式而言，它也是屬於標準參照測驗。根據測驗專家（郭生玉，1989）的建議，在常模參照測驗中，.0.50的測驗難度最能夠區分能力高低者。但是在標準參照測驗中，試題難度的訂定與需要心理師精熟的程度有關，若以70%的分數為精熟標準時，理想的難度指數應在0.70左右。因此，有關難度的訂定需要考選部先行研商心理師所需要精熟的標準為何，以作為試題分析與試題選擇的依據。

諮商心理師考試的六個科目的整體平均難度，大約介於0.62至0.72之間。測驗專家認為試題難度介於0.40至0.80之間即是適宜的，依此標準，諮商心理師考試的試題平均難度可以說是屬於適當的範圍。有鑑於諮商心理師係屬研究所畢業的碩士層級，而且心理師考試本質上屬於標準參照測驗，因此，介於.62至.72之間的難度，應屬合理難度範圍。

就整體平均鑑別度而言，諮商心理師考試六個科目的平均鑑別度介於0.19至0.24，究竟是否合理呢？基於心理師考試本質屬於標準參照測驗，因此平均鑑別度在0.20左右應屬可以接受的範圍。

改進試題品質的建議

1. **心理師考試採用題庫作為試題來源**：試題分析的目的在於建立題庫，若考選部沒有建立題庫計畫，將來不會使用題庫題目作為心理師考試試題的主要來源，那麼進行考試試題分析的意義就不大了。因為試題分析之後，接著要評鑑試題的優劣，從中選出優良的題目，作為題庫之用。因此，建議考選部積極研議建立題庫的必要性，最終可以採用題庫作為試題來源。
2. **釐清心理師考試的本質為標準參照測驗**：心理師考試試題難度的訂定，要視考試本質而定。心理師考試如果屬於常模參照的考試，那麼就要選擇難度在0.50左右的試題，如果心理師考試是屬於標準參照的考試，那麼就要選擇難度在0.70左右的試題。並且，如果心理師考試的本質確認為標準參照測驗，那麼試題的鑑別力可能會降低，這是因為考試的目的在於評鑑應考人精熟考試科目的程度，而非在區

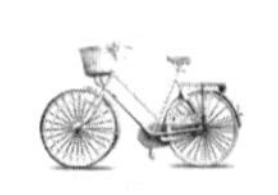

別應考人彼此的差異。

3. **修訂諮商心理師部分考試科目的命題大綱**：諮商心理師考試科目當中，有部分考試科目的命題大綱訂定不佳，需要加以修正，例如人類行為與發展的命題大綱過於籠統，只分成三大類。我們建議依照人類行為的發展階段，分為嬰幼兒期、兒童期、青少年期、成年期，以及老年期。根據發展階段的命題大綱，可以避免命題委員偏重某一發展階段的考試內容。
4. **修訂諮商心理師部分考試科目的名稱和內容**：筆者認為心理衛生一科的內容範圍很大，包括心理衛生和變態心理學，心理衛生和變態心理學都是獨立的一門科目，如果合併起來作為考試科目，會使得科目內容過多，考試範圍過大，內容異質性過高。為提高這一科目的試題品質，建議將這個科目的名稱改為「變態心理學」，將可以讓考試內容較為同質，有助於改善試題品質。
5. **篩選命題技巧不佳的委員，並提供相關講習**：筆者認為試題品質不佳的部分原因，來自命題委員的命題技巧不佳，以及未依照命題大綱命題。我們建議考選部根據試題品質研究結果，篩選命題技巧不佳的委員，並要求他們參加改善命題技巧講習，對於命題技巧不佳，而且不參加講習者，建議不要納入命題委員的聘任名單。

第16章

心理師執照後訓練

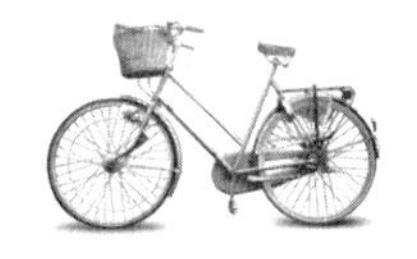

兩年實務訓練

根據《心理師法》第七條：「心理師應向執業所在地直轄市、縣（市）主管機關申請執業登記，領有執業執照，始得執業。心理師應先於中央主管機關指定之機構執業，接受二年以上臨床實務訓練。」以及第二十條：「臨床心理師得設立心理治療所，執行臨床心理業務。諮商心理師得設立心理諮商所，執行諮商心理業務。申請設立心理治療所或心理諮商所之臨床心理師或諮商心理師，應依第七條規定，經臨床實務訓練，並取得證明文件，始得為之。」

心理師取得執照之後，具備執業的資格，需要接受兩年的臨床實務訓練之後，才可以申請設立心理諮商所獨立開業。但是因為兩年臨床實務訓練的機構並不存在，因此，目前衛生署對於心理師的開業資格，採取從寬解釋的立場，同意心理師執業兩年之後，即可以以兩年執業年資證明取得開業資格，可以向地方衛生局申請設立心理諮商所。

既然兩年臨床實務訓練機構不存在，衛生署為什麼還在《心理師法》中作兩年實務訓練的規定呢？根據筆者的了解，這是當初衛生署在擬定《心理師法》草案的時候，將訓練醫師的概念運用到訓練心理師，一般醫師在取得執照之

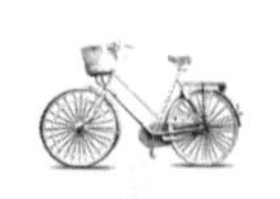

後，需要接受至少兩年的住院醫師訓練，因此心理師兩年的臨床實務訓練等同醫師的兩年住院訓練。兩年住院醫師訓練行得通，是因為教學醫院普遍設立，可以提供兩年的住院訓練。但是提供諮商心理師兩年臨床實務訓練的機構並不存在，因此兩年臨床實務訓練的規範也就不可行。

衛生署為建立各類醫事人員執照後的臨床實務訓練，於2007年委託財團法人醫院評鑑暨醫療品質策進會（簡稱醫策會）擬定各類醫事人員訓練課程綱要。筆者受邀參加擬定「二年期諮商心理師訓練計畫」訓練課程綱要（詳如附錄13）。二年期諮商心理師訓練的目標是：提升諮商心理師具有全人照護的、團隊合作的、全科訓練的，以及獨立執業的精神與能力，並且熟悉醫院、社區與學校等不同場域的專業合作與照會轉診的能力。有意招募諮商心理師提供兩年臨床實務訓練的教學醫院，可以擬定訓練計畫向衛生署申請經費補助。衛生署並且鼓勵各類醫事人員的訓練採用聯合訓練計畫，針對諮商心理師兩年臨床實務訓練計畫，對於主要訓練醫院及合作訓練機構的資格規範如下：

1. **主要訓練醫院**：以衛生署評鑑通過之教學醫院為主要訓練醫院；可以聯合其他相關機構（例如社區機構、學校等）共同完成諮商心理師之實務訓練；主要訓練醫院應負責至少二分之一的訓練內容和時數；主要訓練醫院應設有提供諮商心理業務之部門；主要訓練醫院應有充足之教學設備、教學場所、教學圖書和資訊設備。

2. **合作訓練機構**：應設有諮商心理業務之部門，並且需具有執照後相關工作年資至少兩年之諮商心理師一人。非教學醫院但為諮商心理師可執業之處所，包括：心理諮商所、醫療機構（醫院與診所）、衛生局社區心理衛生中心、一般機關與學校之心理治療或諮商單位、事業單位中之心理治療或心理諮商單位、衛生主管機關許可之財團法人基金會心理治療或諮商單位，以及法務部之監獄、戒治所、勒戒所。

兩年臨床實務訓練對於臨床心理師或許問題不大，因為多數教學醫院多已設置臨床心理部門，而且聘有專任的資深臨床心理師擔任教學師資。兩年臨床實務訓練對於諮商心理師而言存在很大的困難，一方面教學醫院並沒有諮商心理部門，另一方面教學醫院進用諮商心理師的人數很少。目前有進用專任或兼任諮商心理師的科別是：家醫科、婦產科、腫瘤科、復健科、兒科、緩和醫學科，以及精神科等。如何增加教學醫院進用諮商心理師，並且在教學醫院成立諮商心理部門成為兩年臨床實務訓練成功的先決條件。

筆者建議由衛生署訂定一個五年計畫，每年補助若干教學醫院增聘專任諮商心理師10～20人，分配到上述科別進行臨床實務訓練，這些參與臨床實務訓練的諮商心理師可以逐年納編或約用的方式，繼續留在教學醫院服務，並且成為兩年臨床實務訓練計畫的教學師資和臨床督導。等到教學醫院設置的諮商心理部門，並且聘有專任的諮商心理師多人之

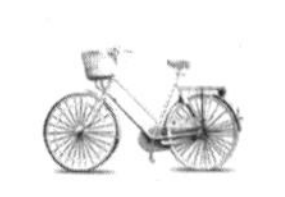

後，才能夠落實《心理師法》第七條和第二十條有關兩年臨床實務訓練的規範。

◎ 繼續教育

心理學是一門持續發展的行為科學，為了維持心理師的專業水準與服務品質，心理師有參加繼續教育的專業倫理和傳統。衛生署對於心理師的繼續教育也非常重視，特別在制訂《心理師法》的時候，將心理師繼續教育納入法律規範。根據《心理師法》第八條：「心理師執業，應接受繼續教育，並每六年提出完成繼續教育證明文件，辦理執業執照更新。前項心理師接受繼續教育之課程內容、積分、實施方式、完成繼續教育證明文件、執業執照更新及其他應遵行事項之辦法，由中央主管機關定之。」

衛生署現行的作法是把繼續教育和執業執照更新結合起來，也就是說地方衛生主管機關發給心理師的執業執照有效期限是6年，在6年效期到了之前，心理師必須提供參加繼續教育的點數證明，才可以辦理執業執照更新或延長。有關心理師繼續教育的詳細規範可以參考《心理師執業登記及繼續教育辦法》（請參見附錄7）。根據該辦法第九條，心理師執業，應每六年接受下列繼續教育之課程積分達180點以上，其中專業倫理和專業法規課程之積分數，至少應達十二點以上。根據《心理師法》的規定，只要有辦理執業登記的心理師，都要參加繼續教育，平均每年至少要參加30小時的課程。在這6年180點數的課程中，專業倫理與法規的點數至少12小時。

衛生署根據《心理師執業登記及繼續教育辦法》第九條，委託台灣輔導與諮商學會辦理諮商心理師繼續教育課程與積分的審查和證明，委託台灣臨床心理學會辦理臨床心理師繼續教育課程與積分的審查和證明。台灣輔導與諮商學會為執行繼續教育辦法，制訂「諮商心理師繼續教育及積分採認作業規章」（請參見附錄10），並經衛生署核定實施。衛生署並且為各類醫事人員繼續教育課程績分開發一套電腦軟體，每個開設繼續教育課程的機構，可以透過上網方式向台灣輔導與諮商學會或台灣臨床心理學會提出繼續教育課程審查。個別心理師也可以透過該網頁查詢自己的繼續教育課程績分點數。

筆者對於《心理師執業登記及繼續教育辦法》第十條，有關心理師繼續教育之實施方式與積分的規範，認為過於寬鬆龐雜，過於照顧大學臨床和諮商心理學教師，覺得十分不妥。根據現行的辦法，心理師參加各機構舉辦的繼續教育課程、各學術研討會、醫院例行臨床討論以及網路課程，都可以累積點數。此外，大學臨床和諮商心理學教師授課可以採計為繼續教育點數，研究生修習臨床與諮商心理學課程可以採計為繼續教育點數，心理師從事書面和口頭學術論文發表也可以採計為繼續教育點數，筆者認為這樣的包羅萬象的採計方式，其實已經失去繼續教育的本意了。

筆者主張對於繼續教育應該加以嚴格的界定，只有以學員身分參加別人主講的、面授的課程，才可以採計為繼續教

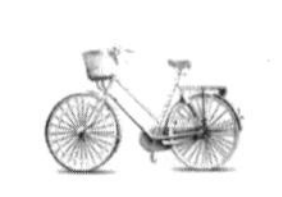

育。因此，筆者建議將《心理師執業登記及繼續教育辦法》第十條修訂為如下文字，以簡化繼續教育積分的實施辦法：「心理師繼續教育之實施方式與積分如下：一、參加大學院校、學會、公會、協會、教學醫院、財團法人基金會或主管機關舉辦之課程和學術研討會，每小時積分一點。二、於澎湖、金門、馬祖、綠島、蘭嶼等離島地區執業者，參加第一項各款繼續教育，其積分一點得以二點計。」

目前申請繼續教育積分採認分為團體申請和個人申請，十分複雜而令人困擾。團體申請方式是指心理師參加某一心理專業團體舉辦的課程之後，主辦機構直接在網路上登錄課程學員的積分點數，個別學員不需要自行申請登錄。個人申請方式是指個別心理師依據《心理師執業登記及繼續教育辦法》第十條第三項至第七項，自行檢具證明文件，向審查機構（台灣輔導與諮商學會或台灣臨床心理學會）申請積分點數登錄。根據筆者的修訂建議，將來只有團體方式申請積分登錄，不再接受個人方式申請積分登錄。簡化繼續教育實施方式將可以實質上鼓勵心理師從事專業成長的活動，而不是只有從事學術研究，對心理師個人、審查機構，以及開課機構都可以很容易了解和實施，也很容易遵循，可以減少許多不必要的社會成本。

專長訓練

心理師通過考選部的心理師國家考試，考選部會頒發一張專門職業及技術人員心理師考試及格證書，衛生署會頒發一張諮商心理師或臨床心理師證書，以上的證書基本上是永久有效的。想要執業的心理師，在執業之前需要憑心理師證書向地方縣市政府衛生局辦理心理師執業登記，衛生局會發給一張六年有效的執業執照。心理師執業兩年之後，如果想要開設心理諮商所或心理治療所，可以憑執業兩年年資證明和心理師證書向地方政府衛生局辦理開業登記。

心理師考試基本上是一種全科考試，通過全科考試的心理師，被證明具備初步執業的能力。隨著心理師執業年資的增加，臨床能力和經驗也會逐年累積。有的心理師會在全科的基礎上，進一步去接受專科訓練。以美國為例，美國心理學會在全科心理師執照之後，發展出一個專科心理師的訓練證書，名稱為「藥物濫用治療專長證書」。

參照歐美先進國家的經驗，心理師的專科分類包括：臨床、諮商、學校與工商心理師，這些專業心理師都參加同一個心理師執照考試，取得執照之後，每個人隨著自己工作的場域和興趣，去發展自己的專長。但是在台灣，從執照考試就分為諮商心理師和臨床心理師，比美國或其他國家的心理師的專科分化還要早很多年。在台灣諮商心理師的範圍內，諮商心理師還沒有開始發展專科制度，未來隨著民眾與社會的需要，諮商心理師將朝向下列幾個領域專科化：學校、社區、醫療、企業、婚姻與家庭，以及復健諮商等。這種專科分化事實上與執業場所息息相關。例如在學校執業的心理師，自然逐漸發展成為學校諮商心理師，在社區機構執業的心理師會發展成為社區諮商心理師，在醫療機構執業的心理

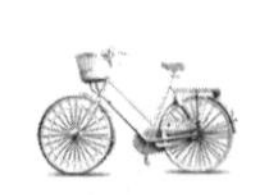

師，會發展成為醫療諮商心理師。

心理師的專科分化還有另外兩種分化方式：一是根據服務對象的年齡；一是根據服務對象的問題。就年齡而言，專門從事兒童諮商的心理師，會逐漸發展成為兒童心理師，專門從事老人諮商的心理師，會逐漸發展成為老人心理師。就問題而言，專門處理婚姻與家庭問題的心理師，會逐漸發展成為婚姻與家庭心理師，專門處理生涯問題的心理師，就會逐漸發展成為生涯心理師。

筆者觀察台灣的繼續教育課程的設計常常混淆執照之前的全科訓練，和執照之後的專科訓練。例如坊間常見的心理劇、沙遊治療、心理分析，以及婚姻與家庭治療等訓練工作坊，這些工作坊應該列為執照後的繼續教育，適合給那些有執照，正在發展自己臨床專長的心理師去進修，不適合那些還在研究所就讀的碩士班研究生。

督導訓練

心理師的養成教育過程中，影響心理師專業能力與諮商風格最大的人莫過於臨床督導或諮商督導。執照後的心理師，在其繼續教育與專業發展的目標之一，便是如何成為一位有能力的督導，因為，一位心理師取得執照後沒幾年，就要開始負責督導實習生，對於培養心理師後進負有很大的責任。本節將要討論督導相關的議題，包括督導著的訓練。

在現有的諮商督導候選人當中，我們可以分為三組：第一組是有照且資深的心理師；第二組是有照但資淺的心理師；第三組是無執照但資深的心理師。這三組人裡面，比較沒有爭議的是第一組的人，因為第一組的人是有心理師執照而且資深，最適合擔任實習生和新進心理師的督導。第二組和第三組的人比較有爭議，會以資淺心理師督導實習生的機構，主要是一些規模較小的諮商機構或資深心理師不願意去上班的機構，機構在不得已的情況下，只好請資淺心理師勉強去督導實習生，希望這種作法隨著年資的增加，這批資淺心理師可以逐年成為資深的心理師。

在心理師培育機構，亦即諮商輔導研究所有些負責諮商或實習課程的大學教師，由於這些大學教師都是資深的諮商輔導學者，他們在《心理師法》通過之前，即已擔任研究生的督導，但是因為某些原因他們沒有參加心理師考試，成為第三組資深但沒有執照的人，他們需要負擔教學和督導的工作，如果排除他們的督導資格，恐怕會有問題。我們也希望隨著時間可以解決這些資深但沒有執照卻要去負責督導實習生的問題。《心理師法》在訂定的時候，是有一個五年寬限期的設計，如果想要在《心理師法》通過五年後繼續執行心理師業務，包括諮商督導工作的人，其實應該循正規管道去參加心理師考試，取得執照之後自然就可以名正言順地從事諮商督導。

理論上任何招募實習心理師的機構，都應該提供機構內的督導給實習心理師。但是在實務上，有些實習機構僅能提供機構內兼職心理師擔任實習心理師的督導，甚至有些實習機構根本就沒有提供任何機構內督導，這對於實習心理師的

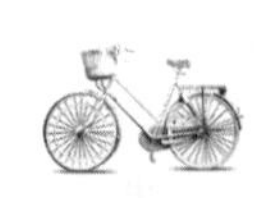

訓練影響很大。筆者認為擔任實習心理師的督導應以機構內專任心理師為常態，以機構內兼職心理師為例外，未提供任何機構內督導的機構，即應列入不合格的實習機構。即使實習機構願意支付諮商督導費，也是一種妥協的作法，因為機構外的督導不僅不熟悉機構內的臨床與行政狀況，而且和實習心理師的關係比較邊緣，很難實際照顧到實習心理師及其個案的需要。

實習機構沒有提供督導，而且實習心理師需要自費去機構外找督導，這也是比較有爭議的作法。這種情況之所以發生，有兩種情形，一種是實習機構已經提供臨床督導，但是督導並不是心理師專業背景，因此，實習心理師只好自費去找心理師擔任督導，以滿足實習課程教師的要求。另外一種情形是實習心理師為了增加學習的需要，自願自費尋求機構外督導的協助。我們只能說，希望隨著督導制度的建立，招募實習心理師的機構都能夠提供合格而充分的機構內督導。

台灣地區的大學諮商中心普遍存在一個特殊的督導現象，不論美國或台灣，我們對於實習心理師都規範他們每週至少要接受兩個小時的個別督導，美國大學諮商中心會安排兩個專業督導或臨床督導給實習心理師，這兩個專業督導會適當的分工，例如一個是個諮督導，一個是團輔督導，或者一個是諮商督導，一個是衡鑑督導。但是台灣的大學諮商中心則安排一位專業督導，一位行政督導給實習心理師。這個現象反應著台灣的大學諮商中心有很多的行政工作，需要依賴實習心理師來協助辦理，因此，才會特定安排一位行政督導。通常專業督導比較資深，會協助實習心理師處理個案諮商和危機個案的各種問題。行政督導通常比較資淺，主要在協助實習心理師處理中心裡各種分派的行政工作。

實習機構不僅要提供個別督導，也需要提供團體督導給實習心理師，因為這兩種督導方式可以提供實習心理師不同的學習內容。實習心理師透過與多位個別和團體督導的定期接觸，經由潛移默化的影響，而逐漸陶冶成為一位勝任的心理師。理想上，實習機構應該提供給實習心理師每週至少兩小時的個別督導和兩小時的團體督導，低於這樣的時數，只能說是妥協的作法。

誰可以擔任實習心理師的督導，無疑的有執照而且資深的心理師才可以擔任他們的督導。但是在台灣的某些機構，還存在著非心理師督導實習心理師的現象，這個現象主要是因為在心理師不足的機構實習比較會產生，例如醫療機構和社區機構。這個現象可望隨著心理師逐漸進入這些機構而改善。

心理師的專業發展大致可以分為執照前和執照後兩個階段，執照前又可以分為碩二兼職實習階段和碩三全職實習階段，在這兩個實習階段，督導是法律上和倫理上的必要，實習生不可以在沒有督導的情況下接個案。唯有在督導下，實習生從事個案服務，可以保障個案的諮商權益與實習生的學習權益。

執照後也可以分為兩個階段：一個是臨床實務訓練階段；一個是專長發展階段。基本上臨床實務訓練還是屬於全

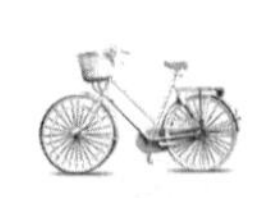

科心理師的訓練，訓練的目標在於提升諮商心理師具有全人照護的、團隊合作的、全科訓練的，以及獨立執業的精神與能力，並且熟悉醫院、社區與學校等不同場域的專業合作與照會轉診的能力。為了達到臨床實務訓練的目標，督導也是必須的，而且是機構內安排的督導。至於專長發展階段的心理師，尋求督導的協助比較是自願的，可以是機構內或外的督導。這個時候心理師尋求督導通常是為了某些專長的發展與精進。例如具備開業資格或已經在開業的心理師，為了自己的臨床興趣或個案需要，會由機構負擔督導費，或者由心理師個人自費尋求督導。

筆者認為在機構執業的心理師，不論他的專業發展在哪一個階段，都需要督導持續的協助，而且最好的督導是由機構安排的，這種有督導制度的機構，通常可以維持良好的臨床服務品質，對於心理師個人和個案的福祉都是較好的安排。即使已經成為別人督導的資深心理師，也需要有更資深的心理師作為自己的督導，如此將可以保持不斷地成長和進步。

第17章

心理師的執業與開業

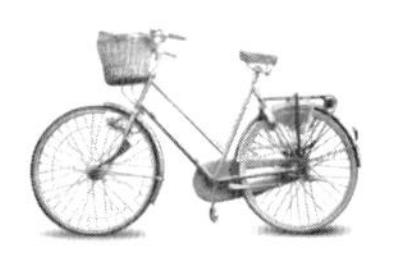

諮商與臨床心理學程研究生歷經激烈的研究所考試，兩年苦讀，一年的全職實習，然後終於通過心理師國家考試，取得了心理師證書。他最主要的目標便是想要從事心理師執業來服務人群。心理師可以執業的場域大致可以分為學校機構、社區機構、醫療機構，以及企業與政府機構。經過至少兩年的執業之後，少數人會選擇開業，自己設置心理諮商所。以下將分別討論心理師執業與開業有關的議題。

學校機構

心理師在學校機構執業，主要的場所是大專校院，只有很少數的心理師服務於中小學。大學諮商中心是目前雇用諮商心理師最多的機構，在台灣至少七成的諮商心理師任職於大學諮商中心。在生涯規劃的時候，畢業後想要在大學諮商中心工作的人，最好在全職實習時選擇到大學諮商中心實習，以便熟悉大學的生態環境與工作模式。

心理師在大學諮商中心工作的主要服務對象自然是大學生和研究生，以及少數的教職員工和眷屬。主要工作的方式包括直接服務、間接服務，以及行政工作。所謂直接服務的工作包括個別諮商、團體輔導、心理測驗，以及危機處理等。所謂間接服務，又稱心理衛生預防推廣，例如主持班級

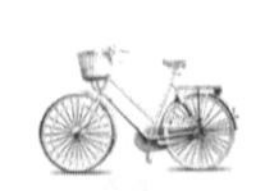

座談、辦理專題演講、撰寫輔導文章，以及個案管理等。

心理師在大學諮商中心工作的內容，多少會因學校而不同，有的大學會安排心理師從事研究工作，有的會安排擔任通識課程講師，有的會兼辦個案管理員等。有些大學諮商中心的心理師可能會兼辦一些和心理諮商無關的行政業務，例如：導師業務、性別平等教育、身心障礙學生輔導，以及學生申訴業務等。

台灣的國中和國小很少聘任專職的心理師，如果國民中小學有心理師，很可能是教師因為在職進修諮商輔導研究所，然後考上心理師執照，這些兼具心理師執照的國民中小學教師，其實很難說他們在執行心理師業務，因為他們進修碩士學位之後返回學校服務的時候，多數還是會擔任一般教師的工作，而不是心理師的工作。

台灣中小學當中，比較有可能執行心理師業務的是高中輔導教師，雖然高中輔導教師的聘任資格是取得輔導教師資格的教師，但是有愈來愈多的高中輔導老師是畢業於諮商輔導研究所，因此，有愈來愈多的高中輔導教師兼具諮商心理師資格。這些輔導教師兼心理師自然可以在高中執行諮商心理業務，主要的原因是高中輔導教師授課以四節為原則，可以說他們是專任輔導工作的輔導教師，比較有時間從事學生的心理諮商與危機處理工作。國民中小學的輔導教師只能算是兼辦輔導業務的綜合活動課程教師。

心理師也可能以兼職方式在各級學校執業，有些心理師因為家庭照顧或生活方式的考量，偏好以兼職方式在大學諮商中心執業，這種執業方式可以比較單純的只做心理諮商的工作，而沒有行政工作的負擔。台北縣和台北市的國民中小學最近幾年開始外聘兼職心理師，協助學校輔導室處理比較棘手的個案，工作的內容也以心理評估和心理諮商為主，同樣的，不需要處理行政事務。

在學校兼職的方式，依照支領薪資方式可以分為按月支領和按次支領。按月方式通常比照兼任教師一學年一聘，每週固定排班，不論有無個案來接受心理諮商，心理師都可以固定支領兼任輔導老師鐘點費。鐘點費的支付標準視心理師的學歷而定，碩士學位的心理師可以支領講師鐘點費，博士學位心理師可以支領助理教授鐘點費。按次支領方式的執業方式，是指學校和心理師講好心理師有實際服務個案才付費，個案沒來或取消諮商晤談，心理師就領不到錢，這種按次支領方式的諮商費標準，通常比照演講鐘點費支給。

台北市和台北縣國民中小學聘任兼職心理師的方式不同，台北市國民小學兼職心理師是由國小輔導團統籌辦理，想在台北市的小學輔導室兼職的心理師，可以向國小輔導團詢問當學年度是否還有兼職心理師的缺額。台北縣國民中小學兼職心理師的聘任，是由各校自行邀請。通常台北縣政府教育局會透過台北縣臨床心理師公會和諮商心理師公會發佈相關訊息，招募台北縣國民中小學特約兼職心理師，各國民中小學輔導室再從特約心理師名單中，打電話邀請，安排到校諮詢的時間。想要在台北縣國民中小學以兼職方式執業的心理師，可以在學年初留意縣政府教育局和公會的新聞發

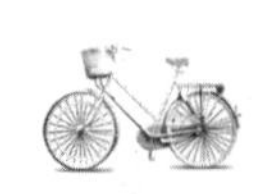

布。

心理師在學校專任和兼任有明顯的不同，利弊互見。在學校專任的優點是：職業有保障、每月有固定收入、寒暑假可以輪休，以及可以和同事、學生有比較固定的互動關係。相對的，專任也有一些缺點，主要的缺點包括：行政工作很多、要處理危機的個案，以及難免要作一些上級交代，但是自己不喜歡的工作等。在學校兼職的優點是：可以選擇自己的工作時間、工作比較有自主性、非值班時間不需要處理危機個案，以及不需要處理行政工作。兼職的缺點是：收入較不穩定、較少同事的支持，以及寒暑假沒有收入等。

社區機構

心理師在社區機構或社會服務機構執業的機會有逐年增加的現象，目前社區機構提供兼職機會明顯多於專職機會。社區機構包括兒童福利機構、青少年福利機構、婦女福利機構，殘障福利機構、家庭暴力與性侵害防治機構，以及老人福利機構等，有很多需要心理諮商的個案，但是大多數的社區機構沒有專任心理師來協助這些個案，少數社區機構會以各種方式透過兼職心理師提供個案心理諮商服務。

社區機構只要符合心理諮商所設置標準，並且函請衛生局備查，就可以成為心理師執業的場所。依據《心理師法》，心理師屬於醫事人員，因此依法執業只能以一處為限。可是社區機構很少聘用專任的心理師，必須向心理師執業登記的機構，例如大學諮商中心，請求業務支援。衛生局會先判斷提供申請的社區機構，是否符合心理諮商所設置標準，才會同意心理師的支援報備。有關如何撰寫支援報備的公文，社區機構承辦人或兼職心理師可以詢問各縣市公會或衛生局，並索取公文範例。

心理師在社區機構兼職執業的機會比較多，社區機構通常可以向政府或有關機構申請經費來聘請兼任心理師。由於諮商費多數來自政府補助款，因此，兼職心理師會以按次方式支領諮商費。社區機構的諮商費標準普遍低於市價，在社區機構從事兼職的心理師，多少要有為社會做善事的心理準備。一般而言，社區個案也比較具有挑戰，特別是那些涉及家庭暴力、性侵害、藥物濫用，以及精神病患者，這些個案對於心理師的臨床能力是一個很好的磨練機會。

在社區機構兼職執業的心理師，要有心理準備隨時應社工員的要求，撰寫諮商報告或出庭作證。這是因為社區機構的個案，同時也是法律保護的個案，任何涉及《家庭暴力防治法》、《性侵害犯罪防治法》，以及《兒童及少年福利法》等，法官有時會請心理師提供審前評估報告、心理諮商處遇報告，或者心理鑑定報告等，作為法官審理的參考。兼職心理師在受理社區機構轉介受保護個案時，應同時進行知後同意，告知個案心理諮商內容的保密是有限的，心理師應避免對個案承諾會對個案的談話內容保密。

在社區機構兼職執業的心理師，不僅與個案工作，也需要同時和社工員密切合作。大學主修社工系的心理師，比較容易受聘於社區機構，這是因為他們比較了解社區機構的運作，也比較受社區機構信任。對於大學非社工背景的心理師，如果想要從事社區諮商工作，最好能夠進修有關社區諮商與社會工作相關的知識技能。在社區機構執業的心理師，需要更多有關個案管理與社會資源運用的知識與能力，對於社政法規也不能太陌生。心理師對於社區諮商、社會工作，以及社政法規的熟悉，非常有助於個案諮商的執行。

醫療機構

醫療機構傳統上比較重視藥物治療，對於病人的心理健康比較少著墨，因此除了有較多的臨床心理師在精神專科醫院執業，很少心理師在醫療機構的其他科別執業。隨著民眾需求的增加，最近幾年醫院開始重視心理師的專業服務，很多科別像是家醫科、安寧病房、婦產科、腫瘤科等，開始聘用心理師提供病人心理諮商服務，不過以專任方式聘用的還是極少數。

有醫護相關背景的心理師在醫療機構執業的機會會比較多，比較受醫院的歡迎，這是他們熟悉醫院環境和生態，可以很快就融入醫療團隊。大學非醫護背景的心理師，如果想要在醫療機構執業，可以在碩三全職實習的時候，優先考慮到醫院實習，提早進入醫療機構熟悉醫院生態，即早建立醫護界的人脈。這樣的實習經歷有助於進入醫院工作。從2007年開始，衛生署委託醫策會開始推動兩年期諮商心理師訓練計畫，有興趣的心理師可以透過教學醫院向衛生署或醫策會提出申請，衛生署會補助教學醫院部分經費，讓這些教學醫院可以招募有執照的心理師到醫院接受兩年的臨床實務訓練。在教學醫院參加兩年臨床實務訓練，結訓後不一定可以留在醫院專任，但是如果教學醫院願意聘用的話，心理師就有機會可以納編或約用方式進入醫院執業。

心理師想要在醫療機構執業的另外一種方式，就是鼓勵醫院開辦心理諮商自費門診。目前心理治療的健保給付非常低，因此，多數醫師不願意轉介病人接受心理治療。但是心理諮商不屬於健保給付項目，醫院只要將心理諮商收費標準函請衛生局備查，就可以聘請專兼任心理師提供心理諮商服務。有些原本就有專任臨床心理師任職的醫院，例如台大醫院和台北市立聯合醫院松德院區，幾年前就已經開始辦理心理諮商自費門診，據說民眾的反應還不錯，這也是醫院一種新興的開源之道。

各縣市的基層衛生所也可以成為心理師執業的場所，以台北市為例，台北市12家健康服務中心（原衛生所）在很多年前已經開辦社區心理諮商服務。臨床和諮商心理師以兼任方式在各區健康服務中心值班提供心理諮商，每人每週可以排一個班，一個班等於三個小時，一共可以看六個病人。心理師按照實際諮商次數領到諮商費和交通費。

企業與政府機構

設有員工協助方案的企業與政府機構，也可以是心理師執業的場所，比較重視員工心理健康的企業機構與政府機關，會在他們的人力資源部或人事部，設置員工協助部門與

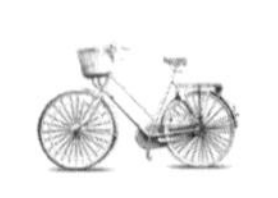

心理師。少數的企業機構與政府機關，例如台北市政府人事處，會聘請專任的心理師，從事員工心理健康的照顧服務，有些企業機構與政府機關會聘請兼任心理師提供員工心理健康服務。

想要從事員工協助方案或企業諮商的心理師，必須熟悉企業的經營方式，以及企業組織的生態，員工的問題雖然不見得很嚴重，但是他們相當重視諮商保密，也很看重資歷和經驗，因此資淺的心理師最好先到醫療機構或社區機構去磨練幾年，等到臨床經驗豐富，也比較有自信的時候，再到企業與政府機構執業，會比較得心應手。

在企業與政府機構執業，雖然諮商鐘點費會比較高，但是挑戰性也很大，有時候需要配合機構的需要，處理緊急的個案和事件，有時候需要面對如何兼顧個案權益與組織利益的忠誠衝突。企業心理師也需要具備良好的溝通能力和演講能力。企業與政府機構有時候會安排心理師對全體員工進行心理健康講座，協助機構推動心理衛生預防推廣。

◎ 心理諮商所

開設心理諮商所或心理治療所是許多心理師的夢想，但是真正去做，並且成功的心理師畢竟是少數，為什麼會這樣子呢？這是因為開設心理諮商所所需要的知識技能，和學校所學的心理諮商技能是不同的，開設心理諮商所或私人開業，基本上是在做生意，需要不同於心理諮商的心態和技能。而這些做生意的知識技能，諮商輔導研究所是沒有教的，心理師需要自己去充實，甚至需要去挑戰自己原來的助人價值觀。

首先我們來談談給心理諮商所取名字的問題，想要開業的心理師，總要給自己的諮商所取個名字。根據《心理師法》，心理師不能隨便取名字，取名字還要經過衛生局的立案同意。根據《心理師法》，臨床心理師可以設立心理治療所，諮商心理師可以設立心理諮商所。能不能把自己的開業叫做某某診所、某某診療所，或某某中心呢？基本上會有問題，因為衛生局不希望民眾受到機構名稱的誤導而受害。心理諮商所和心理治療所的命名採兩段式命名，上半段心理師可以自己決定，例如你可以取名為羅吉斯或王博士，下半段一定要用心理諮商所，合併起來就是「羅吉斯心理諮商所」或「王博士心理諮商所」。

心理師開業一定要有一個辦公空間，自己有辦公室的心理師自然沒有問題，沒有辦公室的心理師只好去租辦公室。心理師能不能使用自己家裡的一部分作為心理諮商所的辦公室呢？這要看心理諮商所是否與住家有明顯的區隔，有單獨的出入口等而定。你在申請心理諮商所立案的時候，衛生局的承辦人會到現場勘查，勘查的項目包括：辦公空間大小是否足夠？是否有獨立出入口？是否裝置警鈴？是否裝置24小時照明？以及是否合法使用的場地？

衛生主管機關對於對外營業，有收費的心理諮商機構，都會要求比照心理諮商所立案，包括公私立大學與財團法人基金會。也就是說，我們平常所謂的心理師合法執業場所有

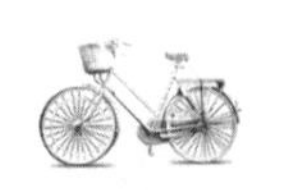

兩種，一種是取得心理諮商所或心理治療所立案的機構，一種是以符合心理諮商所設置標準而向衛生局備案的機構，例如大學諮商中心。如果大學想要開辦社區諮商中心，提供對外收費的心理諮商服務，這種諮商機構就要依照心理諮商所立案方式向衛生局提出立案申請。

心理諮商所和心理治療所可以是個人執業也可以是團體執業，所謂個人執業就是一人公司一樣，開業心理師自己就是老闆（責任心理師），沒有其他心理師同事共事。所謂團體執業，就是開業心理師可以聯合其他心理師一起執業，可以自己擔任責任心理師或推舉一人擔任責任心理師。不過根據筆者的觀察，絕大多數的團體執業的心理諮商所，在薪資管理方式上，很少採用領月薪方式運作，這是因為責任心理師為了風險管理，不願意以薪水方式聘請心理師。這是可以理解的，因為心理諮商所的營運來自個案的收費，如果沒有足夠的個案量，責任心理師卻要繼續支付薪水，會有實際上的困難。也就是說，心理諮商所團體執業採用靠行，而非聘任方式運作。

卷三

執業心理師的專業發展

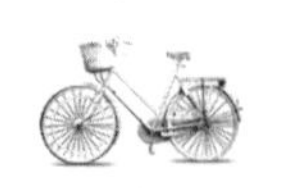

第18章

心理師駐校模式的探討

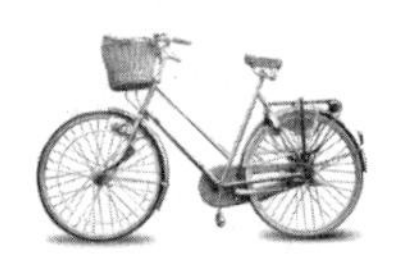

本章將以中小學心理衛生及學生輔導工作為範圍，來討論心理師可行的駐校模式。所謂駐校服務（school-based services），是指心理師以全部時間或部分時間在學校裡提供師生心理衛生服務，不同於駐區服務（community-based services），駐區服務是指心理師以全部時間或部分時間在社區裡提供社區居民心理衛生服務。

根據《心理師法》，心理師分為諮商心理師和臨床心理師兩類，為了行文上的方便以及兼顧專長的分化，本章以心理師代表多數的諮商心理師和少數的臨床心理師。傳統上，諮商心理師執業的場所是學校與社區，臨床心理師執業的場所是醫療院所。基於諮商心理師與臨床心理師都是學校可以借重的心理衛生人力資源，因此，本章以心理師通稱兩者。

本章首先陳述我國在學兒童及青少年的心理與行為問題流行率，以及目前中小學學校輔導工作的限制；接著回顧我國心理衛生專業人員駐校服務的經驗，包括教育部試辦國民中學專業輔導人員方案、台北市政府教育局試辦的學校社會工作方案，以及教育部中部辦公室辦理的中等學校心理衛生諮詢服務方案；其次，探討美國心理師駐校模式；最後，則參酌國內外心理師、精神科醫師與社工師駐校服務的經驗，提出心理師可行的駐校模式，作為中央與地方政府，以及學校行政當局辦理心理師駐校服務的參考。

◎ 問題陳述

雖然過去國內尚無人做過大規模的兒童青少年心理疾病流行率之調查研究，筆者整理國內已發表的相關文獻，發現我國兒童青少年罹患生活困擾或行為障礙的比例相當高，不容忽視。例如：行政院主計處（1995）統計我國48.37%的青少年有生活困擾，包括學業、工作、健康及心理問題。彭駕騂（1995）估計，國中階段青少年偏差行為的盛行率至少7%。司法院（2000）統計在1995至1999年之間，每年少年法庭審理18,000至31,000個少年保護事件。在藥物濫用方面，傅瓊瑤、周碧瑟（1996）研究發現，15～19歲之青少年，有10.56%抽菸，7.27%喝酒，3.50%嚼檳榔，1.1%至1.4%濫用藥物。在睡眠方面，宋維村、高淑芬（2000）研究發現，國中學生有27.2%晚上難以入眠，31.9%半夜容易醒來，22.3%早上太早醒來。

根據美國「物質濫用與心理衛生服務署」（Substance Abuse and Mental Health Services Administration, SAMHSA）出版的《美國2000年心理健康統計》（Menderscheid & Henderson, Eds., 2000），美國5～17歲兒童青少年當中，有8.2%的人罹患一種精神疾病（psychiatric problem）或明顯的行為障礙（behavioral impairment）。如果以8.2%的心理疾病流行率推估，我國國中小與高中職學齡兒童青少年3,843,691人（教育部，2001）中，可能有315,182人罹患一種精神疾病

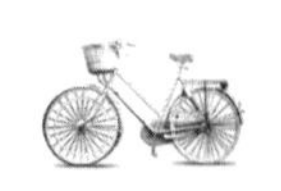

或明顯的行為障礙，而需要心理師以及心理衛生服務的協助。

這些統計數據顯示，中小學輔導工作所面對的服務對象，包括許多行為偏差與適應不良的兒童與青少年。因為兒童與青少年大多數的時間都是在學校度過，所以學校就理所當然的成為心理衛生初級與二級預防的最佳場所。學理上（Duffy & Wong, 2000），心理衛生預防工作分為三級：初級預防的心理衛生服務是幫助沒有心理困擾與精神疾病的人，主要在預防心理困擾與精神疾病的發生；次級預防的心理衛生服務是幫助早期有心理困擾或精神疾病的人，主要在預防心理困擾與精神疾病的惡化；三級預防的心理衛生服務是在幫助有精神疾病的人，預防精神疾病的慢性化或導致殘障。

根據心理衛生三級預防的概念，學校輔導工作的範圍可以粗略分為，針對全體學生所實施的心理衛生初級預防，以及針對行為偏差與適應不良的學生進行的二級心理衛生預防工作。心理衛生初級預防工作通常由一般教師與輔導教師透過輔導活動（或綜合活動）、班級教學、認輔制度，以及一般生活輔導來實施。心理衛生二級預防工作則需要借重心理專業人員透過個別諮商、團體輔導、心理衡鑑、個案管理，以及心理諮詢等來實施。在幾類心理衛生專業人員當中，心理師顯然是從事學生輔導與心理衛生工作的最佳人選，但卻是國內最被忽視的一群專業人員。

就中小學輔導人力的配置而言，除高中輔導教師可以說是學校諮商師或專業輔導人員之外，國民中學和國民小學的人員編制中，幾乎沒有專任的心理專業人員可以從事心理衛生第二級的預防工作。國中輔導活動或綜合活動教師，每週負擔16～24堂課的教學工作之後，又要處理許多的輔導行政工作，幾乎沒有餘力從事心理衛生二級預防的個別心理諮商、團體輔導、家長諮詢，以及社區資源轉介等工作。國民小學的輔導人員編制更是有限，多數只設置一名負責輔導行政工作的輔導主任，並沒有專任輔導教師的設置，以如此有限的輔導人力更不可能去實施心理衛生二級預防工作。

筆者多次出席中小學輔導室所辦理的個案研討會，發現被提到個案研討會的學生問題，的確是相當複雜而嚴重，不是行為嚴重偏差，就是罹患可診斷的心理疾病，而且這類學生背後不是有一個失功能的家庭，就是有一個問題相當複雜的家庭背景。這些行為嚴重偏差或罹患心理疾病的學生，需要大量而密集的專業協助，包括心理諮商、精神醫療、社會福利、特殊教育，甚至司法處遇等。以目前學校有限的輔導專業人力，顯然不足以勝任心理衛生二級預防的工作，借重心理師駐校服務的確有其迫切性與必要性。

國內心理衛生專業人員駐校經驗回顧

主管學生輔導工作的教育部與教育廳局在過去十年，曾經試辦過幾種心理衛生專業人員駐校服務的方案，包括專業輔導人員、社會工作師，以及精神科醫師，本節將分別回顧與評述這些經驗。

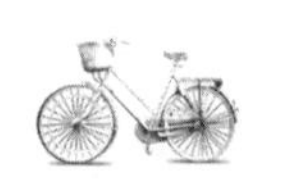

國民中學專業輔導人員試辦方案

教育部為改善前述國中輔導工作的問題，曾於八十六和八十七兩個學年度，在國民中學中，擇校試辦設置專任輔導人員，以加強輔導行為偏差及適應困難的學生。當時，台北市政府教育局選擇以主修臨床心理及社會工作系所畢業的人員，來試辦專業輔導人員方案，高雄市政府教育局與台灣省政府教育廳則以心理、社工及輔導相關系所畢業的人員，來試辦專業輔導人員方案。當年台北市選擇8所國中試辦專業輔導人員8人（臨床心理與社會工作背景各4人），高雄市選擇6所國中試辦專業輔導人員12人（每校心理與社工背景各1人），台灣省選擇24所國中試辦專業輔導人員34人。這個方案試辦兩年後停辦，教育部基於《地方自治法》與《國民教育法》規範國民教育的權限屬於地方政府而不再續辦。國中專業輔導人員方案的停辦是一件十分可惜的事情，有關心理師駐校服務的試辦經驗，並沒有傳承下去，只有部分地方政府透過學校社會工作方案持續辦理，心理師駐校方案則完全停辦。

筆者曾針對「國民中學試辦設置專業輔導人員方案」進行專題研究（林家興，2002；林家興、洪雅琴，2001，2002），專業輔導人員從事國中輔導工作的成效固然顯著，但是也出現專業輔導人員參與學校輔導工作的阻礙，包括：1.專業輔導人員的角色定位與工作執掌與輔導教師的難以釐清；2.專業輔導人員的職稱有待商榷，建議回歸各自的專業職稱，如心理師、社工師；3.行政事務凌駕輔導專業工作之上；4. 專業角色不被學校人員了解和認同；以及5.學校主管反對專業人員在上班時間參與專業督導與進修活動等。

從教育部試辦國民中學設置專業輔導人員方案的經驗，有一些可以作為研擬心理師駐校模式的參考，例如：1. 心理師要使用「心理師」的職稱，不宜使用「專業輔導人員」，因為專業輔導人員的職稱角色模糊，難以定位；2. 當年辦理「專業輔導人員」徵聘時，《心理師法》尚未通過，要求應徵者須具備公務員或教師資格，結果沒有人來應徵，後來應徵資格放寬到只要具備心理、輔導或社工相關科系畢業。將來研擬心理師駐校方案時，建議應徵資格應具有心理師執照或具備應考心理師資格。

學校社會工作試辦方案

教育部停辦「國民中學試辦設置專業輔導人員方案」之後，部分縣市，例如台北市、台北縣、台中縣等縣市政府教育局，為照顧身心障礙學生，並落實兒童青少年保護與預防工作，分別試辦或辦理學校社會工作。以台北市為例，台北市政府教育局於1999年12月起，選擇中小學一共12所試辦學校社會工作，每校配置一名社工師，由一名駐局社工督導提供行政協調與督導。

馮燕、林家興（2001）曾針對台北市各級學校社會工作試辦方案進行評估研究，主要研究結果顯示：1. 在選擇試辦學校的標準方面，似乎不夠明確，也還不夠公開公平，部分

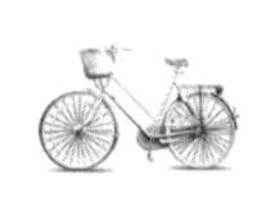

學校反映不清楚何以被選上；2. 學校社工師與教育局的聘雇關係較為明確，但是在學校中的定位則有待進一步的釐清；3. 試辦方案提供社工師相當足夠的研習進修活動，但是部分試辦學校則反映社工師出席研習活動過於頻繁；4. 學校社工師可以從社工督導與學校輔導主任獲得較充分的行政督導，但是在專業督導方面仍然明顯不足。

從台北市政府教育局試辦學校社會工作的經驗，我們可以發現學校社工師所遭遇到的問題，和國中專業輔導人員非常類似。從學校社會工作的試辦經驗，有一些值得心理師駐校模式研擬的參考，例如：1.中小學校長及全體師生應該首先弄清楚自己為什麼需要一位心理師來駐校服務，並且願意提供心理師駐校服務所需要的行政配合，而不是把心理師當作多一個普通人力來運用；2. 聘用機關（教育局）、用人機關（中小學），以及心理師三者之間，要釐清聘任關係與業務執掌；3. 為了確保心理專業服務與學生輔導工作的品質，對於未具有執照的心理師或資淺心理師，聘用機關與用人學校不僅不宜反對，更應該鼓勵心理師利用上班時間接受專業督導與進修研習。

精神科醫師駐校服務方案

台灣省政府教育廳為協助各中等學校防治學生精神疾病，促進學生身心健全發展，提升輔導教師專業知能，於1992年起分別於全省設置16個心理衛生諮詢服務中心，服務各地中等學校。精省之後，這個方案仍然繼續由教育部中部辦公室（2001）辦理。

這方案的實施方式有二：一是諮詢服務；二是舉辦心理衛生專題講座暨個案研討會。承辦心理衛生諮詢服務中心的高中職學校輔導室，每週安排一位精神科醫師到中心學校值班三小時，提供輔導老師及導師關於處理罹患精神疾病學生的輔導與轉介的諮詢服務。學校輔導教師發現學生疑似罹患精神疾病，而不知如何處理時，可以用電話或傳真向心理衛生諮詢服務中心預約諮詢時間，並陪同個案去諮詢精神科醫師。醫師再根據臨床觀察與晤談，提供精神醫療轉介，以及輔導學生的處遇建議。

這項精神科醫師提供輔導老師與精神疾病學生的心理衛生諮詢服務，行之多年，有一些值得心理師駐校模式參考的地方，特別是關於增聘心理師為心理衛生諮詢專家的可能效益。對於案量較大的縣市，心理衛生諮詢服務中心可以增聘心理師提供駐校服務。由於精神科醫師駐校服務並不提供藥物治療，只提供心理諮詢，這部分的工作基本上可以由心理師來分擔工作量，以減輕精神科醫師的負擔。

美國心理師駐校模式的文獻回顧

美國政府很重視兒童與青少年心理衛生，通常在中小學裡會設置專職的學校心理師與學校諮商師，學校心理師依據特殊教育法令從事特殊兒童的心理衡鑑與心理諮商，學校諮商師則從事學生選課指導與學習輔導，對於行為偏差與嚴重適應不良的學生，則轉介到社區裡的心理衛生機構。最近

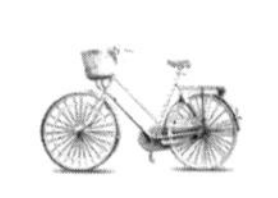

一、二十年，各州政府、地方政府與學區，以及中小學，為了服務這些行為偏差與嚴重適應不良的兒童與青少年，逐漸發展出各種「擴大學校心理衛生服務」（expanded school-based mental health services）。地方學區、學校會和當地的社區心理衛生中心簽約，派遣心理師部分時間駐校服務。多年以前，筆者任職於洛杉磯太平洋診所亞太家庭服務中心期間，也曾經每週一個半天前往高中或國中，提供駐校心理衛生服務。

美國的學校心理衛生服務的模式基本上分為兩種，一種是由學區聘任專職的學校心理師，提供學區內中小學學生的心理衛生服務，不過工作內容以心理測驗和衡鑑為主，較少提供心理諮商與心理治療的服務。另一種是由當地的社區心理衛生中心在政府經費補助下，指派心理師前往中小學提供駐校服務。例如，北卡羅來納州的夏樂地（Charlotte）學區，即是由一家非營利機構「行為健康中心」與學區簽約，提供當地24所小學的心理衛生服務（Casat, Sobolewski, Gordon, & Rigsby, 1999）。另外一個例子是巴爾的摩市的學校心理衛生方案，透過政府、學區和霍普金斯大學、馬里蘭大學的合作，在過去十年，巴爾的摩市已有76所中小學設置了心理專業人員駐校服務。心理專業服務的內容包括：心理衡鑑、預防宣導、個案管理，以及諮商與心理治療。巴爾的摩當局為了有效實施這個方案，特別成立了「學校心理衛生協助中心」，提供中小學所需要的行政與技術支援（Flaherty & Weist, 1999）。

美國心理師駐校模式除學校心理師是由學區聘任之外，大多數部分駐校服務的心理師，是任職於社區心理衛生中心。採用這種駐校模式的學校心理衛生服務方案究竟成效如何呢？Rones和Hoagwood（2000）針對研究方法較為嚴謹的47篇研究，進行回顧性探討，研究結果肯定學校心理衛生服務方案有助於改善學生各項情緒與行為問題。駐校心理衛生服務重要的價值之一，是可以有效提供協助給那些因為經濟原因或父母功能不好，無法獲得心理專業服務的兒童與青少年（Armbuster & Lichtman, 1999）。

心理師駐校模式的類型與比較

綜合國內外各種心理衛生專業人員駐校服務的經驗，本章歸納出適合我國中小學現況的心理師駐校模式，如表18-1；接著筆者將分別討論每一個模式的特色，並從人力配置、經費來源、執行的可行性，以及幫助兒童與青少年的效益等向度來分析與比較。

教育局約聘全職駐校心理師

教育局約聘駐校心理師的模式，即是由縣市政府教育局統一遴聘具有心理師應考資格或證照的心理師，然後依照心理師志願與學校的人力需求，分發到轄區內的中小學。初期先分發心理師到最需要心理專業服務的學校，然後逐年增聘，以達到每校一名心理師為目標。例如縣市政府教育局可以比照台北市政府教育局辦理學校社會工作的模式，先從每

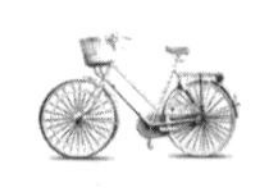

表18-1　心理師駐校模式的類型與比較

模式	名稱	人力配置	經費來源	可行性	效益
一	教育局約聘全職駐校心理師	一人一校或多校	教育主管機關	低	高
二	校內輔導教師轉任學校心理師	一校一人或多人	視輔導教師的經費來源而定	中	中
三	醫療院所與社區心理衛生中心指派心理師部分時間駐校	一校一人或多人	視醫療機構經費來源而定	中	中
四	學校約聘全職或兼職駐校心理師	一校一人或多人	學校自籌	低	高

一行政區選擇一所學校開始試辦，亦即每一行政區試辦心理師一人，然後逐年增加至每校一人。對於學生人數較少的學校，可以考慮由一名心理師來服務兩所或三所學校。

此一模式對於財政情況比較好的縣市，比較可行，對於多數財政狀況不好的縣市政府，則需要教育部的補助。位於教育優先區的學校，教育部有責任給與人事費的補助，以便縣市政府教育局有經費可以聘請心理師駐校服務。每個學校如果有一位或以上的心理師駐校服務，因為全職駐校服務的關係，對於學校的文化與學生的需求，也比較了解，實施起來的成效預期會很好。教育局在分發心理師時，應該有一個公開公平的作業流程，以及一個慎選學校分發心理師的機制，一定要把心理師分發去一個需要心理師、並且尊重心理師專業的學校去，而不是把心理師當作額外的一個人力，去做非專業的工作。

校內輔導教師轉任學校心理師

校內輔導教師轉任學校心理師的模式，可以配合教育部教訓輔三合一的方案來實施。亦即學校可以徵詢校內具備心理師證照或應考資格的輔導教師的意願，鼓勵其轉任學校心理師。學校心理師的工作以直接服務師生為主，提供學校師生所需要的心理諮商、心理衡鑑、個案管理、心理衛生諮詢，以及社區資源轉介。轉任學校心理師之後，這些輔導教師不需要負擔任何教學與行政工作，以便可以專心從事心理衛生第二級預防的工作。

此一模式既不會增加人事費，又可以配合教訓輔三合一的政策，有其可行性。最主要的關鍵在於校長是否支持，以及教師是否願意分擔教學與行政工作。目前學校教師最苦惱的事情，便是遇到班級裡有一、二位行為偏差或嚴重適應不良的學生，卻苦無對策，也沒有心理師等專業人員可以轉介。如果每個學校都有一或兩位輔導教師轉任學校心理師，基於這些輔導教師早已熟悉學校文化與學生問題的特點，勢必可以發揮心理衛生第二級預防工作的成效。

醫療院所與社區心理衛生中心指派心理師部分時間駐校

醫療院所與社區心理衛生中心指派機構內心理師部分時間前往中小學提供駐校服務，比較接近美國心理師的駐校模式，也比較接近教育部中部辦公室所辦理的精神科醫師駐校模式。以目前國內的現況而言，心理師多數還是服務於醫療

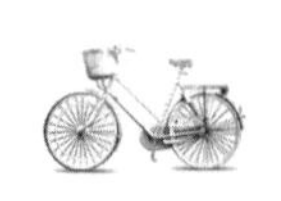

院所和社區心理衛生中心。基於早期發現、早期治療的心理衛生預防觀點，學校鄰近的精神醫療院所或社區心理衛生中心，可以指派心理師駐校服務。

根據《精神衛生法》第十條：「直轄市及縣（市）衛生主管機關得設社區性心理衛生中心，負責推展衛生保健有關工作，並協助教育主管機關推動各級學校心理衛生教育及輔導。」據此法令，地方政府衛生局以及所屬精神醫療機構及社區性心理衛生中心有義務指派心理師駐校，提供心理衛生相關服務。中央衛生署與地方衛生局應寬籌心理衛生經費，約聘心理師提供駐校服務。

此一模式在美國實施多年，成效卓著，因為學校對於醫療院所或社區心理衛生中心指派來的駐校心理師，會比較尊重其專業，也會比較禮遇。因為這些心理師是從衛生機關派來支援學校，也可以避免輔導教師與學生常見的雙重關係。如果比較制度化的實施，每一所學校都有一個固定支援的駐校心理師，駐校心理師也因長久駐校服務，對於學校文化與學生問題有較深入的了解，此一模式也可以發揮相當好的成效。

此一心理師駐校模式的缺點在於心理師以部分時間駐校服務，主要經費來自衛生機關，若要更普遍的推廣有其限制。教育部和教育局可以比照心理衛生諮詢服務中心的模式，增加心理師駐校服務，最終可以達到每一所學校都有心理師駐校服務的目標。

學校約聘全職或兼職學校心理師

《國民教育法》第十條第四款明訂，國民小學及國民中學「輔導室得另置具有專業知能之專業輔導人員及義務輔導人員若干人」。這是國民中小學得以聘用專業輔導人員的法源，所謂專業輔導人員，即包括心理師、社工師與諮商師。凡是認同心理師駐校服務的地方政府，以及國民中小學，可以根據各校學生心理衛生服務的需求，以約聘方式聘用全職或兼職心理師，在學校提供師生心理衛生服務。

公私立中小學，尤其是私立學校，可以透過校務基金或募款的方式，自行籌措財源，聘用具有執照的心理師來提供駐校心理衛生服務，專責輔導行為偏差、適應不良，或罹患精神疾病的學生。此一模式與上述三個模式最大的差異，在於中小學聘用學校心理師的主體性與自主性可以得到充分的體現，使用自己的經費來聘用學校心理師，自然會審慎規劃與聘用，也比較會發揮心理師駐校的專業功能。然而，並不是每一所學校都會有足夠的人事經費聘用學校心理師，因此，對於有心想聘用心理師駐校、卻缺乏經費的學校，教育部和衛生署應寬列學校心理衛生經費予以補助，以使全國各地中小學學生得以享有公平的駐校心理師資源。

此一模式的特點在於學校對於駐校心理師的聘用有比較多的掌控，模式一和模式三常常因為政策的調整和經費來源的不穩定，對於心理師駐校服務的連續性可能會有負面的影響。對於財政狀況良好的公私立學校，模式四是一個可以考

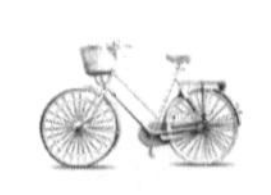

慮的方案。

結論

中小學面臨愈來愈多的學生問題，包括行為偏差、適應不良，以及精神疾病的個案，這些學生花許多時間在學校裡，學校是一個提供心理衛生初級與二級預防工作最佳的場所，然而學校的主要功能在於教學與一般性的生活輔導，對於行為偏差、適應不良，以及精神疾病的學生，中小學迫切需要駐校心理師來提供心理專業服務，包括心理衡鑑、心理諮商、心理治療、個案管理、心理諮詢，以及社區資源轉介等。

台灣中小學曾經試辦過專業輔導人員、精神科醫師，以及社會工作師等駐校服務，這些寶貴的試辦經驗對於規劃心理師駐校服務有很多的參考價值。本文參酌國內外心理衛生專業人員駐校服務的經驗，提出四種心理師駐校模式，並且分別討論它們的特點，希望有助於國內心理師駐校服務方案的推動。每一個模式各有其特色與優缺點，各縣市政府可以選擇適合的一種模式加以運用，也可以綜合兩種以上的模式加以運用。心理師駐校服務的順利推行，相信可以減輕學校輔導老師與導師在輔導學生上的工作量與困擾，更可以嘉惠那些迫切需要心理衛生服務的學生。

（本文原載於《學生輔導雙月刊》第85期）

第19章

《心理師法》對大專校院學生輔導中心的影響

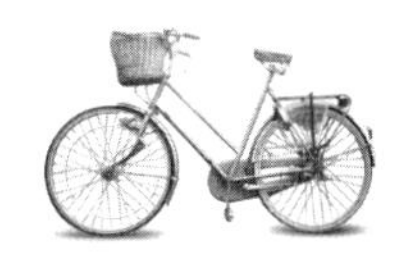

2001年經立法院三讀通過，總統公布實施的《心理師法》，直接影響心理師的養成教育、實習制度、執照考試，以及專門執業，間接影響提供心理師執業與實習的機構，特別是大專校院學生輔導中心。由於《心理師法》的主管機關是衛生署，心理師被納入醫事人員規範，這對於在大專校院學生輔導中心工作的輔導老師產生許多困惑，需要加以澄清。本文將針對《心理師法》對於大專校院學生輔導中心的可能影響，就筆者所知加以預測。

學生輔導中心的定位

學生輔導中心有幾種可能的定位，可以定位為行政單位或服務單位、醫療單位或教育單位、校內單位或社區單位、專業單位或義工單位、實習單位或學術單位等。每個學輔中心的主任可能要先思考自己中心的定位，因為中心的定位與《心理師法》互為影響。將學輔中心定位為一個服務單位、醫療單位、社區單位、專業單位，以及實習單位的中心，那麼《心理師法》對於該中心將會有極大的影響。

由於《心理師法》規範的心理業務與學生輔導工作有相當多的重疊，學輔中心提供的業務愈接近心理師的業務，那

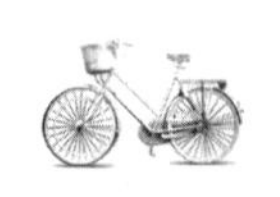

麼《心理師法》對於學輔中心的影響也就愈大。如果學輔中心將自己定位為一個心理諮商所或心理治療所的醫療單位，那麼便要接受《心理師法》的規範。也就是說，學輔中心提供的服務以心理診斷、心理諮商、心理治療，以及心理衡鑑為主要內容，自然要受到《心理師法》的規範。如果學輔中心提供的服務以生活輔導、學習輔導、生涯輔導為主要內容，那麼《心理師法》對其影響則相對減少。

過去大專校院設置學生輔導中心的依據，是教育部所頒布的兩份行政規章：「大專學生輔導中心設置辦法」及「大專學生輔導委員會組織準則」（皆於1972年訂頒）。也就是說，學生輔導中心的主管機關一向是教育部，現在由於《心理師法》的通過與實施，聘任心理師的學生輔導中心不可避免的也會受到《心理師法》的規範。換句話說，未來的學輔中心可能會像學校健康中心一樣，出現了兩個主管機關——教育部和衛生署。

每個學輔中心都會面臨一個關鍵性的選擇，到底本校學輔中心要維持《心理師法》通過之前的局面，還是要配合《心理師法》的實施做必要的調整？由於教育法規與衛生法規不同，對於教育人員與醫事人員的規範不同，因此，選擇配合《心理師法》調整的學輔中心，將會產生許多困惑，包括如何在不影響現職人員的權益下進行調整，以及學習如何同時滿足兩個主管機關的要求。不可避免的，《心理師法》會帶給學輔中心許多困惑和挑戰。

由於《心理師法》的罰則有五年的寬限期，因此《心理師法》對於大專校院學生輔導中心的影響，在目前仍然很難評估。也就是說，在這五年期間（2001年11月至2006年11月），沒有心理師執照的輔導老師仍然可以從事心理師的業務，問題是五年寬限期結束之後，無照從事心理師業務會不會面臨違法執業的可能罰則？幸好在《心理師法》第四十二條對於無照執業的罰則有一些排除但書，其中第三項是：凡是在《心理師法》公布實施之前，從事心理輔導工作者，在《心理師法》公布實施之後，可以繼續從事心理輔導工作，不被視為違法執業。這些罰則與排除但書的規定，使得學輔中心的輔導老師在《心理師法》五年寬限期之後，似乎可以避免違法執業的問題。根據目前有限的資訊與《心理師法》實施的經驗，本文預測《心理師法》對於大專校院學生輔導中心可能有下列五種影響。

新聘輔導老師被要求具有心理師執照

我們可以理解，大專校院在聘任新的輔導老師時，為符合《心理師法》的規定，將會聘用具有執照的心理師，以便可以從事心理測驗與衡鑑，以及心理諮商與心理治療的業務。一般機關團體，特別是公立機關學校，在招聘人員的時候，都會依法行事，因此在「後心理師法時代」，機關學校在新聘輔導老師時，自然會優先考慮聘任具有執照的輔導老師。

在新聘輔導老師時，學輔中心不僅可以要求應徵者具有心理師執照，甚至可以要求應徵者必須有諮商心理師執照，

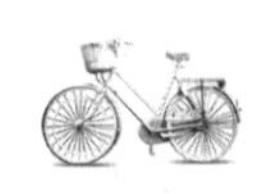

以及具備大專校院學輔中心相關的全職實習或工作經驗。在人浮於事的今天，具備諮商心理師執照與相關工作經驗的輔導老師自然會優先被聘任。

至於學輔中心現任輔導老師，依筆者淺見，宜盡可能爭取參加心理師特考的資格，並且考上心理師執照。雖然沒有心理師執照的現職輔導老師，在短期間內，現有的工作與權益不會受到《心理師法》的影響，但是隨著同事普遍具備心理師執照的時候，將會感受到很大的心理壓力。不僅為了長期保障自己的工作，而且為了持續的專業成長，沒有執照的現職輔導老師最好的策略是透過特考，或攻讀碩士班將來透過高考，取得心理師執照。

◎ 人員編制的調整

目前各大專校院學生輔導中心的人力編制，各校不同，有的採用教師缺，有的採用公務員缺，有的採用研究人員缺，有的採用行政人員缺，有的採用行政助教缺，更多的學校學輔中心的人力編制混合採用上述多種方式。不同的人力編制反映學校對於學生輔導中心重視的程度，大凡將學輔中心專任人員納入教師缺或研究人員缺的學校，會比較重視學校輔導工作，因為採用教師缺與研究人員缺的時候，專任輔導老師才有升等的機會，也比較會受到學校師生的重視。

由於教育部並未要求各校學生輔導中心的最低人力編制，因此學校多半會以符合最低標準來設置學輔中心，導致目前許多學校的輔導中心往往只有一或二名專任輔導老師，而且經常是以行政助教或行政人員的方式任用。許多學校歷經多年，學生人數大為擴充之後，學輔中心輔導老師的人力也沒有按比例相對增加。許多學輔中心為克服輔導人力不足的問題，大量聘用兼任輔導老師以為因應。坦白說，大量聘用兼任輔導老師不是最佳作法，只能說是妥協與暫時的作法。理想的作法，應該是按照學生與輔導老師的比例設置專任輔導老師，例如每一千名學生應設置一名專任輔導老師。

依照「專門職業及技術人員高等考試心理師考試規則」（請參考附錄3）的分類，心理師是屬於專門職業與技術人員，主管機關是衛生署，在專門職業的性質上屬於醫事人員。心理師如同其他專門職業，像是醫師、護士，可以受聘於大專校院學生輔導中心。《心理師法》實施後，可以預見的未來，學生輔導中心的人力編制將會增加專門職業及技術人員缺，進用有執照的心理師將會逐漸增加，教師缺、公務員缺，以及研究人員缺將會逐漸減少。然而，未來教育部是否會訂頒「學生輔導法」，以進一步規範大專校院學生輔導中心的最低專業與行政人力編制，則有待進一步的觀察。

朝向專業化服務單位定位

不論學生輔導中心是屬於學校的一級單位，還是學務處下面的二級單位，學輔中心的任務將逐漸從行政幕僚角色，朝向專業化的服務單位定位。過去大專校院比較從學生管理與訓導的角度來思考學生輔導工作，學生輔導中心扮演一個行政幕僚的角色，協助學校處理有問題的學生。更多的時

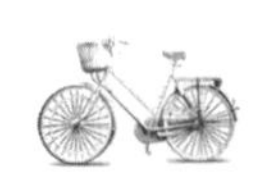

候，學輔中心經常要辦理教育部與學校交辦的輔導行政工作。在這種環境背景下，輔導老師的主要工作內容在於承辦各種學校輔導活動，包括各種政令宣導與心理衛生預防推廣活動。

現代大專校院各級行政單位，特別是主管學生事務的學務處與學生輔導中心，開始調整自己的身段，逐漸改為服務學生的單位。學生輔導中心更以其專業知識與技術，協助學生處理生活問題、心理困擾，甚至是精神疾病。由於學生問題的日趨複雜，大專校院師生對於學輔中心專業化的要求愈來愈高。學校輔導老師不僅需要具備心理衛生初級預防的能力，更須具備心理衛生二級與三級預防的能力。

所謂輔導工作專業化的要求，意味著輔導老師在從事學生輔導工作時，除了對學生表示關心，願意陪伴，提供個人經驗，去開導學生的傳統輔導方式之外，輔導老師需要具備現代的諮商心理學知識與技術，來協助學生，包括心理評估與診斷、個別心理諮商、團體諮商、心理測驗與衡鑑、危機處理，以及個案管理等。朝向專業化服務單位定位的結果，輔導老師將會把用來上課、辦公文和辦活動的時間，拿來直接服務學生，提供學生所需要的各種心理諮商服務。

成為諮商心理師的主要執業與實習場所

根據《心理師法》，心理師分為臨床心理師與諮商心理師。在目前心理師私人開業還不普遍的時候，臨床心理師主要的工作場所是醫療院所，諮商心理師主要的工作場所是大專校院。大專校院將成為諮商心理師的主要晉用機關，學輔中心因為晉用諮商心理師而提升服務品質，學生也因此大為受益。

大專校院如果能夠以較好的方式聘任諮商心理師，如專門職業缺或教師缺，並且提高專任輔導老師的待遇，具有諮商心理師資格的輔導老師將會繼續留任，成為學輔中心資深的輔導老師。如果學輔中心無法提升輔導老師的待遇與人事編制，資深輔導老師有可能會朝向私人開設心理諮商所發展。至於會有多少資深心理師願意開設心理諮商所，從事社區心理師執業，則有待進一步的觀察。

目前大專校院學生輔導中心不僅是諮商心理師主要工作的場所，也是諮商心理師實習的主要場所。根據《心理師法》（請參考附錄1）的規定，心理輔導相關研究所三年級的研究生，如果想要參加心理師執照考試的話，一定要完成一年全職實習。要成為碩三研究生的實習機構，最關鍵的因素在於實習機構是否具備足夠而合格的督導。考察目前諮商心理學碩三研究生實習的機構，仍然以大專校院學生輔導中心為多數。要成為碩三全職實習機構，大專校院學輔中心勢必要提升自己的條件，以便吸引到素質良好的實習生。

學輔中心聘用碩三全職實習生，不僅有助於心理師全職實習制度的建立，幫助實習生學習成為勝任的心理師，完成執照考試前的要求，實習機構本身可以因為增加全職工作人員而提升學生服務的質量。聘用全職實習生的初期，多少會增加學輔中心督導的工作量，但是在實習中後期的時候，實

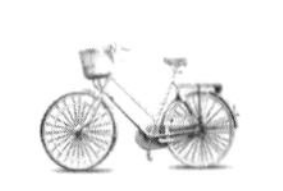

習生可以幫助學輔中心許多專業與行政的工作。

◎ 學輔中心成為社區心理健康照護網的一環

學生來自社區，也終將回到社區。學校是社區的一環，很難自外於社區。《心理師法》實施後的大專校院，由於聘任愈來愈多的諮商心理師擔任輔導老師，這些具有心理師背景的輔導老師對於社區心理衛生的資源較為了解，為了做好學生心理健康工作，輔導老師會運用鄰近的精神醫療與社會福利資源來幫助學生，在需要的時候，可以進行心理衛生轉銜的服務。

另一方面，可預見的將來，大專校院鄰近社區將會有愈來愈多的心理師從事心理諮商所與心理治療所開業，對於經濟條件比較好的學生，或者對於需要心理諮商服務的家長，輔導老師可以協助他們求助私人開業的心理師。也就是說，將來獨立開業的心理諮商所與心理治療所日漸增加後，可以成為各級學校轉介的社區資源。

部分對於社區服務有特殊使命與需求的學輔中心，也可以開辦社區民眾諮商服務，造福更多的教職員工、學生與家長，以及社區民眾。這對於設有心理諮商系所的師生可以獲得許多教學相長的機會，同時可以充實全職實習的內容與服務對象的範圍。學輔中心提供社區民眾諮商服務，如同大學附設醫院一樣，才能達成教學、研究與服務的大學目標。

第20章

心理師執業環境的分析

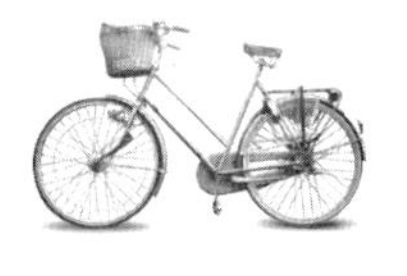

台灣心理師實際從事臨床工作，始於林宗義醫師組建台大醫院精神科的時期。林宗義醫師承襲美國精神醫療的模式，將心理師，連同精神科護士、社會工作師及職能治療師，引進以醫院為基地的醫療團隊。台灣心理師從1953年參與以醫院為基地的臨床工作，迄今已有五十多年的歷史（林宗義，1990；張馥媛、黃光國，1995）。

問題現況

根據有限的文獻資料與非正式的訪談，對於目前台灣心理師執業的處境，筆者有著如下的觀察：

1. **心理師未獲社會普遍的了解與接受**：雖然心理學依舊是一門相當迷人的學科，坊間充斥著各式各樣自助式的心理學書籍，一般社會大眾對於誰是心理師，心理師是什麼樣子的一個行業，仍然所知有限，許多人分不清楚心理師和精神科醫師的區別。心理師在台灣社會的職業角色與功能定位相當模糊。心理師究竟是學術研究人員還是專門執業人員？心理師究竟是不是醫療人員（health care provider）？
2. **心理師在精神醫療系統中的診療功能不彰**：在醫療

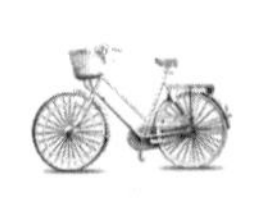

院所服務的心理師普遍覺得專業地位偏低，無法發揮心理師的功能（張馥媛、黃光國，1995）。心理師在醫院裡經常被視同醫師的助理或技術人員，專業功能被限制於心理測驗的施測與計分。心理師無法獨立執行心理專業，無法發揮心理師的專業判斷，這對心理師、醫院及病人，都是極大的損失。由於精神醫療院所心理師的配置非常不足，加上傳統醫療系統中權力結構的限制，使心理師難以發揮其在診斷與治療方面的專業功能。

3. **台灣心理師人力不足，對全民心理保健未能做出應有的貢獻：**《心理師法》公布施行後，考選部於2002年8月13日公布「專門職業及技術人員高等考試心理師考試規則」（請參考附錄3）與「專門職業及技術人員特種考試心理師考試規則」。考選部於2002年12月起開始辦理心理師考試，截至2008年6月，通過國家考試的臨床心理師計有751人，諮商心理師計有1,036人。以如此有限的心理師人力要去維護全民的心理健康，是不夠的。
4. **心理師的專業養成教育與社會的需要嚴重脫節：**每年台灣心理與輔導學系大學部與研究所畢業生的人數，超過1,000人，遠超過現有心理師每年的缺額，心理系畢業即失業的情況，將會日益嚴重。負責心理師專業養成教育的大學教師，如何培養對社會有貢獻的心理衛生專業人才，以及如何替學生及系友打開一個寬廣的執業舞台，是刻不容緩的當務之急。不可否認的，我國大學在心理師的養成教育上，過於偏重心理學基礎理論的學習，反而在實務訓練、臨床實習，和專業督導等方面有嚴重不足的現象，導致學生在校所學與社會需要產生明顯的脫節。大學教育的目的在於培養實用的專門技術人才，如同醫學系培養醫師、法律系培養律師一樣。

本文的目的，在於根據國內外文獻回顧與個人執業經驗和觀察，探討影響台灣心理師執業之路，各種主要的內外在因素，闡述台灣心理師的執業空間與機會，最後並提出相關的建議。

不利於心理師執業的外在因素

心理師與精神科醫師大約同時被引進台灣，將近50年發展的結果，我們目睹台灣精神科在心理衛生界一枝獨秀，而心理科直到《心理師法》通過之後才有較明顯的發展。阻礙台灣心理師的專業發展與執業空間的外在因素，可以歸納為三點：偏差的心理衛生政策、不當心理衛生資源分配，以及偏低的心理衛生行政層級與人員編制。

偏差的心理衛生政策

過去20年來，我國心理衛生政策過度偏重精神醫療，忽視心理衛生。行政院衛生署以下列方式，貫徹其偏重精神醫療的政策：1.自1986年開始實施，以醫院和醫師為中心的

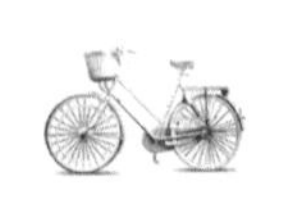

「精神醫療網」，至今連續四期的「加強精神疾病五年防治計畫」，積極擴充精神科住院病床；2.自1981年，行政院衛生署委託中華心理衛生協會草擬「心理衛生法」，歷經十年，結果在不顧心理衛生界的反對之下，以《精神衛生法》之名完成立法，落實偏重精神醫療的政策；3.行政院衛生署於1994年成立「國家衛生研究院」，在其內設置「精神醫學與藥物濫用研究組」，而非心理衛生組，顯示我國衛生署以「精神醫療與心理衛生並重」之名，執行其以「精神醫療為主」的衛生政策。

在以偏重精神醫療為主的心理衛生政策之下，心理師所能發揮的空間十分有限。只有在以心理衛生為主的衛生政策之下，心理師及其他所有心理衛生專業人才才有發展的空間。最早引進精神醫療團隊的林宗義，至今仍然十分擔憂，我國大量增加住院病床與增設精神醫療機構的同時，沒有足夠的心理師、社工師和職能治療師來配合，擔憂我國精神醫療將導致「急性醫療，慢性收容」的後遺症（林宗義，1994）。台灣大約有80%至85%的精神科病床被慢性成人或老人病患所占，這是由於我國心理衛生政策忽視社區心理衛生工作的緣故。要做好社區心理衛生工作，便需要依賴大量受過專業訓練的心理師和社工師，來協助慢性精神病患回歸社區，並接受心理復健和照顧。

王國羽（1997）在回顧與檢討我國心理衛生政策的總結中指出，我國心理衛生工作，在台灣歷經將近五十年的發展，目前所面臨的問題，是如何落實心理衛生教育與社區推廣。衛生署的政策思考，如果繼續其狹隘的醫療觀點，其心理衛生政策必然缺乏整體合作，不鼓勵精神科醫師與其他心理衛生工作人員的專業尊重與合作。當前心理衛生政策往往疏於考慮病人在出院之後所迫切需要的心理衛生服務。唯有在以心理衛生為主的衛生政策下，心理師才有較大的發展空間。

不適當的心理衛生資源分配

我國心理衛生政策過於將心理衛生工作醫療化（medicalized），導致心理疾病過度依賴住院收容和藥物治療為主的治療模式，反而忽視了回歸社區、心理治療、職能復健，及家屬教育的治療模式。

50年來，我國心理衛生經費在配合以精神醫療為主的衛生政策下，主要用在精神醫療機構的增加、精神科病床的擴充，以及精神科醫師的訓練。相對的，心理衛生資源用在社區心理衛生工作，心理疾病的預防，民眾心理衛生教育，心理師的訓練，學校心理衛生工作，以及病患家屬的支持與教育等，則明顯不足。

心理衛生資源大量用在精神醫療機構與病床的增加，固然可以解決部分嚴重精神病患者病床不足的問題，但是由於沒有足夠的心理師、社工師與職能治療師，這些病床與機構，仍然無法發揮其應有的治療與復健功能。由於大量的心理衛生資源都集中在都會區，導致城鄉心理衛生資源分配不均。多數精神科醫師集中於都會區，使得台灣許多偏遠地區

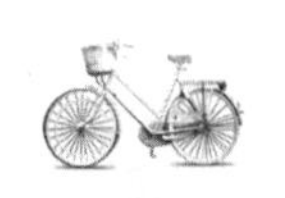

缺乏足夠的心理衛生專業人員。

我國對於心理衛生專業人才的培養，以精神科醫師為主，對於其他非醫師的心理衛生專業人才，如心理師，則相當忽視。台灣早期獲得政府及聯合國的協助，前往英美等國受訓的心理衛生人員，以精神科醫師為主。在1955至1970年間，總計有31位精神科醫師被送往西方，接受精神醫學的訓練（葉英堃，1993，引自王國羽，1997）。我國社區心理衛生工作一直無法健全起來，根據筆者的推測，這些醫學精英當年出國專攻的學科，可能僅限於技術層面的精神醫學，較少涉及政策面、社會面及制度面的心理衛生，對於歐美心理衛生工作的運作較少深入的接觸。

學校、家庭與社區是實施心理衛生初級預防的地方，可是我國分配在這些方面的心理衛生資源卻相當不足。對於推展社區心理衛生工作所需的人才，也缺乏有系統的培養與規劃。對於推展學校與社區心理衛生經費也相當不足。全民對於心理疾病的常識極為缺乏，民眾對於精神病患者的了解與接受也十分有限，這是因為我們沒有分配足夠的經費和培育足夠的人力，從事國民心理衛生教育與社區推廣工作。台灣精神醫學的先驅林宗義教授（1994）不斷呼籲，在全國各地籌設社區心理衛生中心，透過基層衛生所，對病人、家屬及一般民眾提供心理衛生教育。我國醫療界多年來忽略精神醫療及心理衛生，未編列適當的人員、設施和經費，使慢性化的病患數目累積至今，成為歷史的大包袱（林宗義，1994）。

精神科醫師的專業舞台在醫院，心理師的專業舞台則更為寬廣，包括醫院、學校、社區及各種組織，將心理衛生資源集中於精神醫療院所，使得其他非醫院的心理衛生工作場所相對萎縮，這便是阻礙心理師執業的外在因素之一。

各級政府心理衛生行政組織的層級與人員編制相對偏低

我國中央主管心理衛生的單位是行政院衛生署醫事處的精神衛生科，在北高兩院轄市，主管心理衛生的單位則是市政府衛生局的精神衛生股。其他各縣市政府衛生局及鄉鎮市區衛生所，則無心理衛生行政編組。心理衛生在台灣是附屬於一般衛生之下的一個業務單位。在行政組織的層級上是屬於各級政府的二級單位或更低。從行政組織層級的設計，可見我國是比較不重視心理衛生的國家。

以醫藥衛生先進的美國為例，美國視身體健康（health）與心理健康（mental health）一樣重要，因此，在行政組織上，不僅將心理衛生行政組織獨立於生理衛生之外，而且在行政層級上與生理衛生平行。亦即在聯邦政府的衛生及人類服務部（The U. S. Department of Health and Human Servies）之下，分設主管健康的部門及物質濫用與心理衛生服務署（Substance Abuse and Mental Health Services Administration, SAMHSA）。在地方政府，則設有衛生局與心理衛生局，兩者是平行的一級單位。於行政組織的規劃上，可見美國是一個重視心理衛生的國家。

就行政人員編制而言，台灣的心理衛生人力是極度不足的。目前行政院衛生署設有精神衛生科，正式編制不足十人，台北市政府衛生局設有精神衛生股，編制3人，高雄市政府衛生局設有精神衛生股，編制2人。全國心理衛生行政僅有13名正式編制人員及臨時約聘人員20餘名，顯示我國心理衛生行政人力的嚴重不足。

以人口大略相等（約三百多萬人）的美國洛杉磯郡和台北縣相比，洛杉磯郡心理衛生局的人員編制超過7,000人，而台北縣心理衛生人員的編制僅361人（台北縣心理衛生中心編，1993），於此可見台灣地區心理衛生人力嚴重不足的情況。目前台灣各級政府辦理心理衛生保健與精神醫療的行政人員實在太少，很難發揮其照顧全國2,300萬國民心理健康的重責大任。筆者認為，在中央政府的衛生署應將精神衛生科提升為心理衛生處，與醫事處平行，並配置足夠的人員編制。在地方政府的精神衛生股，應提升為心理衛生局，與衛生局平行，成為縣市政府的一級單位，並配置足夠的心理衛生行政人員。唯有充足的心理衛生人力與經費，才能有效推動全民心理衛生保健的工作。

心理師在行政組織層級偏低、心理衛生行政人員編制不足的衛生系統下，缺乏管道進入行政決策的核心。唯有大量的心理師進入各級政府心理衛生行政部門，才有力量去推動真正照顧全民的心理衛生政策，才有力量為心理師爭取較大的執業空間。

促進心理師執業的外在因素

台灣地區由於經濟生活水準的大幅提高，人民所得普遍增加，已能滿足其基本生活的需要，相對地，民眾由於現代生活壓力的普遍增加，對追求精神生活與滿足心理需要的期望愈來愈殷切，對心理衛生服務的需求也愈來愈多。因此可以說，目前的社會與經濟條件，提供心理師執業的一個良好環境。

從下列幾項指標可以說明，社會環境與民眾需求是有利於心理師執業的外在因素：

1. **探討心理成長的書籍經常成為圖書市場的暢銷書，民眾愛好心理成長的書籍，反映民眾有心理衛生方面的需要**：許多自助式圖書由於心理衛生人力的嚴重不足，反而廣為流行，民眾有心理上的困擾，在找不到專業心理師的協助下，只好退而求其次，尋求自助式圖書的幫助。
2. **各種成長團體與工作坊廣受歡迎**：最近20年各式各樣的心理成長團體，如人際關係訓練、潛能發展、父母成長班、情緒管理工作坊等，十分受民眾歡迎，顯示民眾對心理健康服務業有很大的需要。
3. **各縣市康復之友協會紛紛成立**：這是由慢性精神病患者家屬透過自力救濟或地區衛生機構協助成立。台灣地區設有康復之友協會的縣市包括：台北縣、高雄縣、台中市、台中縣、嘉義縣、台南市、台北

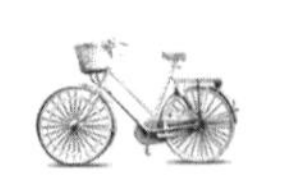

市、高雄市、花蓮縣、桃園縣、南投縣等（王國羽，1997）。心理衛生自助團體的出現，說明民眾對心理衛生的服務有著強烈的需要。有組織的心理衛生自助團體透過政策遊說與病人權益的倡導，來爭取精神病患與家屬應有的權益。在協助心理衛生自助團體的組織與運作，以及教育與服務上，心理師可以扮演相當重要的角色。

4. **各種由特殊兒童的父母所組成的協會日益增加**：最近20年來，許多特殊兒童的父母，為了爭取子女應有的權益，自行組織各種自助團體，例如在台灣地區登記有案的父母協會有：中華民國過動兒協會、中華民國自閉症基金會、台北市智障者家長協會等。對於這些自助團體，心理師可以心理衛生專家的身分，提供諮詢顧問與心理衛生教育的服務。
5. 最近十年，我國陸續通過有利於心理衛生工作的社會福利與醫療法規，例如《心理師法》、《性侵害犯罪防治法》、《兒童與少年性交易防治條例》、《兒童及少年福利法》、《家庭暴力防治法》，以及《身心障礙者權益保障法》等。這些法律的實施，促使政府更加重視青少年犯罪、藥物濫用、婚姻暴力、兒童虐待與疏忽，以及學校輔導工作，這些與心理衛生息息相關，甚至是心理衛生工作的重要內容，在得到政府與民眾重視的時空環境下，需要大批的心理衛生人員，這是心理師執業的有利情勢。

不利於心理師執業的內在因素

台灣心理師執業之路的障礙，不全然是由於外在的因素。不利於台灣心理師執業的內在因素，可以歸納為下列數項：

1. **心理師分化為臨床心理師執照與諮商心理師執照：**心理師原本在衛生人力當中處於不利的地位，本身勢單力薄，處於醫療權力的劣勢，如今由於選擇各自發展，勢必導致力量的分散，浪費各種人力培育與專門執業的社會成本。如果兩者可以做適度的合作，將可以減少心理師執業發展的阻礙。
2. **執業心理師人數偏低，缺乏有組織的努力：**根據有關臨床心理師人力需求的研究（Marwit, 1982），每一萬人需要一名心理師，美國每一萬名人口平均有2.3名臨床心理師（Robiner, 1991）。如果依照每一萬人需要一名臨床心理師作為估計人力需求的標準，台灣地區2,300萬人口，共需臨床心理師2,300名。行政院衛生署對於心理師人力需求的估計，根據精神科病床數而制訂是嚴重的低估。因為心理師執業場所主要在住院部以外的醫療場所與社區機構。
3. **台灣心理學會過於偏重心理學學術研究，而忽視心理師的臨床執業與專業發展：**自有心理學以來，在心理學界即存在著壁壘分明的兩大陣營：一是從事學術研究的心理學家；一是從事專門執業的心理師（Rosenzweig, 1992）。這個現象是全球性的，美國心理師的發展也是如此，而我國心理師的發展與美國如出一轍。以美國為例，美國學術研究的心理學家與專門執業的心理師，在人數上互有消長，早期以心理學家為多數，最近數十年，專門執業的心理師則成為多數。

4. **大學心理師專業養成教育與社會需要有落差**：我國心理師的專業養成機構是各大學之心理學系所及輔導學系所。由於大學心理學系缺乏一個符合社會需要而又明確的訓練目標，以至於在課程的設計上，普遍朝向培養學術研究人才的方向思考。心理學系學生有著充分的理論課程、統計與研究方法課程；但在臨床與諮商等實務性課程、實習訓練，以及專業督導等，普遍訓練不足。學生不僅缺少臨床經驗，而且也缺乏良好的心理師作為其學習認同的榜樣。唯有培養充足而勝任的心理師，才能從事心理衛生工作，配合社會的需要。大學心理學系若能積極思考如何以四年的時間來培養人才，符合社會需要，將成為促動心理師執業的主流。
5. **專業心理師執業信心低落**：張馥媛、黃光國（1995）以權力結構的觀點，分析台灣臨床心理師在精神醫療組織中的地位。研究結果發現：在精神醫療組織中，醫師對於病人治療計畫之安排的決策權較臨床心理師為大，心理師在精神科急性病房的功能不易發揮，臨床心理師的工作並未受到領導者的重視。美國一項有關臨床心理師專業信心的研究發現（Glidewell & Livert, 1992），執業信心與清楚的工作目標、專長的發揮、臨床測驗，以及以治療而非以測驗為主的工作內容等，有顯著的相關。

促進心理師執業的內在因素

有利於台灣心理師執業的內在因素可以歸納為以下三項：

1. **為數相當多而優秀的心理與輔導相關系所與師生：** 心理與輔導系所是相當受人喜愛的系所，台灣地區設有心理與輔導系所的大學正逐年增加，多數綜合性大學普遍設置心理與輔導系所，總系所數已超過30個。這些均是深具規模與辦學成效的大學，心理與輔導系所優良師資與優秀學生，將成為促進心理師執業的內在因素。一般心理與輔導系所學生不僅素質優秀，而且學習動機很強，只要給與適當的訓練與輔導，他們將會成為優秀而勝任的心理師。擁有高素質與士氣的學生，是心理師行業未來發展的動力。如何加以很好的栽培和引導，並建立執業信心，則是心理學教師所要思考的問題。
2. **社會各界存在許多潛在的心理師：** 台灣心理師不僅服務於精神科病房，還有更多的潛在心理師服務於

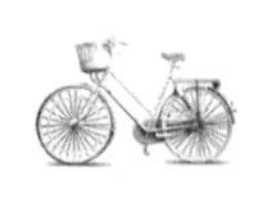

醫院以外的場所，包括服務於學校學生輔導中心的諮商心理師，服務於社區與社會服務機構的社區心理師，以及服務於企業界的工商心理師。如果能夠把分散在各種工作場所的心理師加以整合，形成一股更大的團體勢力，將成為促進心理師執業的有利因素。

3. **有足夠的臨床師資與實習場所**：目前能夠勝任臨床課程的師資與專業實習的督導已比以往要多很多。許多臨床師資與督導都是具有臨床工作經驗的執業心理師。有足夠的臨床師資與素養，將可以以身作則，培養出勝任的心理師。心理學學生的實習場所，也比以往要多很多。適合作為心理系學生實習的場所，包括精神科與一般醫療院所、學校輔導中心、社區心理衛生中心、社會服務機構，以及專業心理諮商中心。有利於心理師執業的條件之一是，心理系學生能夠及早參與臨床工作，接受合格督導的訓練，有機會觀摩資深心理師的執業方式。透過現場工作的訓練以及資深心理師的帶領督導，心理師將逐漸培養其專業能力與執業信心。

心理師的執業機會

探討台灣心理師的執業空間與機會，本文將從工作場所、執業範圍、私人開業，與醫療經費四方面來說明。

就工作場所而言

心理師是醫療人員，但是心理師的工作場所並不限於精神病房。以美國心理師為例，他們服務的範圍已擴及復健科、神經科、家庭醫學科、慢性病科、小兒科，以及外科病房等。可見在醫療院所中，心理師可以服務精神科或一般醫療病房。

在美國的心理師，除了在醫療體系，也在健保體系、司法體系、教育體系，以及社會福利體系之中被視同醫師（physician）。美國心理師依法可以診斷與治療心理疾病，可以獨立開業（independent practice），可以在門診部開診，可以開立診斷書，擁有診療權，近年並積極爭取處方權。

台灣心理師的工作場所，根據鄭昭明（Cheng, 1987）早期的一項調查，有54.5%任職於大專校院擔任教師、助教，或研究助理，其次14.8%任職於醫院擔任臨床心理師或心理技師，再其次11.1%的人任職於學校輔導中心擔任輔導教師或學校諮商員，沒有人從事獨立開業。於此可見，台灣心理師的工作場所通常是學校機構與精神科病房。事實上，適合心理師的工作場所極為寬廣。心理師的工作場所應由心理師自己來界定，服務於不同工作場所心理師，並不影響心理師的共同性與專業性。

筆者認為適合台灣心理師發展的工作場所，至少包括下列各式各樣的機構與場所：

1. 一般綜合性醫療院所。

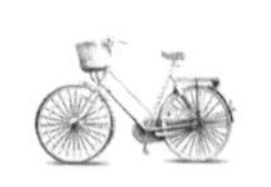

2. 精神科住院部、門診部與日間留院部。
3. 菸酒與藥物濫用防治中心、成癮防治科。
4. 精神療養與復健中心。
5. 各級學校之學生輔導中心。
6. 社區心理衛生中心。
7. 政府與工商機構之員工協助中心（employee assistance programs）。
8. 社會服務機構。
9. 心理諮商所、心理治療所。
10. 家庭婚姻諮詢中心。
11. 兒童保護中心與收容機構。
12. 問題青少年矯治機構。
13. 家庭暴力防治中心與收容機構。

就執業範圍而言

心理師是一個內容包含很廣的專門職業，心理師的執業範圍應由心理師自行根據養成訓練的內容、工作經驗與專長來決定。不同專長的心理師，如臨床、諮商，或社區心理師，都有一些核心的共同專長，這些是屬於心理師的基本執業範圍。筆者認為，心理師的基本執業內容或範圍至少包括下列各項：

1. 心理測驗與心理衡鑑。
2. 心理疾病的診斷與治療。
3. 心理諮商、心理治療與心理復健。

4. 心理測驗的製作、實施、解釋與應用。
5. 心理諮詢與照會。
6. 各種疾病有關心理因素之診斷與治療。
7. 心理衛生教育。

心理師如具備有關神經心理學、心理藥物學、催眠治療、心理分析等的特殊訓練與專長，那麼他們的執業範圍可以擴充得更大。

就私人開業而言

筆者預測將來會有愈來愈多的心理師走上私人開業。私人開業或門診執業，是心理師最好發揮心理學專長的工作場所。計畫從事獨立開業的心理師，應盡早選修有關私人開業或經營心理診所的相關課程。為了爭取更大的執業空間，私人開業心理師可以組織公會，以團體的力量來保障自己的專業權益。

台灣民眾對心理學服務業的需求量很大，盡早進入私人開業的行列，不僅有利心理師的專業發展，更可以直接嘉惠深受心理困擾的民眾。念心理系而不去開業做心理師，就像念醫科不去當醫師，筆者認為，台灣適合心理師開業的社會條件是愈來愈成熟。

就醫療經費而言

筆者認為創造有利台灣心理師執業的三大經濟因素是：公共心理衛生經費的增加、國民所得的增加，以及全民健保

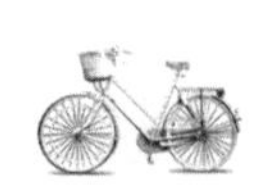

給付心理師。

透過政策遊說與利益團體的壓力等管道，心理師可以影響中央政府廣籌公共心理衛生經費，用來提供全民基本的心理保健。有關低收入家庭接受心理師的專業服務，應由政府撥款補助。政府可以用經費補助的方式，獎勵各醫療院所、社會服務機構、學校輔導中心，以及社區心理衛生中心等，提供低收入家庭有關精神醫療與心理衛生的服務。

台灣近數十年的經濟發展，使得國民所得大幅提高，人民生活水準普遍改善，中上收入家庭將較以往有能力負擔私人開業心理師的專業服務。許多政府與企業機構之員工，也可以透過雇主補助的員工協助方案，獲得免費或低收費的心理衛生服務。

全民健康保險已將心理診斷、心理測驗、心理治療等列入醫療給付的項目。惟因目前健保給付心理測驗與心理治療的額度極低，是一個不合理的現象。心理師下一個工作目標，將是要求中央健保局提高有關心理治療等醫療項目的給付額度。

建議

本文根據前述對於影響台灣心理師執業的內外在因素的分析，以及對台灣心理師執業機會的探討，在此提出幾點建議，希望有助於台灣心理師執業之路的思考。

將心理師定位為醫療人員，心理師的主要工作內容是心理診斷與心理治療

台灣心理學界要在「將心理師定位為醫療人員」上取得共識，似乎仍有困難。由於此一共識不強，導致心理師及心理系學生容易產生專業認同的危機。台灣僵化的教育體制正在鬆綁中，醫療人員不一定非由醫學院訓練不可，就如同教師不一定非由師範院校來訓練不可。

心理師的主要訓練內容與專業專長是心理診斷與心理治療，台灣心理師受到精神醫療體制的不當限制，使人誤以為心理師是專門做測驗的技術人員。唯有從心理衛生的正確觀點，重新認識心理師的主要專長是在心理診斷、心理治療、心理復健與心理照會等。

美國心理師已經由一個實施測驗者，及在醫師督導下的工作者，蛻變為一個具有高度自主性的心理衛生專業人員。他們的工作內容，從事心理測驗的時間逐漸減少，從事個別心理治療的時間愈來愈多。在醫院工作的人逐漸減少，在門診、社區心理衛生中心，以及私人開業者愈來愈多（張馥媛、黃光國，1995；Garfield & Kurtz, 1976）。一項以美國從事私人開業臨床心理師為對象的調查（Glidewell & Livert, 1992）發現，美國臨床心理師的工作時間，平均有62.06%用在心理治療，有16%用在心理衡鑑與測驗，有9.20%用在心理諮詢照會，有8%用在行政工作上。與美國心理師的工作內容相比，台灣心理師的工作時間大部分用在心理衡鑑與

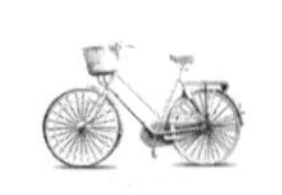

測驗，是不恰當的。心理師的主要功能與執業專長是在門診、社區心理衛生中心，以及私人開業的場所，負責有關心理診斷、心理治療、心理復健與心理照會的心理衛生工作。

曾文星（1996）總結《華人的心理與治療》論文集時，提出三點具體的建議：1.迎頭趕上，推展心理治療的訓練；2.精神科醫療系統裡廣設心理治療設施；3.用心探討適合華人的心理治療。要落實曾文星的具體建議，我們需要培養人數充足、能力勝任的心理師，才會有足夠質量的心理師去推展心理治療工作。在推展華人心理治療的訓練、執業與研究上，心理師是責無旁貸的，在心理衛生專業人員中，心理師因為受過完整的心理診斷與心理治療訓練，是最能勝任在醫療系統中負起心理診斷與心理治療的工作。

盡速完成《心理師法》部分條文修訂工作

現行《心理師法》公布施行已有幾年了，大家對於《心理師法》的內容及其執行，逐漸有了更清晰的體會和認識。個人認為《心理師法》還有一些可以透過修法而改善的空間，主要的修法方向為朝向全科心理師完全獨立執業的目標。

在朝向全科心理師修法方面，以美國為例，心理師執照的考試、頒發與規範由各州負責。美國各州心理師委員會所頒發的執照係屬於「全科心理師」（general practioner）的執照，而非專科執照（specialist），因此也沒有所謂的「臨床心理師執照」。所有修習心理學課程為主的心理師，包括在教育學院主修諮商心理學、教育心理學與學校心理學，以及在心理系主修非臨床的心理學研究所的畢業生，均可以報考心理師執照。

心理師同仁應說服衛生署與自己，以心理師為共同認同對象，都認同自己是醫療人員。以心理師整合不同主修、不同專長的心理師，才會有團結的力量，來爭取心理師的執業空間與專業發展。唯有以心理師來包容臨床與非臨床，心理與輔導，心理師才會有足夠的人數壯大起來。

在朝向獨立執業修法方面，2001年公布實施的《心理師法》存在許多不利於心理師執業發展的條文，包括過多的罰則，導致《心理師法》簡直就是一個心理師管理辦法。因此可以朝向專業自治的方向去努力，減少不必要之行政主管機關的不當管理與干涉。此外可以思考如何刪除那些限制心理師業務範圍的條文，例如刪除有關醫囑的規定等。

心理師及其組織應透過各種方式，去影響衛生署制訂有利於心理師發展的心理衛生政策

過度偏重精神醫療，或將心理衛生過度醫療化的心理衛生政策，基本上是不利於心理師的專業發展與執業空間。心理師及其組織，特別是心理師公會與學會，應透過政策遊說與團體壓力，去影響衛生署檢討其不當的心理衛生政策，與不當的心理衛生資源分配。心理師及其組織應責無旁貸地站在心理衛生消費者的立場，爭取更多的經費，用在社區心理衛生工作與心理衛生教育上面。

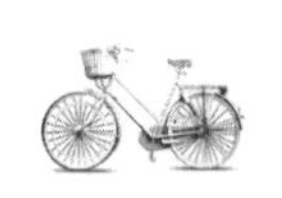

唯有在精神醫療與心理衛生並重的心理衛生政策之下，心理衛生資源的分配才會得到合理的改善，心理師才會有發展的空間。將醫療資源過度集中在精神醫院與醫師的心理衛生政策，基本上是不利於心理師的發展，也不利於全民心理衛生的保健。

心理師及其組織應爭取更多的心理衛生經費，用在社區心理衛生工作、家屬教育、自我倡導團體、學校心理衛生、國民心理衛生教育、心理疾病的預防、心理疾病的復健，以及心理師的人力培育等。筆者認為，以社區全民為中心的心理衛生政策，才是有利於全民心理保健與心理師專業發展的政策。

心理師及其組織應建議政府提升心理衛生行政組織的層級，與擴大心理衛生行政人員的編制

以目前心理衛生行政組織的層級與人員編制，筆者建議，在中央政府，將行政院衛生署之內的精神衛生科提升為心理衛生處，或在規劃的厚生部裡成立心理衛生司。在提高為衛生署或厚生部的一級單位之後，心理衛生處（或司）可以統籌負責有關精神醫療、社區心理衛生、學校心理衛生、菸酒與藥物濫用、心理疾病預防與心理衛生教育等業務。在地方政府，精神衛生股應提升為心理衛生科。各級政府若能提高心理衛生行政組織的層級與編制，才會有足夠的人力與經費，做好國民心理健康的維護和促進。

在行政組織層級上，將心理衛生附設於一般衛生之下，

將導致一般人與政府對於心理衛生工作的忽視。唯有將心理衛生與一般衛生在行政組織層級與人員編制上取得平行，心理衛生工作才會受到應有的重視。在行政層級提升與人員編制擴充之後，心理師才會有機會進入心理衛生行政的領導階層，參與制訂有利於全民心理保健與心理師專業發展的心理衛生政策與醫療資源分配。

結語

心理師是一個異質性較高的學術與專業團體，這是心理師的優點，也是整合心理師的一個挑戰。傳統心理學界存在著學術研究的心理學家與專門執業的心理師兩大陣營。這兩大陣營在台灣並未明顯形成與對立。台灣心理師團體原本已經相當勢單力薄，心理師同仁之間更應該以接納和尊重的態度，來彼此相待，對外則應以和衷共濟的態度，一起為心理師爭取最大的執業空間與專業地位。

台灣心理師面臨一個關鍵時刻，如何整合大家的共識，合作促成《心理師法》的修法工作，如何培養符合社會需要而又能勝任專業工作的心理師，如何走出精神科病房，將心理師的執業空間擴充到社區、醫院、學校，與私人診所，如何為民眾爭取完善的心理衛生服務，都是有賴心理師的智慧與努力，心理師的專業地位和執業空間，有待全體心理師的合作與努力去爭取。為了全民心理健康著想，為了心理師的前途著想，心理師只有往執業之路大步邁進。

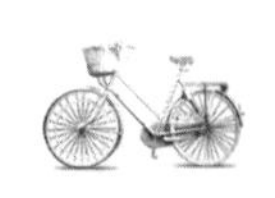

第21章

心理師如何開拓工作舞台

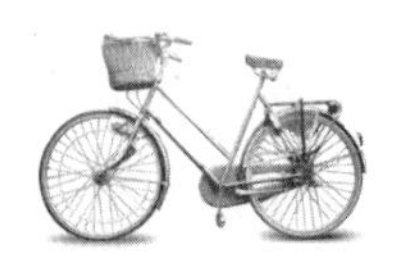

本章將描述台灣心理師現在或未來可以工作和發展的舞台。這些工作舞台需要全體心理師共同去爭取和經營，有的工作機會需要透過修改法律去完成，有的工作機會需要企業家的精神去實現，有的工作機會只需要改變我們的想法即可增加。

心理師的工作機會不會從天上掉下來，也不可能期望別人的恩賜與安排，唯有全體心理師及其組織自求多福，廣結善緣，為自己以及未來的心理師去爭取和創造工作機會。除大學學生輔導中心和醫院精神科之外，心理師可能的工作舞台還有很多，這些工作舞台多數需要大家共同去開發和經營。

透過修改法規，在社福機構中增加心理師的編制

1990年代是台灣社會福利的黃金十年，不僅全國社會福利預算大幅增加，而且通過許多有利於推展社會福利的法律，與心理衛生息息相關的社福法律，像是《性侵害犯罪防治法》、《家庭暴力防治法》、《兒童及少年福利法》、《身心障礙者權益保障法》等，均在法律中明文規定社福機構應置社工人員，很可惜的是，這些社福法律在立法過程沒

有將心理師納入編制，導致目前社工人員在執行弱勢族群與受害人的心理輔導時，遭遇難以轉介心理師的困境。

筆者建議心理師公會應該成立法規修訂小組，去檢討每一個法律疏漏心理師編制的條文，然後提出有利於社福個案、社福機構，以及心理師的條文，透過內政部與立法委員的協助，完成部分條文的修正，這是一個勢在必行的行動。修法行動的完成，將可以增加許多心理師的編制，造福無數的弱勢個案及其家屬，也可以大幅減輕社工人員的工作壓力，以及轉介案主接受心理諮商的困擾。

◎透過立法，增加大學學生輔導中心心理師（輔導老師）的編制員額

根據筆者的觀察，台灣一般大學學生輔導中心的專任心理師（輔導老師）的編制平均約二個人，這樣的編制遠遠不及美國的大學學生輔導中心的編制，以及教育部六年輔導工作計畫所提出的建議。一般學者專家（Robiner, 1991）普遍認為，一個學生人數一萬人的大學，其學生輔導中心應該要有十名心理師（輔導老師）的專任編制，亦即每一名心理師（輔導老師）服務1,000名學生。

如何才能增加大學學生輔導中心心理師（輔導老師）的專任員額呢？筆者認為，除了各校自行尋求校方的支持，逐年增加專任員額之外，最有效的方式還是要透過訂定「學生輔導法」才能完成這個目標。筆者主張在學生輔導工作主管機關教育部的主導之下，訂頒「學生輔導法」。在這個「學

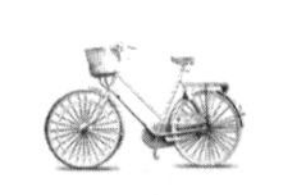

生輔導法」當中，可以明訂各級學生應按一定的學生與輔導老師的比例設置輔導老師，例如每15班或每1,000名學生應置專任輔導老師一人，明訂輔導老師應具備的資格或證照，並且專任輔導老師以不授課或授課最多4小時為原則。「學生輔導法」也應明訂各級學校應設輔導專責單位，例如輔導處、室、組，或中心等，一個沒有輔導專責單位的學校，又要如何凝聚輔導團隊的力量來做好學生輔導工作呢？

能夠將有效推行學生輔導工作所需的輔導老師專任員額，明訂在「學生輔導法」當中，各級學校便要依法聘足輔導老師（心理師）來從事學生輔導工作，如此一來，不僅廣大的兒童與青少年學生可以獲得最佳的心理健康的照顧與全人發展的輔導，而且可以提供心理師更多的工作機會與發揮專業助人的舞台。

與醫師聯合成立身心診所

心理師如同醫師一樣，為照顧民眾身心健康的醫事人員。心理師不僅可以自行成立心理諮商所或心理治療所，也可以與志同道合的醫師聯合成立身心診所。心理師可以和各科醫師合作，包括內科、外科、小兒科、婦產科，以及精神科等。根據美國的經驗，心理師和內科以及精神科醫師合作的比率比較高。由於罹患心理疾病的民眾經常求助於家庭醫學科和內科，心理師也可以嘗試和他們合作，提供單一窗口的身心聯合診所，最能夠有效的照顧民眾的身心健康。

鼓吹政府與企業組織設置員工協助方案

在台灣，不僅民間企業已經開始認識到員工協助方案（EAP）對於員工與企業是一個雙贏的方案，公部門在行政院人事行政局的積極推動下，希望能夠提供公教人員相關的心理健康服務。目前是一個有利於政府與民間企業推廣員工協助方案的環境。然而，政府與民間企業本身並非心理專業機構，他們對於推動員工協助方案往往不知如何著手，亟待心理師給與協助。

政府與民間企業推動員工協助方案的困難之一是，提撥作為員工心理健康服務的經費相當有限，以至於難以聘請專任的心理師擔任機構內員工協助方案諮商師，以及提供員工求助機構外心理諮商的費用。如何讓機構主管了解員工協助方案的重要性，以及願意提撥更多的經費來提供心理諮商給員工，是心理師需要去耕耘的工作。

政府與民間企業如果能夠設置專任的員工協助方案諮商師，以及提撥充足的心理諮商費用，那麼心理師可以以個人方式或機構方式與政府和民間企業簽約，提供該機構員工心理諮商相關服務，這樣的員工協助方案不僅可以有效幫助員工增進心理健康，提高工作效率，同時可以增加心理師的工作機會，協助政府與民間機構及其員工達到雙贏的目標。

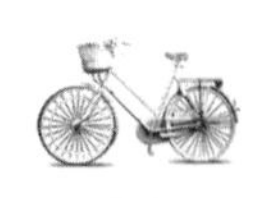

◎ 透過立法，強制各縣市成立足額編制的社區心理衛生中心

在心理衛生專家學者的鼓吹，以及衛生署的支持下，台灣各縣市政府普遍在其衛生局之下成立社區心理衛生中心，但是根據實況調查（台中縣衛生局、雲林縣衛生局、高雄市衛生局，2004），除了台北市、台中縣、南投縣配置有較多的專任工作人員之外，各縣市政府所設置的社區心理衛生中心的專任工作人員平均約二人，甚至有些縣市社區心理衛生工作並沒有專人負責，以如此單薄的專任人力如何去照顧全縣民眾的心理健康呢？若能透過立法的方式，規定各縣市政府成立足額編制的社區心理衛生中心，心理師還可以一起來推動一個普遍照顧全民心理健康的「心理健康法」草案（請參見附錄6），我們可以在「心理健康法」當中，明文規定各縣市政府應按一定縣民與心理師的比例，聘任心理師。根據專家學者的建議（Robiner, 1991），最少每一萬人應聘任一名專任的心理師。

其次，可以在「心理健康法」當中，明訂社區心理衛生中心是一個直接服務民眾的單位，目前社區心理衛生中心被錯誤的定位成一個行政幕僚單位，以及教育宣導與疾病預防的單位來運用，這是嚴重的定位錯誤。根據社區心理衛生三級預防的概念，以及心理衛生先進國家的實務運作經驗，每個社區心理衛生中心必須是一個直接服務的機構，才能夠發揮心理疾病三級預防的功能。

當社區心理衛生中心成為一個直接服務的單位，並且有足夠的專任心理師編制員額，例如由十位心理師與社工師組成一個心理衛生服務團隊，民眾可以直接就近尋求心理諮商與心理治療，如此將可以滿足民眾所需的心理衛生二級預防服務（包括諮商輔導與危機處遇）。這樣的社區心理衛生中心才是民眾最需要的單位，而不是一個只會轉介、不會直接服務的單位。當各縣市政府或民間普遍成立這樣的社區心理衛生中心時，心理師的工作機會將大為增加，可以在社區直接服務民眾，發揮專業助人的功能。

◎ 自行或聯合成立心理諮商所或心理治療所

心理師通過執照考試，並不保障就業，心理師從取得執照到開設私人診所，還有一段辛苦的道路要走。最可能的路徑是先到一個機構去歷練一段時間，好比醫師通過執照考試之後，需要到教學醫院去接受兩年的住院醫師訓練，等到累積了較多的臨床經驗與熟練治療技術之後，再出來自行開業。筆者建議通過心理師執照考試的夥伴，不妨找一家比較上軌道的機構，像是大學學生輔導中心、社區心理衛生中心，或醫療院所，去接受兩年的實務訓練。根據《心理師法》第七條和第二十條的規定，心理師如果要自行開業，需要先到衛生署指定的機構去接受兩年的實務訓練，一個上軌道的機構，通常也容易成為衛生署指定的實務訓練機構。

心理師開設心理諮商所或心理治療所，可以自己一個人執業，也可以和其他心理師合作，開設聯合心理諮商所或聯

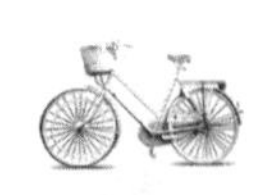

合心理治療所，以團體執業的方式運作。團體執業的方式除了可以分擔經營的成本之外，還可以在執業期間獲得同儕的支持，比較不會有個人執業的孤獨感。要成功的經營私人診所並不容易，而且也有一定的經營風險。

自行或結合保險公司發展預付制諮商服務方案

具有企業家精神的心理師可以思考一種可行的「預付制諮商服務方案」（pre-paid counseling service），如果把員工協助方案當作是機構版的話，預付制諮商服務方案可以說是員工協助方案的個人版。兩者主要的差別在於員工協助方案的經費是由企業機構負擔，預付制諮商服務方案的費用是由個人負擔，有點類似購買私人心理諮商保險。這個方案目前仍然停留在構想階段，有待進一步的開發和實踐。

可行的方式之一是由心理師團體與保險公司評估這個方案的可行性，並且精算出成本與收益，然後以一個新保險產品的方式，在市場上推出。預付制諮商服務方案需要大量的行銷人員或代理人（agent），協助產品的行銷。因為這個方案成功的關鍵在於是否擁有足夠的會員人數，當會員的人數達到一定的規模之後，自然可以租用辦公室、聘請心理師、雇用行政人員等。要招募足夠人數的會員，主要的招募工作在於行銷人員或代理人，因此行銷人員或代理人是非常重要的一環。如果保險公司可以分擔這個工作的話，將可以增加本方案的成功率。

鼓勵醫院設置心理諮商自費門診

一般醫院對於心理諮商是相當陌生的，因此需要心理師的協助，與醫院關係良好的心理師，直接和醫院負責人探討在醫院開設心理諮商自費門診的可行性。這對於醫院而言，一方面可以增加服務項目，另一方面可以增加醫院的營運業績。醫院只要提供幾個診間作為心理諮商服務的場所，並不需要承擔任何風險。

醫院可以採用兩種方式聘用心理師，一是聘請專任的心理師來提供心理諮商服務，專任心理師的收入來自薪水和業績。另一種方式是聘請兼任心理師到醫院值班，兼任心理師的收入主要是諮商費或鐘點費。如果心理諮商自費門診要增加成功的機率，筆者認為醫院最好設置心理科，有關心理諮商的業務以及心理師的聘任與執業，可以由心理科來規劃辦理。

在醫院開辦心理諮商自費門診有許多有利的條件：一是方便民眾就診，一般民眾有身心方面的疾病或問題時，自然會想到去醫院看病；二是醫院給人有公信力的印象和感覺，民眾在醫院掛心理諮商科的意願比較高，也比較放心；三是心理師在醫院執業時，對於有需要身體檢查或治療生理疾病的病人，可以非常方便的轉診。

結語

本章主要關切的是心理師的工作舞台，特別是心理師在

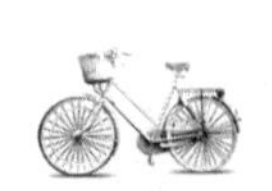

未來可以嘗試開拓的工作機會，這些機會都有成功的可能性，端賴心理師們是否能夠以有組織的方式，努力不懈地去爭取和創造。大部分的想法已經在心理衛生先進的國家實施，並且取得良好的成果。只要心理師們願意去實現夢想，願意去嘗試，並且持續做下去，終究會有成功的一天。

第22章

《心理師法》的過去、現在與未來

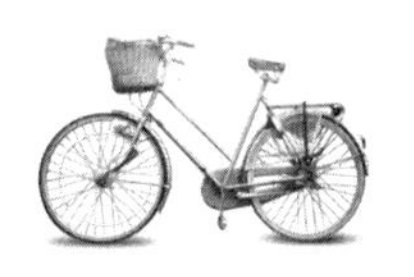

對於《心理師法》訂定過程的敘說，可以說是眾說紛云，很難理出一個頭緒，畢竟《心理師法》從立法理念到條文呈現，從衛生主管機關的行政協商到立法院的反覆折衝，歷經多年。每個法案參與者，由於立場與切身利益的緣故，分別從行政主管機關、立法機關、學術團體、醫師團體、心理師團體，以及消費者團體等不同的角度來敘說《心理師法》，必然會有完全不同的面貌。要給《心理師法》的立法經過提供一個概括而全面的描述，可以說是不可能的任務。本文只能說是個人參與《心理師法》立法的主觀敘說，提供給讀者的也只是複雜事件的一個主觀真實。有興趣進一步了解個人對於《心理師法》的觀點，可以參考筆者的其他文章（林家興，1998；林家興、顏意芳，2002）。臨床心理學者、精神科醫師和社會工作師對於《心理師法》的觀點（張本聖，1998；陳武宗、陳籙，2000；楊添圍，2000），也值得讀者參考。

過去的種種爭議

《心理師法》於2001年10月30日經立法院三讀通過，總統於2001年11月21日公布施行。據我所知，台灣是亞洲

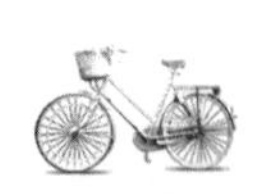

第一個有《心理師法》的國家，應該是值得大家，特別是心理師們大肆慶祝的事情。只是目前《心理師法》的內容，比較是一種權力折衝的結果，而不是理性論辯的結晶。

《心理師法》在冗長行政協商與立法折衝的過程中，有幾個重要的爭論值得與讀者分享，包括法案名稱、諮商與臨床是否分開立法、應考資格、祖父級條款、業務範圍、罰則等。這些爭論經過各方多次的協商與折衝，分別納入現行《心理師法》條文當中。這些議題曾經讓參與協商的學者專家、行政官員和立法委員經歷過許多的爭論和對立，這些寶貴的行政協商與立法經驗，值得「後心理師法時代」的朋友關心和理解。

◎ 法案名稱

原先法案的名稱是「臨床心理師法」草案，這是行政院衛生署徵詢包括中國心理學會臨床心理學組在內的團體所草擬的，並且以「臨床心理師法」草案的名稱送行政院核定，再送進立法院進行立法程序。法案名稱在立法院以政黨協商代替二讀的時候，被修正為「心理師法」草案，主要是因為法案的內容同時要規範臨床心理師和諮商心理師。

最初，要將諮商心理師納入《心理師法》規範，行政院衛生署是有疑慮的，一方面不清楚諮商心理師是否適合納入醫事人員管理，另一方面擔心諮商心理師的品質不整齊。在立法委員的協助下，經過中國輔導學會與其反覆溝通和協商，在前任衛生署長李明亮同意之後，正式將諮商心理師納入「心理師法」草案，進行立法程序。要將諮商心理師納入「心理師法」草案，並不是一件容易的事情，因為反對的聲音不僅來自衛生署和臨床心理學組，而且部分諮商師也有疑慮，主要的擔心是：將諮商師納入「心理師法」草案之後，心理諮商會被醫療化的可能後果。部分諮商師希望推動《諮商師法》，與《心理師法》脫鉤，這個想法和聲音因為當時無法兼顧，也就被忽視了。因為在沒有主管機關願意支持與主導的情況下，要推動《諮商師法》恐怕是很困難的工作。

諮商與臨床心理師分開或合併立法

由於要在立法院完成一個類似《心理師法》這樣條文多達六十四條的法案，是一個高難度的工作，因此有人主張讓「臨床心理師法」草案先行完成立法，然後諮商師和諮商心理師再慢慢草擬自己的「諮商師法」草案或「諮商心理師法」草案。我個人是主張合併立法，而且主張法案名稱是「心理師法草案」，主要的理由如下。

從國外《心理師法》的立法經驗來看，特別從許多專科心理師中單獨挑出臨床心理師來制訂執照法的例子是絕無僅有的，以心理學先進的美國和加拿大為例，也只有《心理師法》而無「臨床心理師法」。心理師本來就是衛生保健人員（health care provider），是屬於全科的心理科專家。國內外的政府通常也僅能為專業界制訂一般性的專業執照，而無所謂的專科或分科執照。以國內醫師執照為例，也是屬於全科醫師的執照，並無所謂的專科醫師執照。

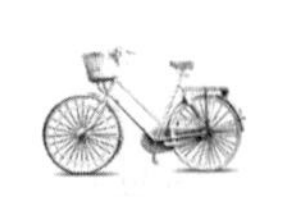

理想的《心理師法》應該是全科心理師，現行的《心理師法》一下子跳過全科心理師，直接規範兩個專科心理師的執照，可以說是法律遷就現實的妥協結果。

應考資格

在訂定《心理師法》的過程中，應考資格曾經發生過激烈的論辯，主要的爭論有兩方面：第一個爭論是什麼科系畢業生可以考，第二個爭論是應考資格要訂在學士學位還是碩士學位。最初的草案是以條列式的方式明訂哪些科系的畢業生可以考，其中並不包括輔導相關科系，而且這種列舉式的條文過於僵化，很難因應新興科系畢業生應考資格的認定。最後隨著應考資格提升到碩士學位的共識之後，就不再採用列舉的方式來訂定應考資格，而是以是否修過臨床或諮商心理學程，作為認定的依據。

「心理師法」草案最初的版本將應考資格訂在學士學位，這也是考試院一向的制度化規定，亦即將高等考試的應考資格訂為學士學位，因為專門職業及技術人員心理師考試是屬於高等考試的等級，因此考試院和部分專家學者主張將應考資格訂在學士學位。後來臨床心理學組以維護心理師專業品質的考量，主張將心理師應考資格訂在碩士學位。經過多次協商之後，以碩士學位為應考資格的主張被多數人接受，並納入條文當中。

參加考試院各項考試的報名文件，通常以畢業證書為主要資格認定依據，但是在立法當時，國內並沒有所謂的臨床心理學研究所或諮商心理學研究所，因此無法僅憑碩士學位證書就可以判斷是否具備應考資格。現階段國內心理與輔導相關研究所所頒發的碩士學位證書，也沒有任何臨床心理學組或諮商心理學組的註記，只好在《心理師法》當中另做下列的規定，凡是一般心理相關研究所畢業的考生，必須另提學程證明書以為判斷應考資格的依據。

祖父級條款

在《心理師法》草擬的過程中，曾經有人建議在《心理師法》中，增列祖父級條款，讓現職心理師以及大專校院心理學教師，在《心理師法》實施之後一定時間內，得以相關學經歷證明直接換證，或參加檢覈考試。主要的理由有三：1. 為落實《心理師法》，我們需要立即有足夠人數的合格督導；2. 可以保障現職心理師的工作權；3. 可以解決《心理師法》立法之後的一些執行問題，例如執照考試命題委員與督導心理師沒有執照的困擾。然而此一建議，在「心理師法草案」的協商中很快就被行政院衛生署否決，主要的理由是依據現行考試法規，未經國家考試，不得取得公務員資格或專門職業及技術人員執照，衛生署基於醫事人員品質管理的責任，不願意在這個建議上妥協。根據現行《心理師法》，只有領有公職臨床心理師證書的人，才可以直接換證，其他所有人，包括大學心理學教師，也都必須參加考試，才能取得心理師執照。

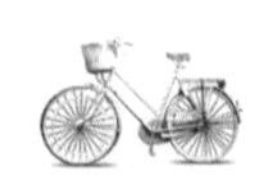

業務範圍

在《心理師法》的諸多條文當中，有關業務範圍的訂定比較棘手，主要的爭議有二：第一個爭議是心理師究竟是否可以獨立執業；第二個爭議是如何切割臨床心理師和諮商心理師的業務範圍。根據現行條文，心理師只能說是半獨立的專門執業，因為根據《心理師法》第十三和第十四條，心理師執業時，對於罹患精神官能症、精神病和腦部心智功能不全疾病的患者，應依醫師開具之診斷及照會或醫囑為之。這是臨床心理學組的前輩們與醫師團體經過辛苦而冗長協商的結果。或許隨著心理師專業地位的提升，將來可以朝向完全獨立執業的方向去修法，讓心理師的專業功能和對社會的貢獻可以有更多揮灑的空間。

現行《心理師法》關於臨床心理師和諮商心理師業務範圍的條文，其實是各方協商妥協的結果，也就是臨床心理師的業務範圍比諮商心理師多兩項：精神病或腦部心智功能之心理衡鑑與心理治療。當時在立法委員的協助下，這樣的條文是將各方意見做一個妥協陳述的結果。既然沒有人可以對區隔兩種心理師業務範圍提出更好的文字，為了能夠早日促成《心理師法》的完成立法，基於對臨床心理師專長的尊重與服務對象的需要，以及長期推動《心理師法》的努力，就讓臨床心理師多兩個在醫院中從事的業務範圍。

罰則

《心理師法》六十四項條文當中，有關罰則的條文就有十六條，仔細閱讀《心理師法》的感覺，會覺得好像是一個心理師管理法。對於心理師過度被衛生主管機關管理的現象，出乎意料的，在行政協調與立法過程中，幾乎聽不到心理師反對的聲音。反而非心理師對於罰則比較有強烈的意見，根據《心理師法》第四十二條，未取得臨床心理師或諮商心理師資格，擅自執行臨床心理師或諮商心理師業務者，處兩年以下有期徒刑，得併科新台幣三萬元以上十五萬元以下罰金。由於罰則相當嚴重，因此非心理師的專業人員反彈滿大的。

爭議比較大的有兩點：第一個爭議是如何區別心理諮商和心理輔導；第二個爭議是其他心理衛生專業人員執行心理業務是否會受到處罰。要清楚釐清心理諮商和心理輔導，的確是一個很困難的事情，許多從事心理輔導工作的現職人員，包括中小學校輔導老師和社區輔導人員，對於《心理師法》的罰則都非常擔心。為了避免受罰，心理輔導人員透過立法委員在「心理師法」草案二讀的時候，在第四十二條增列第三項，將心理輔導工作者從事一般人之心理諮商時，排除受罰的規定。至於其他心理衛生人員，包括護理人員、職能治療人員、社會工作師等，若依其專門職業法律規定執行業務，涉及《心理師法》所訂業務時，不視為違反《心理師法》。

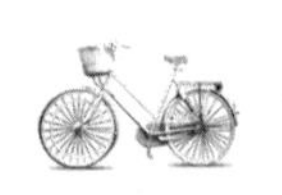

《心理師法》施行現況

《心理師法》自總統公布施行至今（2008年12月）七年，《心理師法》的相關配套規定陸續公布。《心理師法》公布施行後，衛生署於2001年3月15日公布「得應諮商心理師特種考試人員資格審查要點」及「得應臨床心理師特種考試人員資格審查要點」，於2002年6月3日公布了《心理師法施行細則》（附錄2），於2003年3月19日公布《心理師執業登記及繼續教育辦法》（附錄7），於2004年4月2日公布了《心理諮商所設置標準》（附錄8）與《心理治療所設置標準》（附錄9）。

《心理師法》公布施行後，考選部於2002年8月13日公布「專門職業及技術人員高等考試心理師考試規則」與「專門職業及技術人員特種考試心理師考試規則」。考選部於2002年12月開始辦理心理師考試，截至2008年6月，計有751人取得臨床心理師證書，1,036人取得諮商心理師證書（不含以公職臨床心理師證書換證者）。

中國輔導學會為配合《心理師法》的施行，也相繼擬訂了相關規章，於2002年7月16日通過「諮商心理實習課程辦法」，於2008年1月12日修訂為「諮商心理實習辦法」（請參見附錄5），並經衛生署同意備查，於2004年1月10日通過「諮商心理師繼續教育及積分採認作業規章」（請參見附錄10）。隨著取得心理師執照的人愈來愈多，各縣市分別成立諮商心理師公會和臨床心理師公會，以便為心理師爭取應有權益，並提升心理師服務民眾的專業品質。

《心理師法》的影響

《心理師法》公布施行之後，我們可以感受到心理師培育機構受到明顯的影響，至於各級學校、社區機構，以及醫療院所則受到《心理師法》不同程度的影響。由於專業執照代表專業服務品質與專業人員的生計前途，不可諱言的，執照考試將會引導心理相關研究所的課程規劃與教學實施。心理相關研究所為了符合《心理師法》的規定，勢必重整課程為臨床心理學組與諮商心理學組，使研究生可以具備應考心理師的資格。

心理師培育機構對於研究生的訓練也將日益重視專業實習、臨床實務訓練，以及專業督導。從研究生選修碩三全職實習人數的日漸增加，以及培育機構對於督導制度的日趨重視，可知《心理師法》的確發揮它提升心理師專業訓練品質的影響力。相對的，由於心理師執照的應考資格訂在碩士學位，使得心理相關學系大學部畢業生，以及非臨床、非諮商的研究所畢業生的就業發展，受到很明顯的限制。從最近兩年報考臨床與諮商心理學組考生的顯著增加，可知《心理師法》已經逐漸在左右心理相關系所的招生與學生的出路。

《心理師法》對於各級學校的影響，短期內比較不明顯，長期的影響則有待觀察。個人預期諮商心理師與學校輔導教師的區隔將會加大，心理師與教師的分業將會日趨明顯。教育部《學生輔導雙月刊》曾經以「《心理師法》與學

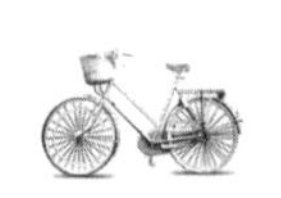

校輔導工作」為焦點話題，邀請專家學者發表看法，有興趣的讀者可以參考林家興（2003）、賴念華（2003），以及曹中瑋（2003）等人針對《心理師法》對於大學和國民中小學學生輔導工作的影響，所發表的看法。

由於《心理師法》是一種醫事人員法規，諮商心理師與臨床心理師不可避免將朝向醫事人員的方向定位，心理師在醫療機構所扮演的角色，以及所提供的專業功能，預料將會日趨增加，這將有助於民眾對於心理專業服務需求的滿足。至於心理師將來朝向私人開設心理諮商所與心理治療所的展望，則有待進一步的觀察。

未來修法的空間

現行《心理師法》公布施行之後已經數年，大家對於《心理師法》的內容及其執行，逐漸有了更清晰的體會和認識。個人認為《心理師法》還有一些可以透過修法而改善的空間，主要的修法方向為朝向全科心理師完全獨立執業的目標。

現行《心理師法》是屬於「一法二科」的性質，更貼切的講法是將兩個專科心理師合併立法的《心理師法》，這是一個有分化心理學界之虞，影響臨床心理師與諮商心理師對立或和諧，影響諮商臨床心理師與非諮商臨床心理師對立或和諧的《心理師法》。現行《心理師法》帶給心理學界的損益很難評估。個人認為全科心理師才是未來我們修法的方向，如果能夠達成這個目標，將可以團結心理與輔導學界，促進心理學多元而平衡的發展。取得全科心理師執照的人，將來可以依據自己的興趣接受專科或分科訓練。例如前往醫療機構接受實務訓練，可以成為臨床心理師；前往學校機構接受實務訓練，可以成為學校心理師；前往諮商機構接受實務訓練，可以成為諮商心理師；前往復健機構接受實務訓練，可以成為復健心理師；前往工商機構接受實務訓練，可以成為工商心理師。

將來心理師執照考試的科目，就可以包括心理學的所有核心課程，而不是只念狹窄的專業領域或分科課程。目前心理師考試的科目過於偏重臨床課程，導致基礎與理論學組招生的困難，以及影響研究生選課偏重考試科目，忽視基礎與理論心理學的課程。全科心理師的考試則以心理學全部課程為命題範圍，如此將有助於心理學各領域的均衡發展，也可以使心理師有一個共同的認同。等到將來時機成熟，各專科心理師可以比照專科醫師制度，建立專科心理師考試和認證制度。

同樣重要的，隨著心理師專業的成熟以及專業水準的提升，我們可以朝向完全獨立執業的方向努力。例如：將需要醫囑才可以執行業務的限制性條文刪除，將行政管理逾越專業判斷的條文加以修改，以及將心理師可以從事心理疾病診斷和治療的條文做更明確的訂定，如此將可以釋放心理師的專業，以便更有效的提供民眾所需要的心理健康服務。

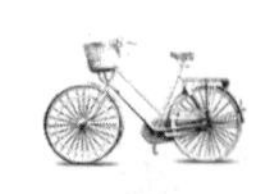

結語

《心理師法》是一個關係全民心理健康與影響心理師專業發展的法律，它不屬於任何政府機關或專業團體，本文基於對《心理師法》的關心，分別從《心理師法》過去的種種爭議、現在實施的概況，以及可能的發展未來，做一個主觀的描述，希望有助於心理師及關心心理師的朋友，增加對於《心理師法》的了解，並且願意持續地對《心理師法》的落實與改進給與關心。

（本文修改自〈心理師法的過去、現在與未來〉一文，原文載於文教基金會會訊《回饋》第74期）

第23章
全民心理諮商服務的藍圖

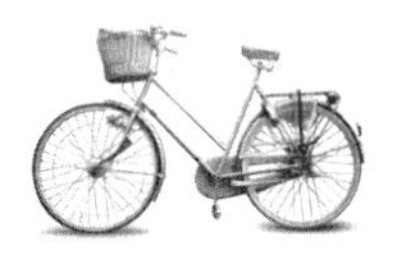

前言

最近一段時間，很多人在關心民眾心理健康與心理諮商服務的未來，包括衛生主管機關、心理師培育機構的教師與研究生，以及諮商心理師們。衛生主管機關對於針對全體民眾提供心理諮商服務的網絡或模式特別感到關切，希望諮商心理師公會或學會可以提供這方面的論述。筆者不揣淺漏，擬針對台灣地區全民心理諮商服務的藍圖進行描繪，作為拋磚引玉，希望大家可以共同探討和形塑台灣地區全民心理諮商服務的有效模式。

本章的目的即在描繪全民心理諮商服務的藍圖，包括心理諮商服務有哪些法律依據？設立者是誰？有哪些心理諮商機構？民眾有何需求？心理師人力是否足夠？建構服務藍圖的可能挑戰？最終希望衛生主管機關可以用具體的心理健康政策、修改法規，以及經費補助來支持和布建全民的心理諮商服務體系。

法律依據

現代化或歐美式的心理諮商服務出現在台灣大約已經有30年的歷史，早期心理諮商服務主要是由大學輔導中心和

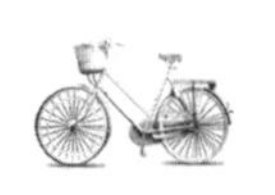

社區諮商機構提供，通常是免費的。私人收費的心理諮商服務約在1988年開始出現（林幸台、張小鳳、黃素菲、柯永河，1990），但是並沒有相關的法律可以規範，衛生主管機關也沒有介入。《心理師法》的公布實施，不僅奠定了心理師執照的國家考試制度，對於心理諮商服務也提供了一個明確的法律依據，將諮商心理師納入醫事人員規範，將心理諮商列入廣義的和專業的醫療行為。事實上，與心理諮商服務有關的法規不僅止於《心理師法》、《心理師法施行細則》，以及《心理諮商所設置標準》。與心理諮商服務有關的法律還包括：

《老人福利法》第十八條：「為提高家庭照顧老人之意願及能力，提升老人在社區生活之自主性，直轄市、縣（市）主管機關應自行或結合民間資源提供下列社區式服務：……五、心理諮商服務……。」

《身心障礙者權益保障法》第二十三條：「……醫院應為住院之身心障礙者提供出院準備計畫；出院準備計畫應包括下列事項：……八、心理諮商服務建議……。」

《精神衛生法》第八條：「中央主管機關應會同中央社政、勞工及教育主管機關建立社區照顧、支持與復健體系，提供病人就醫、就業、就學、就養、心理治療、心理諮商及其他社區照顧服務。」第十六條：「各級政府按實際需要，得設立或獎勵民間設立下列精神照護機構，提供相關照護服務：……四、心理諮商所：提供病人諮商心理服務。」

《兒童及少年福利法》第五十條：「兒童及少年福利機

構分類如下：……四、心理輔導或家庭諮詢機構……。」

《家庭暴力防治法》第八條：「直轄市、縣（市）主管機關應整合所屬警政、教育、衛生、社政、民政、戶政、勞工、新聞等機關、單位業務及人力，設立家庭暴力防治中心，並協調司法相關機關，辦理下列事項：……三、提供或轉介被害人心理輔導、經濟扶助、法律服務、就學服務、住宅輔導，並以階段性、支持性及多元性提供職業訓練與就業服務……。」

從這些法律的訂定可知，我國政府的立法與行政部門逐漸體認到，心理諮商服務是國民健康照護體系的重要一環，因此明確地將心理諮商服務納入國民保健與社會安全相關的法規裡。政府對於弱勢族群的心理健康照顧特別用心，這些弱勢族群包括兒童青少年、婦女、老人、身心障礙者等。然而，徒法不足以自行，民眾想要獲得心理諮商服務，還需要有人力、有經費、有服務處所、有配套措施，以及衛生政策的支持。因此，布建一個可以提供民眾心理諮商服務的體系，顯得十分迫切。

服務藍圖

心理諮商服務的輸送系統可以分為醫療系統、公衛系統、社區系統，以及組織系統，每個系統之內又可以分為幾個次系統，心理諮商服務藍圖請參考圖23-1。圖23-1由外而內包括四個層級：第一層級包括四個系統；第二層級是指各系統的心理諮商機構設立者；第三個層級是指心理諮商服務

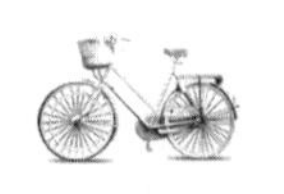

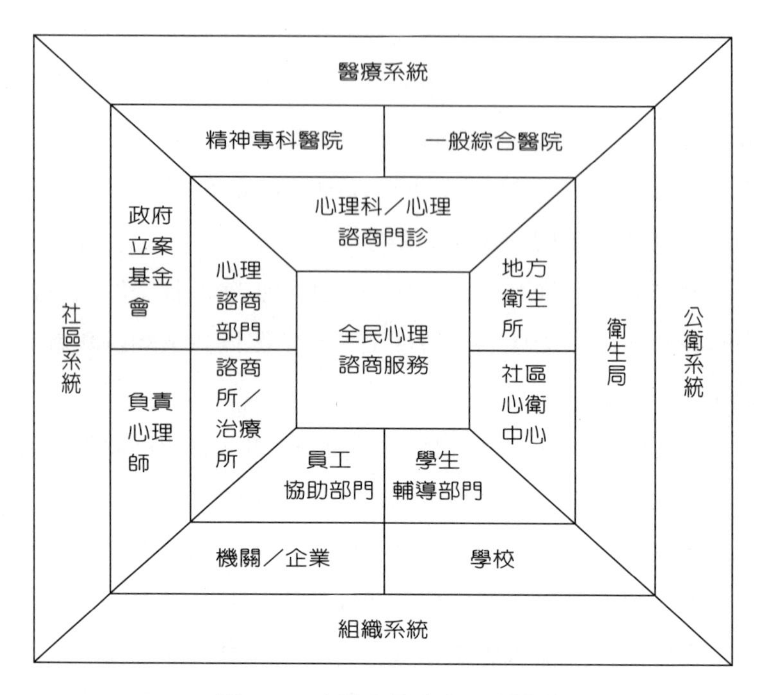

圖23-1　全民心理諮商服務藍圖

提供者；第四個層級是指心理諮商服務的使用者——全體民眾。

在醫療系統方面，一般綜合醫院和精神專科醫院可以設置心理科來提供心理諮商服務。公立醫院可能需要建請衛生署修改《行政院衛生署所屬醫院暫行組織規程》第三條，以方便各醫院可以在其組織章程增設「心理科」，對於已經設置「臨床心理科」的醫院，也可以將科室名稱調整為「心理科」或「心理諮商科」，以方便院方聘用諮商心理師，增加提供病人心理諮商服務的專業人力。由於心理諮商服務目前不屬於全民健保給付項目，但是許多民眾又有此需要，筆者建議醫院主管可以開辦心理諮商自費門診來滿足民眾的需要。台大醫院臨床心理中心（2008）於2007年8月10日成立，同時開辦「心理諮詢自費門診」，每20分鐘收費500元，民眾反應很好。台北市立聯合醫院（2008）從2006年10月起，在各分院開辦「心理健康諮詢特別門診」，每次約50分鐘收費1,150元。在醫院開辦心理諮商自費門診的優點很多，包括：1.可以滿足病人心理保健的需要；2.民眾對於到醫院就醫的方式非常熟悉和方便；3.提升醫院全人身心照護的醫療品質；4.增加醫院的業績和自費項目的收入。

在公衛系統方面，各縣市衛生局所屬地方衛生所、健康服務中心，以及社區心理衛生中心等，都可以開辦心理諮商門診。台北市政府衛生局委託台北市立聯合醫院附設院外門診部（2008）從2005年7月4日開始，在信義區等健康服務中心開辦「社區心理諮商服務」，成效非常好。目前已經擴大實施到12個行政區健康服務中心及社區心理衛生中心，一共有13個心理諮商門診據點，每週各區提供2～3個心理諮商門診時段，每週大約可以服務150人次。由衛生行政部門來提供心理諮商服務，主要經費是來自公務預算，以台北市衛生局為例，該局將「社區心理諮商服務方案」委託台北市立聯合醫院松德院區主辦，由台北市諮商心理師公會和台北市臨床心理師公會協辦。民眾接受心理諮商每次30分鐘只需支付250元的掛號費與自付額，心理師的諮商鐘點費則由衛生局支付。由衛生局透過衛生所、健康服務中心，以及

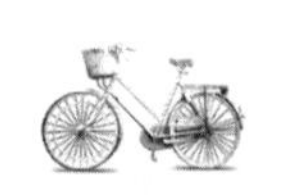

社區心理衛生中心開辦心理諮商門診的優點是：1.民眾可以用極少的費用獲得高品質的心理諮商服務；2.民眾對於到衛生所或健康服務中心就醫的方式非常熟悉和方便；3.提高衛生所和健康服務中心的服務功能，減少空間閒置的問題；4.民眾對於公部門提供的服務比較容易信任和接受。

在社區系統方面，主要由兩個次系統組成：一個是政府立案財團法人基金會所設置的心理諮商部門；一個是由負責心理師所設置的心理諮商所和心理治療所。有提供心理諮商服務的財團法人基金會包括：向內政部立案的社會福利基金會，如勵馨社會福利事業基金會；向教育部立案的文教基金會，如呂旭立文教基金會，以及向衛生署立案的衛生保健基金會，如華人心理治療研究發展基金會。基金會的設立宗旨只要包括心理諮商服務，就可以向地方衛生主管機關申請立案，聘請心理師向民眾提供心理諮商服務。諮商心理師或臨床心理師執業兩年之後，可以向地方衛生主管機關申請立案，設置心理諮商所或心理治療所。截至2008年7月，台灣地區共有立案的心理治療所12家、心理諮商所11所（衛生署，2008a）。社區系統的心理諮商合理收費，根據調查平均數是1,401元，標準差是384元（林家興、謝昀蓁、孫正大，2008），大約介於1,000元至1,800元之間。一般而言，基金會的收費標準平均比私人開業的心理諮商所的收費要低一些。

在組織系統方面，主要由三個次系統組成，包括政府機關、學校，以及企業三部分，這個系統的特色主要是針對組織內部員工或學生提供免費的心理諮商服務。在政府機關方面，行政院從2003年7月9日頒布「行政院所屬機關學校員工心理健康實施計畫」，要求各機關學校推展員工協助方案。行政院人事行政局在2008年2月18日和鉅微管理顧問公司簽約，辦理「中央聯合辦公大樓員工協助方案」，提供所屬員工心理諮商服務（鉅微管理顧問公司，2008）。在學校方面，大學普遍設置學生輔導中心和諮商心理師，提供校內師生心理諮商服務，高中普遍設置輔導處室，並有專任輔導老師提供學生心理諮商服務，國中、國小雖然設有輔導處室，但是仍然缺少專任的輔導人力。在企業方面，有些大型的公司企業在其人力資源部之下聘用員工協助方案輔導員，或外聘特約心理師提供員工心理諮商服務。

諮商機構

本節將討論心理諮商機構的名稱、定位、服務項目、分級等。有關機構名稱，根據《心理師法》第二十條：「臨床心理師得設立心理治療所，諮商心理師得設立心理諮商所。」筆者建議心理諮商機構的名稱可以適度的開放，包括心理諮商所（中心）（門診）、心理諮詢（健康）中心（門診），以及社區諮商中心等。由於諮商心理師執行業務的場域分散在醫療機構、公衛機構、社區機構，以及機關、學校和企業機構，應該容許心理師使用一些更適合本地民眾語彙的名稱，以便更容易推廣心理諮商服務。

有關機構定位方面，以心理衛生三級預防的概念而言，

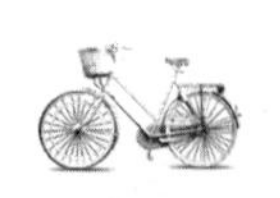

心理諮商機構所提供的是屬於直接的、初級和次級的心理衛生預防服務。服務的對象以具有心理困擾和輕微心理疾病的民眾為主要對象。諮商心理師服務民眾的時候，如果懷疑民眾罹患嚴重的精神疾病，就會轉介民眾尋求更適合的精神科醫療院所協助，如果懷疑民眾罹患生理疾病，也會轉介民眾尋求更適合的醫療協助。心理師既然領有國家醫事人員執照，應該可以更直接地提供民眾所需要的服務。在公衛系統、社區系統和組織系統，民眾如果需要心理諮商服務，通常可以直接和心理師預約或約診；但是在醫療系統，許多民眾如果想要和心理師約診，仍然存在一些障礙。筆者建議醫院可以讓心理師獨立開診，以方便民眾直接和心理師約診，更快速地獲得心理諮商服務。

在服務項目方面，全科心理師可以提供的服務項目主要是：心理健康諮詢、心理測驗、心理衡鑑和診斷、諮商和心理治療。受過進一步訓練的專科心理師，則可以提供其它的服務項目，例如醫療諮商、復健諮商、遊戲治療、兒童諮商、婚姻與家庭諮商、司法心理衡鑑與諮商，以及菸酒藥物濫用諮商等。

在機構分級方面，隨著心理諮商專業的發展與民眾需要的增加，心理諮商機構勢必逐漸產生分級的需要。根據心理師培育的需要，筆者建議心理諮商機構依照機構規模與訓練能力分為三級：執業機構、實習機構，以及實務訓練機構。所謂執業機構，是指最小規模的心理諮商機構，例如個人執業的心理諮商所，執業機構只提供民眾心理諮商服務，但是無法提供實習心理師的訓練。所謂實習機構，是指中型以上規模的心理諮商機構，例如團體執業的心理諮商機構，具備合格的督導心理師，可以訓練碩二兼職實習生和碩三全職實習心理師。所謂實務訓練機構，是指大規模的心理諮商機構，例如教學醫院或大學心理諮商中心，具備合格的督導心理師，可以提供滿足《心理師法》第七條和第二十條所謂的兩年臨床實務訓練。中型和大型的心理諮商機構，可以適度地發展出心理師的不同專業職稱，包括主任、督導、心理師、實習心理師等四個職級，提供心理師一個專業發展的途徑。

民眾需求

在描繪心理諮商服務藍圖的時候，一定有讀者會關心地想知道，到底有多少民眾會需要心理諮商服務？有心理問題的民眾有多少人會尋求心理諮商的協助？下列幾個統計數據可以充分的說明，台灣民眾非常的需要心理諮商的協助：

1. 根據《心理疾病診斷與統計手冊》（APA, 2000），因為使用診斷標準不同，全部心理疾病的流行率約20%至30%，其中憂鬱症與焦慮症的流行率各約10%，未達心理疾病程度，但是需要心理諮商的民眾問題，則無法估計。
2. 目前國人自殺死亡率逐年提高，台灣自殺死亡率超過10萬分之14，已達十年前的兩倍，且自殺已連續八年列入國人十大死因之列，以2007年為例，自殺

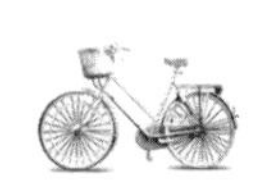

死亡共有3,933人，平均每天約有10.77人自殺，2007年台灣自殺率每十萬人是17.2人（衛生署，2008b）。

3. 與家庭問題關係特別密切的自殺新聞事件是攜子自殺。台灣自殺防治中心（2007）曾經邀請專家學者組成專案小組，蒐集並分析1992年和2005年之間台灣六大報紙的攜子自殺新聞內容。結果發現，報紙每年報導的攜子自殺事件數目快速上升，由1992年的4件，上升到2005年的32件，6年來總共發生198件攜子自殺事件，顯示有些民眾非常需要心理諮商的協助。
4. 根據董氏基金會的調查（葉雅馨、林家興，2006），11.74%的台灣民眾已達嚴重憂鬱的程度。
5. 根據內政部統計，每年由「113婦幼保護專線」系統通報的兒童虐待案件有一萬六千多件，確定為兒虐的有10,094件，其中八成加害人是父母，若加上照顧者及同居人，比例高達92%（曾美惠，2007）。
6. 根據防暴三法推動聯盟（2004）的統計，2003年台灣總共發生性侵害案件4,931件，平均每天13.5件；發生家庭暴力案件37,617件，平均每天103件，以及有23%的民眾曾經遭受性騷擾事件。尤其近年來家庭暴力、性侵害、性騷擾事件頻傳，顯示民眾對於心理諮商服務的需求明顯增加。

從上述資料可知，民眾具有心理困擾或輕微心理疾病的人數不在少數，其中有的民眾會選擇求助精神醫療機構，有的會選擇心理諮商機構。10年前，根據宋維村（Soong, 1998）的估計，民眾有焦慮或憂鬱時，會找精神科醫生的比例只占4.0%，找心理諮商員的比例則只有1.8%。根據董氏基金會的調查（葉雅馨、林家興，2006），有嚴重憂鬱程度的民眾當中，會想要「求助於專業心理師」的有7.84%，會想要「看西醫的精神科」的有7.31%。於此可見，愈來愈多的民眾會選擇以心理諮商作為求助方式。及早布建全民心理諮商服務網絡，才能夠滿足民眾的需求，不僅可以減輕民眾的身心痛苦，更可以促進民眾的心理健康與和諧的家庭生活。

心理師人力

要滿足民眾的心理諮商需求，到底台灣是否有足夠的心理師？這是本節想要討論的問題。在心理師人力方面，根據統計（蔣竹雲，2008），截至2008年6月6日，通過國家考試的臨床心理師計有751人，辦理執業登計有592人；通過國家考試的諮商心理師計有1,036人，辦理執業登記的有675人。

這樣的人力究竟是否足夠？根據Robiner和Crew（2000）的研究，美國每一萬人口有心理師3.16人，而台灣諮商心理師（0.19人）加上臨床心理師（0.15人），每一萬人口只有0.34人，遠遠不及美國的心理師人力。根據調查（林家興、謝昀蓁、孫正大，2008），大多數的諮商心理師認為，台灣現有的諮商心理師人數嚴重不足（38.99%）或有

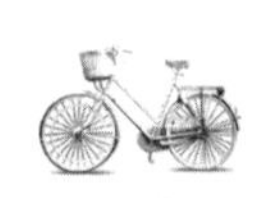

點不足（40.04%），只有10.01%認為現有人數剛剛好。

如果和台灣其他醫事人員（不含極端值的護理師）平均每一萬人口有6.46人對照來看，清楚地顯示目前台灣心理師人力是不足的（林家興、謝昀蓁、孫正大，2008）。如果以每一萬人口需要心理師2人的話，台灣未來還需要4,600名心理師。筆者認為心理師人力不足的問題，將可以逐年改善，目前培育諮商心理師的研究所約有28個，培育臨床心理師的研究所約有八個，每年畢業的諮商心理學程碩士大約250名，臨床心理學程碩士大約50名。如果以目前的心理師培養的速度，現有人力加上未來培育的人力大約十年可以達到4,600名心理師。

◎ 機會與挑戰

全民心理諮商服務藍圖的實踐，充滿著希望與機會，一方面衛生主管機關開始重視，另一方面心理諮商的社會污名化沒有精神醫療那麼明顯，民眾對於心理諮商的接受度比較高。心理諮商機構不僅服務有輕微心理疾病的民眾，也服務沒有心理疾病但是需要心理諮商的民眾，例如民眾遭遇感情問題、婚姻觸礁、婆媳衝突、親子不合，需要心理諮商；遇到失業、失戀、失婚、失去親人或失去健康，一時之間無法適應，需要心理諮商；民眾不幸被虐待、被性侵害、被逼債走投無路、心裡極度痛苦想自殺，更需要心理諮商；在社會面臨重大災難與創傷事件的時候，全民心理諮商服務網絡更可以發揮緊急心理援助、紓壓輔導，以及悲傷治療的功能。

筆者認為要實現全民心理諮商服務的藍圖，會面臨下列的挑戰，需要衛生主管機關與心理師團體共同去克服：

1. **心理師執業場所不夠多元化**：在執業場所方面，根據調查（林家興等，2008），有78.90%的諮商心理師以學校為主要執業場所，有11.01%以社區為主要執業場所，有10.09%以醫療機構、心理衛生中心或心理諮商所為主要執業場所。根據吳英璋、許文耀、翁嘉英（2001）的統計，台灣臨床心理師有86.1%任職於精神醫療領域，有4.2%任職於非精神醫療領域，有13.9%任職於其他領域。從林家興等人和吳英璋等人的研究結果，可以顯示台灣心理師在工作場所有明顯的區隔，臨床心理師多數任職於精神醫療機構，諮商心理師多數任職於大學輔導機構。這一點和美國有明顯的不同，美國只有全科心理師的執照，工作場所比較沒有明顯的區隔，而且超過半數的心理師從事個人和團體執業，既不在精神醫療機構也不在大學輔導機構，也就是美國心理師從事開業服務民眾的比例遠高於台灣的心理師。根據全民心理諮商服務藍圖，不僅精神科病人和大學生需要心理諮商服務，廣大的社區民眾也需要有心理師開業提供心理諮商服務。如何在一般綜合醫院、地方衛生所、社區心理衛生中心、社福機構，以及財團法人基金會增加心理諮商服務，則是未來的挑戰。

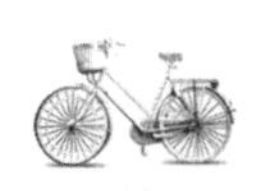

2. **心理師開業的意願不高**：台灣領有心理師執照者共計1,787人，辦理執業登記的共計1,267人，執登率是70.90%。實際立案的心理諮商所和心理治療所只有23家，心理師開業的比例只有執登人數的1.82%。為什麼台灣心理師開業的意願不高呢？有幾個可能的原因：⑴《心理師法》對於心理師及其開業機構過度的管控，《心理師法》六十四個條文當中，罰則就有十六條，獎勵條文一條也沒有，罰則竟然占了全部條文的四分之一，《心理師法》簡直就是一部心理師管理辦法，讓法律專家們嘖嘖稱奇；⑵心理師開業需要龐大的開辦費，維持一個諮商所或治療所會有固定的成本支出，包括辦公室租金、管理費用、人事費用，以及設備費用等。心理師開業初期如果沒有足夠的個案量，很容易就會產生營運的困難；⑶政府與民眾對於心理諮商服務的認識不足，尚未建立起使用心理諮商服務的習慣，醫院與社福機構對於轉介民眾接受心理諮商服務的風氣也還沒有形成；⑷不可諱言的，接受私人開業心理師的心理諮商服務，民眾需要自費，而且費用不便宜，在心理諮商服務還沒有納入全民健保的給付項目之前，也會降低心理師開業的意願。
3. **心理師的編制太少**：根據全民心理諮商服務藍圖，民眾可以從醫療系統、公衛系統、社區系統，以及組織系統尋求心理諮商服務，但是在這四個系統

中，卻存在著心理師編制嚴重不足的問題。在醫療系統方面，精神科醫院只有臨床心理師的編制，沒有諮商心理師的編制；一般綜合醫院普遍缺少諮商和臨床心理師的編制。在公衛系統方面，不論地方衛生所或社區心理衛生中心普遍缺少心理師的編制，隨著台灣地區傳染病的逐漸絕跡，本文建議將部分衛生保健人員職缺改聘心理師，讓地方衛生所可以因為容納心理師，提供民眾身心雙重保健的服務，得以成功再造。在社區系統方面，許多社會福利基金會雖然想要提供心理諮商服務，但是卻沒有心理師的編制，筆者建議這些基金會可以考慮增設心理師編制，或者將部分社工員編制改聘心理師，如此一來，許多受保護的當事人就可以獲得單一窗口的社會福利與心理諮商服務。在組織系統方面，除了大學校院，一般政府機關、中小學，以及企業，並沒有心理師編制。這對於政府機關、中小學與企業要推展員工協助與心理諮商服務，是一項有待克服的挑戰。

4. **臨床心理師與諮商心理師的合作有待加強**：在推動《心理師法》的過程中，臨床與諮商心理師雙方曾經因為立場與利益，產生許多的誤會和衝突。筆者希望在《心理師法》通過之後，面對民眾的殷切期盼，雙方能夠攜手合作，共同實踐全民心理諮商服務的藍圖，一起與衛生主管機關和精神醫學界研商

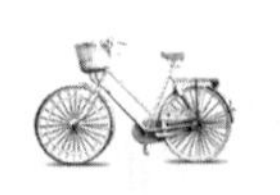

國民心理保健的最佳策略，並且成為全民心理諮商服務的最佳夥伴。

◎ 建議

有計畫、持續地推展全民心理諮商服務藍圖，現在是最好的時機，各種有利於推展心理諮商服務的條件也逐漸充足，包括：台灣整體經濟發展與社會環境的提升、心理師教考用與執照制度的建立、衛生主管機關的政策支持、民眾心理困擾與生活壓力日益需要心理諮商的協助等。針對衛生主管機關如何推動全民心理健康方案，實踐全民心理諮商服務藍圖，筆者的建議如下：

1. **確實推動全民心理健康的政策**：對於衛生署二十年來積極獎勵設置精神醫療院所與病床，照顧精神病患者的貢獻是值得肯定的。台灣總共有精神醫療院所 298 家，其中 36 家是精神專科醫院（衛生署，2008c），在機構規模與機構數目上都遠遠超過心理諮商機構數。可是多數民眾並不認為自己有精神病，也不認為藥物治療是唯一選擇，多數民眾需要的是服務非精神病患者的心理諮商機構，而非服務精神病患者的精神科醫院。本文建議衛生署以具體增加預算和人力編制來推動全民心理健康政策，提撥與精神醫療相等的經費和人力，投入全民心理諮商服務網絡的建置。
2. **修改《心理師法》部分條文**：為提升心理師開業意

願，強化心理師專業自主，本文建議衛生署修改《心理師法》部分條文，包括：修正十條（刪除執業以一處為限之規定）、第十三、十四條 （刪除依照醫囑執業之規定）、第十六條 （刪除有關轉診之規定）、第十八條（合理放寬有關執業手段之規定）、第二十六條 （修改有關收費標準之規定）、第二十九條 （修改有關配合主管機關稽查之協力義務之規定），以及第三十四、三十五及四十三條（減少有關罰則之規定）。「心理師法部分條文修正案」的完成將有助於心理師發揮其心理諮商與自殺防治專業能力，以照顧全體民眾的心理健康。增進國民心理健康，降低自殺率的工作，是刻不容緩的事情，但是沒有心理師提供一對一直接的專業諮商和心理治療，再多的心理衛生宣導和志工，再多的精神疾病診斷和藥物治療，效果仍然有限。

3. **訂頒「心理諮商機構獎勵辦法」**：除了修改《心理師法》部分條文，對心理師執業給與合理的鬆綁之外，本文建議衛生署訂頒「心理諮商機構獎勵辦法」，根據全民心理諮商服務藍圖，補助的對象應該包括四個系統的心理諮商機構的設立者，包括醫療院所、地方政府衛生局、財團法人基金會，以及負責心理師。補助的項目和額度可以比照《醫療事業發展獎勵辦法》辦理，包括：心理諮商機構開辦費、改善諮商設備費用、房舍修繕費用、心理諮商

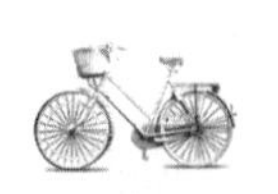

人員費用、醫療支援行政管理費、諮商服務空間租賃費，以及弱勢族群心理諮商補助費等。以經費補助心理師廣設心理諮商機構，作為服務社區民眾的平台，達到每個鄉鎮市區都有至少一家心理諮商機構，每一萬人口享有兩名有執照心理師的專業協助，來幫助民眾處理心理問題、創傷失落、家庭糾紛、失業與工作壓力，消極地可以降低民眾自殺率，預防心理疾病，積極地可以增進民眾心理健康，促進社會和諧發展。

4. **在醫事與社福法規當中，增設心理諮商專責單位與心理師員額編制**：為了實踐全民心理諮商服務藍圖，筆者建議衛生與社政主管機關在下列法規中，明訂心理諮商專責單位與專業人力：⑴在《行政院衛生署所屬醫院暫行組織規程》第三條增列心理科或心理諮商科，作為執行心理諮商服務的專責單位；⑵在《行政院衛生署所屬醫院組織準則》及各醫院員額編制表，將臨床心理師修改為心理師，或增設諮商心理師員額；⑶將《兒童及少年福利機構專業人員資格及訓練辦法》第十二條，有關心理輔導人員的資格修改為心理師及其督導下的大學心理、輔導、諮商學系畢業生；⑷其它醫事與社政法規中，涉及心理諮商相關條文，卻不利於心理諮商服務推行者，應予檢討修訂。

結語

筆者於本文中根據民眾使用心理諮商服務的現況，嘗試描繪全民心理諮商服務的藍圖，說明心理諮商服務網絡，包括醫療系統、公衛系統、社區系統，以及組織系統，民眾可以根據自己的需要和方便選擇提供心理諮商服務的系統。除了精神科醫院和大學輔導中心有比較合理數量的心理師，在其它次系統中，普遍缺少心理諮商專責單位和心理師編制。如果要有效實踐全民心理諮商服務藍圖，除了向民眾進行心理諮商服務宣導與了解民眾的需求，積極培育合格的心理師人力與廣設心理諮商機構之外，筆者建議衛生主管機構能夠：確實推動全民心理健康的政策、修改《心理師法》部分條文、訂頒「心理諮商機構獎勵辦法」，以及在醫事與社福法規當中，增設心理諮商專責單位與心理師員額編制。

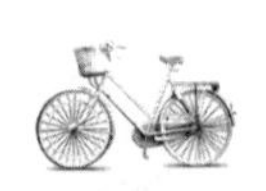

第24章

諮商心理師的優劣勢分析

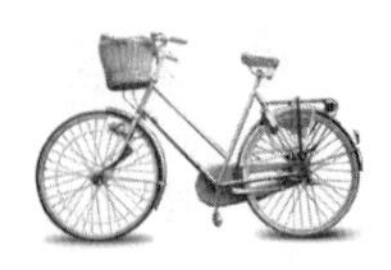

前言

諮商心理師作為一個專業團體，可以說從2001年台灣通過《心理師法》之後才開始的，在此之前，諮商心理師經常和諮商師和輔導老師並稱，《心理師法》賦與諮商心理師一個明確的法定職稱，屬於廣義的醫事人員，可以在任何衛生主管機關認可的機構或場域執業。諮商心理師的誕生雖然很遲，但是其發展卻是不可限量，諮商心理師在台灣的現況與發展究竟會是如何，值得大家關心。筆者在本文中嘗試針對諮商心理師的優劣勢進行分析。

筆者根據Savickas（2003）所建議的SWOT分析架構，分為內在優勢、內在弱勢、外在機會，以及外在威脅四個角度，逐一加以探討。專業團體對於自身優劣勢的分析，有助於諮商心理師組織的自我覺察和發展策略調整，讓諮商心理師團體的發展可以更加健全。

內在優勢

剛開始有執照制度、碩士層級：在要成為一個足以讓社會大眾信任的專業，健全的執照制度是必須的，諮商心理師執照是由考選部所舉辦的國家考試，任何人通過國家考試取得執照，自然容易取信於民眾。諮商心理師有了執照制度，而且是屬於碩士層級的執照，這是台灣專門職業及技術人員考試當中唯一要求具備碩士學位的執照考試，更加顯得這個執照的專業品質。諮商心理師的訓練時間和醫師的訓練是一樣，都是七年，經過完整大學四年和研究所三年的訓練，再加上國家考試的把關，可以顯示諮商心理師對於自身的訓練品質有著較高的要求。

剛開始有自己的專業組織：一個專業的發展需要有自己的組織，透過有組織的努力才容易發展與發揮專業的力量。在諮商心理學界方面，諮商心理師團體已於2008年12月13日成立台灣諮商心理學會。在諮商心理業界方面，台灣已經有超過九個縣市成立地方性的諮商心理師公會，預計在2009年上半年可望成立諮商心理師公會全國聯合會。諮商心理師專業團體在兩個全國性組織的運作之下，將可以發展得更加健全，可以與中央各部會有比較暢通的對口和聯繫。

諮商與心理治療是核心能力：諮商心理師的法定執業範圍包括心理諮商、心理治療，以及心理衡鑑，這些執業範圍即是諮商心理師的核心能力。和其他專業人員相互比較，諮商心理師在這些核心能力，具備更好的專業訓練與服務品質。其他專業人員的執業資格是學士學位，諮商心理師的執業資格是碩士學位，諮商心理師比其他專業掌握著更好的心理諮商、心理治療與心理衡鑑能力，是其他專業人員難以取代的。

培訓機構與研究生逐年增加：培育諮商心理師的研究所

最近10年有著顯著的增加，在《心理師法》通過之前的2001年，諮商輔導相關研究所只有8家，到了2008年已經達到28家（台灣輔導與諮商學會諮商心理學組，2008），這種增加的速度顯示大學對於諮商心理師的重視，也顯示諮商心理師是一個具有就業前景的行業。報考諮商輔導相關研究所的考生也是逐年增加，根據台灣輔導與諮商學會諮商心理學組（2008）針對九十五和九十六學年度報考諮商心理學組的調查，報考諮商心理學組考生人數平均約300人，錄取人數約16人，錄取率約5%。諮商輔導相關研究所也因此可以招募到素質極為優秀的研究生，有了優秀的研究生加入諮商心理師團體，這對於諮商心理師的未來發展是非常有幫助的。

服務對象包括發展性與治療性問題的人口：諮商心理師不僅服務沒有心理疾病的人，也可以服務有心理疾病的人，這是因為諮商心理師的訓練內容概括了民眾發展性的問題，例如學業、生涯、婚姻、家庭等問題的心理諮商，也包括了民眾治療性的問題，例如焦慮、憂鬱等問題的心理治療。由於諮商心理師的這種「有病治病、無病強身」的特質，因此很容易讓民眾願意接近，民眾可以在學校、社區或醫院裡尋求諮商心理師的協助。

內在弱勢

訓練背景包括輔導教師、諮商師與心理師三個專業，專業認同模糊：由於歷史發展的緣故，台灣早期為了訓練學校老師擔任輔導學生的工作，引進了西方的諮商理論與技術。後來，不僅學校輔導老師進修心理諮商，在社區從事助人工作的輔導人員也開始進修心理諮商。過去20年許多留學美國主修諮商心理學和諮商員教育的學者，紛紛返國任教大學諮商輔導相關系所，這些系所不僅培養學校輔導教師、諮商師，而且也培養了諮商心理師。由於輔導教師、諮商師和諮商心理師師出同門，因此諮商心理師的專業認同比較模糊。

實習機構與機構督導明顯不足：在培養諮商心理師的過程中，需要足夠的實習機構和臨床督導。除了大學諮商中心有足夠的實習機構和臨床督導，在社區機構和醫療機構兩方面提供給諮商心理師的實習機構和臨床督導確實不足，如何鼓勵社區機構和醫療機構進用諮商心理師與實習諮商心理師，是值得思考的議題。

諮商心理業務包括心理衡鑑和心理診斷，仍有困難接受：我們觀察台灣培育機構對於諮商心理師的訓練，有一種重諮商而輕衡鑑的現象，這個現象是值得檢討的。因為諮商心理師在執業的過程中，不僅需要做心理諮商和心理治療，也會被期待去做心理衡鑑和心理診斷。如果諮商心理師想要開設心理諮商所，從事獨立執業的時候，諮商心理師需要直接面對各式各樣的個案，這個時候心理衡鑑和心理診斷就是一種必備的專業知能。

諮商心理師的教考用還有落差：衛生主管機構與諮商心理師團體目前並沒有針對諮商心理師的培育進行人力規劃，衛生署曾經委託林家興等人（2006）進行諮商心理師人力供

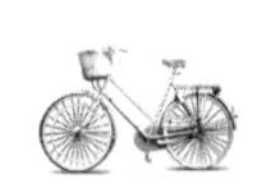

需之推估研究，研究結果認為未來五年諮商心理師的人力需求仍然會有不足。有關諮商心理師人力的培育，筆者估計每年可以培養300人，十年後諮商心理師將達4,000人，亦即現有的1,000人加上十年內培養的3,000人。十年後諮商心理師會不會有人力過剩的問題呢？這是諮商心理師團體需要及早思考與因應的問題。在學校機構諮商心理師的職缺額滿，而社區與醫療機構職缺沒有增加的情況之下，流浪心理師不無發生的可能。諮商心理師通過國家考試取得執照，並不表示就會有一個工作等著你去做，如何增加諮商心理師的工作機會，其實和如何培養優秀的諮商心理師一樣重要。

外在機會

兒童保護與家庭諮詢機構、少年觀護與輔導機構、家庭暴力與性侵害防治機構、社區心理衛生機構等，是諮商心理師展現專業服務的可能場所：我們假設台灣社會隨著經濟的發展，政府與民眾對於心理健康會愈來愈重視，許多依法設立的社會服務機構與心理衛生機構，將會增聘諮商心理師來提供民眾所需要的心理諮商服務。在與其他專業人員競爭社會福利與心理健康資源時，諮商心理師有其專業優勢與品質，可以獲得資源分配的機會。

各級學校學生輔導處（室）或中心需要諮商心理師的專業服務：在各級學校當中，大學諮商中心或學生輔導中心的輔導教師普遍由諮商心理師擔任，因此，諮商心理師在大學諮商中心任職的比例很高。至於高中、國中和小學的輔導室，則比較少進用諮商心理師，這是因為中小學的進用條件是教師資格，而非諮商心理師資格，那些服務於中小學的諮商心理師通常兼具教師資格。如何鼓勵中小學進用專兼任諮商心理師是一個可以努力的方向，可以鼓勵學校使用教師缺或以外加的方式約用諮商心理師，如此將可以提升兒童青少年的心理輔導品質。

行政院衛生署與各縣市政府衛生局逐漸接納諮商心理師為醫事人員：將諮商心理師納入《心理師法》，對於許多人，包括諮商心理師本身和衛生主管機關，都需要做一些認知上的調適，因為傳統上心理諮商經常和心理輔導並用，因此被認為是屬於教育或學校的領域。自從《心理師法》通過之後，諮商心理師開始納入醫事人員管理，衛生主管機關開始認識諮商心理師及其專業。隨著衛生主管機關的接納與認同，諮商心理師將逐漸在醫療體系增加其曝光率與知名度，與其他醫事人員的互動也會逐漸增加，這對於諮商心理師在醫療系統的發展可以帶來發展的機會。

部分民眾不滿意精神醫療的服務，諮商心理師可以提供不同的選擇：不僅沒有心理疾病的民眾可以尋求諮商心理師的專業服務，傳統上那些求診精神科的民眾，如果因為種種原因對於精神科的服務感覺不滿意的時候，諮商心理師是一個替代的選擇。尤其那些不願意使用藥物治療心理疾病的民眾，可以直接接受諮商心理師的心理諮商和心理治療。

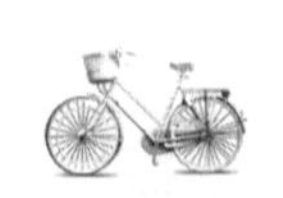

◎ 外在威脅

在政府與民間機構，以及醫療機構當中缺少諮商心理師的專任編制：諮商心理師的專業舞台，雖然不限於學校諮商中心，但是在現實環境中，政府機關、民間機構，以及醫療機構傳統上並沒有諮商心理師的專任編制，即使這些機構想要進用諮商心理師，也會面臨一些人事上的困難。如果想要改變現狀，可能會涉及修改法令。一旦涉及修改法令，又會很容易和其他專業團體產生員額配置的利益衝突和折衝，這是諮商心理師團體有待努力的地方，可以試圖找到一種兩全其美的方案。

精神科醫師、臨床心理師成立較早，與諮商心理師業務高度重疊：諮商心理師的服務對象往往和精神科醫師和臨床心理師重疊，但是諮商心理師是屬於一個新興的專業，民眾對諮商心理師的認識還不多，因此，在與精神科醫師和臨床心理師競爭時，是站在比較不利的位置。諮商心理師團體可以思考與精神科醫師和臨床心理師團體協同合作，共同為民眾謀福利，以便降低彼此的競爭。

《心理師法》罰則過多，限制諮商心理師的專業自主與發展：《心理師法》雖然賦予諮商心理師執照的法源，但是同時《心理師法》也對心理師做了許多的不合理規範，限制了心理師的獨立執業。諮商心理師團體如果要發展的健全，勢必要結合臨床心理師團體，尋求衛生署的配合，進行《心理師法》部分條文的修正，將那些不利於心理師執業的條文加以修改，例如刪除執業以一處為限，以及依照醫囑轉診的條文。

諮商心理師從事心理諮商所開業有其難度，前途未明：《心理師法》通過已經七年了，但是申請設立心理諮商所和心理治療所的心理師全國只有23家，這個數字說明心理師開業有其難度，和一般醫師、牙醫師開業的比例簡直不成比例。如果衛生主管機關遲遲不以政策和經費補助心理師設立心理諮商所與心理治療所的話，心理師開業的前景還是令人堪憂。

諮商心理服務未納入健保、諮商心理師與全民健保局的關係疏離：有鑑於全民健保對於心理治療的規定，不僅給付額度極低，而且還不包括諮商心理師。如果要讓民眾能夠普遍接受心理諮商的好處，諮商心理師團體勢必要與全民健保局進行協商，一方面讓諮商心理師可以收取健保給付，而且心理治療的給付要提高到一個合理的幅度，讓諮商心理師可以獲得適當的生活保障。

◎ 未來發展策略

在諮商心理師的優劣勢分析之後，筆者嘗試針對諮商心理師的未來，提出發展策略的構想，請讀者參考指教。

強化諮商心理師的組織功能：2008年下半年和2009年上半年將是諮商心理師發展的關鍵時間，因為代表諮商心理師的學術團體「台灣諮商心理學會」，以及代表諮商心理師業界的「中華民國諮商心理師公會全國聯合會」，將在這段

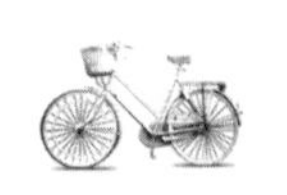

時間籌備成立。有了自己的全國性社團，並不表示就會有很好的組織和功能，良好的組織和功能需要足夠的人力和經費，以及優秀的領導團隊。諮商心理師未來發展的關鍵取決於專業組織的健全和功能的發揮。

建立對於諮商心理師的專業認同：想要建立大家對於諮商心理師團體的專業認同，除了需要有自己的專業組織，最好也能夠發行自己的專業刊物，舉辦自己的年會和專業活動。諮商心理師如何與輔導老師和諮商師作適當的區分，也需要大家的努力。諮商心理師與輔導老師和諮商師最大的區別，在於學歷的高低與執照的有無，只有具有諮商輔導碩士與心理師執照的人，才可以聲稱自己為諮商心理師；具有諮商輔導學士學位，以及不具有心理師執照的人，可以聲稱自己為輔導老師或諮商師。

增加實習機構與機構督導的數目：諮商心理師的訓練品質與未來發展，和充足的實習機構與臨床督導息息相關，諮商心理師團體需要在社區和醫療領域去開拓實習機構，讓有志從事社區心理諮商與醫療心理諮商的研究生，有機會受到良好的訓練與督導。

縮短諮商心理師的教考用的落差：諮商心理師的培育和執照考試已經有適當的配套措施，但是諮商心理師的就業機會卻不是很明朗。愈來愈多的人想要成為諮商心理師，可以預見每年將有至少300名諮商心理師投入職場，問題是工作機會在哪裡？學校剛畢業的諮商心理師，沒有足夠的臨床經驗，很難自行開業。如何彌補諮商心理師的教育、考試與聘用之間的差距，是諮商心理師團體必須要努力的工作。

增進與衛生主管機關、其它醫事人員的關係與合作：諮商心理師是新興的醫事人員，多數醫事人員包括醫師和護理師對我們並不認識，衛生主管機關的衛生行政人員對我們也不了解。諮商心理師的發展需要與其他醫事人員協同合作，更需要獲得衛生主管機關的協助和指導。

結語

諮商心理師團體需要隨時檢視自己的現況與發展趨勢，針對自身的優劣勢以有系統的方式進行SWOT分析。諮商心理師團體的內在優勢是：有執照制度、碩士層級、有自己的專業組織、諮商與心理治療是核心能力、培訓機構與研究生逐年增加，以及服務對象包括發展性與治療性問題的人口。內在弱勢是：專業認同模糊、實習機構與機構督導明顯不足、諮商心理業務包括心理衡鑑和心理診斷仍有困難接受，以及諮商心理師的教考用還有落差。外在機會是：許多社區機構是諮商心理師展現專業服務的場所、各級學校學生輔導中心需要諮商心理師的專業服務、衛生主管機關逐漸接納諮商心理師為醫事人員，以及部分民眾不滿意精神醫療的服務，諮商心理師可以提供不同的選擇。外在威脅是：在政府與民間機構，以及醫療機構當中缺少諮商心理師的專任編制、精神科醫師、臨床心理師成立較早，與諮商心理師業務高度重疊、《心理師法》罰則過多，限制諮商心理師的專業自主與發展、諮商心理師從事心理諮商所開業有其難度，前

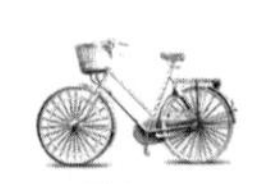

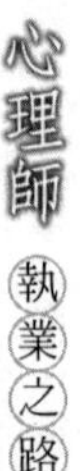

途未明，以及諮商心理服務未納入健保、諮商心理師與全民健保局的關係疏離。

第25章

諮商心理師的執業現況與人力推估

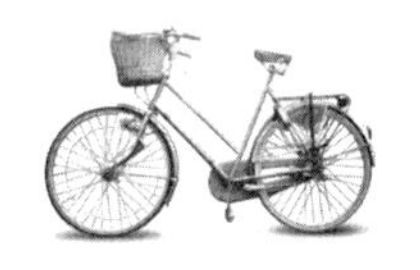

前言

有別於一般的醫療人員多在醫療機構執業，諮商心理師工作的場所相當多元，包括學校機構、社區機構、心衛機構，以及醫療機構等。在2005年之前，諮商心理師雖然已經名列醫事人員，但是衛生署的醫事人員統計並沒有諮商心理師人力的相關統計資料。衛生署為了解未來五年社會大眾對於諮商心理師的需求，委託筆者進行「諮商心理師人力供需之推估研究」。本章主要內容是改寫自林家興等人（2006，2008）的研究結果。

該研究的目的是在調查諮商心理師的執業現況與人力推估，作為檢討諮商心理師執業現況與困境的參考。研究問題包括：諮商心理師在哪裡執業、收費標準是多少、個案從哪裡來、採用何種諮商理論取向、從事哪些服務項目、有何生涯規劃，以及對於心理師人力是否足夠的看法等。研究工具為自編的「諮商心理師執業現況問卷」，以全體諮商心理師為問卷調查對象，回收有效問卷共計218份。

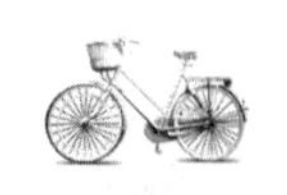

◎ 執業場所

根據調查，有78.9%的全職諮商心理師以學校為主要執業場所，有11.01%在社區機構執業，有10.09%在醫療機構、心理衛生中心或其他場所執業。衛生署的醫事人員統計主要反應在醫療院所辦理執業登記的人數，多數諮商心理師的執業場所在學校機構，因此，衛生署的諮商心理師人力統計明顯低估諮商心理師的人數。台北市諮商心理師公會曾經接獲會員抱怨，有些學校主管不同意讓所屬以輔導教師聘任的諮商心理師辦理執業登記，除非衛生署行文各級學校要求諮商心理師在學校執業應辦理執業登記，否則很難反應在醫事人員的統計上。

根據調查，在次要執業機構方面，超過四成的諮商心理師還另有兼職，兼職機構以社區（43.37%）和學校（26.51%）為主。諮商心理師和其他醫事人員不同的地方之一，是兼職現象相當普遍，即使專任的諮商心理師也會到其他機構兼職。《心理師法》規定心理師執業以一處為限，對於諮商心理師是非常不便民的規定，應該加以檢討刪除。

諮商心理師的工作內容，以教學（36.24%）及實務（29.82%）為主，其次分別為行政（16.97%）及研究（1.38%）。諮商心理師和其他醫事人員第二點不同的地方是，並非單純的只做臨床工作，諮商心理師除了臨床工作，還從事教學、行政，以及研究工作，這一點是諮商心理師的職業特色。

培育機構概況

根據調查在2006年，台灣共有20個系所開設諮商心理學程培育諮商心理師，共有310位專兼任教師和32位行政人員。在九十五學年度，台灣約有959位諮商心理學程碩士班研究生，女性占82.79%，男性占17.21%，師生比為1：6.38，該學年度計有全職實習生160位。根據最新的估計，在2008年有開設諮商心理學程的研究所已有28所，估計每年從事全職實習並畢業的人數約300人。如何透過系所評鑑與人力規劃的實施，來兼顧諮商心理學程的數量與質量，成為大家關心的焦點。

個案來源

諮商心理師的主要個案來源，根據調查以機構安排為（65.14%）為最多，其次為他人或個案介紹（13.30%）、教育宣導（8.72%）、同業轉介（8.26%）和其他（4.59%）。可見藉由機構安排還是諮商心理師個案來源的最大宗，其次是他人或個案介紹，同業及異業轉介或教育宣導也有些許助益，至於刊登廣告則是幾乎沒有諮商心理師採用。

由於多數諮商心理師在學校服務，因此個案來源主要是機構分派，少數私人開業的諮商心理師的個案來源則是：他人或個案介紹、教育宣導、同業轉介，以及其他來源等。由於諮商心理師多數受聘於大專校院，因此服務對象以大學生為主。和醫師與牙醫師相比，諮商心理師自行開業的仍屬極

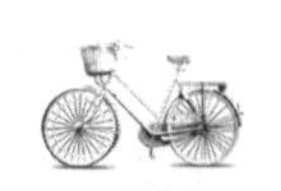

少數，一般社會大眾想要獲得諮商心理師的專業服務，還存在著許多的障礙，包括多數醫療院所不提供心理諮商服務，心理諮商服務尚未納入全民健保，以及心理諮商所與心理治療所數量極少，全台灣只有23家。

理論取向

根據調查，近四成的諮商心理師以折衷或整合學派為主要理論取向，其次依序為認知、認知行為或理情治療學派、個人中心學派，以及心理分析或心理動力學派，其餘的學派則相對地少許多。諮商心理師與臨床心理師在理論取向上有著明顯的不同，根據筆者的觀察，多數臨床心理師以認知行為理論為主要取向，諮商心理師的理論取向則相當多元，幾乎可以說是百家爭鳴。

依筆者之見，想要在醫療機構執業的心理師，最好選擇認知行為學派或心理分析學派作為諮商與心理治療的依據，這是因為這兩個學派比較重視診斷與動力的分析，所使用的專業術語和醫療體系比較相容。如果想要選擇折衷學派或整合學派，最好也可以將認知行為學派和心理分析學派的理論和技術整合進去。

工作時數

根據調查，專職諮商心理師平均每人每週工作35.86小時，其中包含實務10.99小時、行政11.11小時、教學7.55小時、研究3.86小時、其他2.35小時。執業諮商心理師當中，有66%的人提供專業督導，平均每人每週提供2.48小時的專業督導；有39%的人提供行政督導，平均每人每週提供2.81小時的行政督導。於此可見，督導是執業諮商心理師常見的工作項目之一。

根據受訪者自己的估計，專職諮商心理師每週平均工作36個小時，和一般人上班時間大約相同。兼職的諮商心理師每週平均工作約16個小時，差不多等於一般人上班的一半時間，即使沒有專職在身，兼職諮商心理師的工作量還算是很活躍的。諮商心理師不論專兼職，可以從事的工作包括心理諮商、團體輔導、心理衡鑑、諮商督導、專題演講、主持工作坊，以及在學校兼課等。

服務對象

諮商心理師以哪個年齡層的個案為服務對象呢？根據調查，諮商心理師的個案量當中，成人個案占61.67%，兒童青少年占37.03%，老人占1.30%。這個數據配合實際的觀察來看，其實蠻合理的，由於多數諮商心理師任職於大專校院，因此服務對象自然以年輕的成人為主。如果有在中小學或社區機構執業的諮商心理師，才有機會服務兒童青少年。相對的，諮商心理師服務老人的機會比較少，這可能跟老人福利機構不多，以及很少聘任諮商心理師有關。

收費標準

在收費方面，根據調查諮商心理師每次執行45至60分

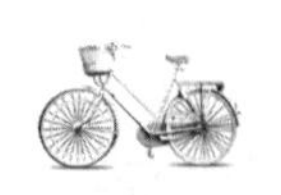

鐘心理諮商或心理治療的收費，平均收費從856元至1,574元不等，平均1,085元。而機構支付給諮商心理師心理諮商或心理治療的費用，則從804元至1,245元之間，平均941元。在此值得注意的是，有許多諮商心理師在學校執業，擔任輔導教師的工作，是以月薪而非以接案量計價。接受本調查的諮商心理師認，為每次心理諮商或心理治療的合理收費標準約為1,400元。

《心理師法》第二十六條規定，心理治療所或心理諮商所不得違反收費標準，超額或自立名目收費，並且規定收費標準，由直轄市、縣（市）主管機關定之。但是因為縣市衛生局在訂定心理諮商所收費標準的時候，不了解諮商心理師的收費現況，要求諮商心理師公會根據全民健保收費標準訂定，經過幾次協商不成後，不了了之。如果要訂定心理諮商所或心理治療所的收費標準，筆者建議由心理師公會自行訂定，再送縣市衛生局備查即可。也就是建請衛生署修訂《心理師法》第二十六條第三項的文字，將「收費標準，由直轄市、縣（市）主管機關定之」，修改為「收費標準，由心理師公會訂定經直轄市、縣（市）主管機關備查後實施」。

縣市衛生局雖然站在民眾的立場，想要替消費者把關，這是可以理解的。但是衛生局自己因為不了解心理師的執業成本，無法訂出一個心理師公會可以接受的收費標準，也不願意採用心理師公會的版本。事實上，是否需要為心理諮商訂定收費標準本來就是一個頗有爭議的事情。訂定統一的收費標準，明顯違反市場機制，筆者建議縣市衛生局對於心理諮商所和心理治療所的收費標準，可以採取的尊重市場機制不予干涉，或者採取尊重心理師公會的立場，容許公會自己訂定收費標準。

生涯規劃

諮商心理師未來五年的生涯規劃是如何呢？根據調查，有49.08%希望在機構中專職、34.40%希望在機構中兼職，希望個人開業的僅占10.09%。超過八成的諮商心理師期盼在未來5年內能在機構執業。於此可見，多數的諮商心理師期待一個穩定的執業收入。

既然多數諮商心理師想要在機構執業，如何增加在醫療機構、社區機構，以及心理衛生機構的心理師編制員額，就顯得十分迫切了。現在的情況是，衛生主管機關往往從行政管理的角度思考如何管理心理師，卻比較少從心理師創業和就業的角度思考如何輔導心理師。

衛生主管機關可以從兩方面來協助心理師實踐其生涯規劃，一方面針對想要自行開業的心理師，衛生署可以訂定「設置心理諮商所補助辦法」，透過開辦費與人事費的補助，鼓勵諮商心理師從事基層開業，以服務廣大的民眾。另一方面針對想要在機構執業的心理師，衛生署可以協調內政部修改法律，在各項社會福利法規中，明訂各種社會服務機構和心理衛生服務機構，應設置心理諮商專責單位，以及聘任專職心理師，讓更多受保護的兒童青少年、婦女、老人，以及殘障人士可以獲得所迫切需要的心理諮商服務。

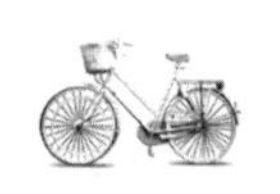

人力推估

筆者估計在2006年，國內約有460名專職執業諮商心理師及85名兼職執業諮商心理師。女性人數為男性的3.7倍。根據最新統計（蔣竹雲，2008），截至2008年6月6日，通過國家考試的諮商心理師計有1,036人，辦理執業登記的有675人。取得執照的諮商心理師當中，約有65%的人真正執行心理師業務。

在評估現有諮商心理師的人力是否足夠時，將近八成的諮商心理師認為，台灣現有的諮商心理師人數嚴重不足或有點不足，分別為38.99%及40.04%，有10.01%認為現有人數剛剛好，也有少數認為有點過剩或嚴重過剩，分別為5.05%及0.92%。

根據吳英璋等人（2001）推估，未來五年臨床心理師約需要4,411人，每一萬人口約需1.92人。心理衛生先進的美國每一萬人口平均有2.3名臨床心理師（Robiner, 1991）。綜合台灣和美國有關臨床心理師人力需求的統計，以及林家興等人（2006，2008）的調查結果，筆者分別以低、中、高三種推估方式進行估計。以每一萬人口需要兩名諮商心理師作為低度推估的話，未來五年我國需要諮商心理師約4,600人，這個數字與臨床心理師的推估相當接近。如果以每一萬人口需要四名諮商心理師作為中度推估的話，未來五年我國需要諮商心理師約9,200人，這是一個比較理想的推估。至於以每一萬人口需要六名諮商心理師作為高度推估，則是現階段比較不可行的推估方式。

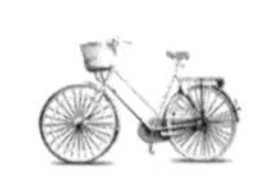

第26章

台灣諮商心理專業的發展與挑戰

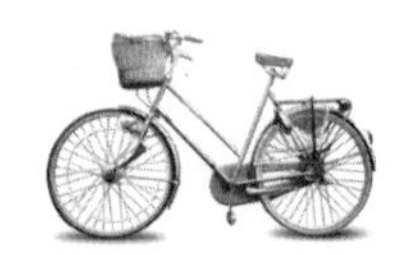

前言

1996年9月我從美國返台，到台灣師範大學教育心理與輔導學系任教，年底，吳武典老師被推選為中國輔導學會（2008年5月7日更名為台灣輔導與諮商學會）第三十四任理事長，1997年初開始，我接受吳老師的邀請擔任《中華輔導學報》和《輔導季刊》兩份刊物的主編，從此，開始了我與輔導學會密切互動的因緣。過去12年，我在學會曾經擔任過的職務，包括主編、理事、秘書長、理事長、常務理事、常務監事等，由於最近12年積極參與輔導學會的各項活動，對於輔導學會有很深的感情。輔導學會的第五個十年做了很多的事情，限於篇幅，我想針對輔導學會如何育成諮商心理專業這部份，撰寫這篇文章，作為慶賀輔導學會50週年的感恩賀禮。

中國輔導學會從1958年創會以來，是許多輔導專業機構與單位直接或間接、正式或非正式的育成中心，由於早期輔導學會的理監事包括各級教育主管機關首長、大學心理輔導相關系所主管與資深教授等，因此深遠地影響了台灣各級學校輔導單位的建置、輔導系所的成立，以及社會輔導機構的創立。就諮商心理專業而言，輔導學會可以說是扮演一個比較直接而正式的育成功能，值得加以記錄。

諮商心理專業的發展

中國輔導學會是一個歷史悠久、個性溫和、包容性很大的學術團體，會員以學校輔導老師和一般輔導人員為主，理監事大多數是任教於大學教育、心理，以及輔導相關科系的教師。中國輔導學會傳統上關注在學校輔導工作，對於醫事人員法規比較不了解，也很少與衛生主管機關有往來。有鑑於筆者過去在美國從事心理師執業的經驗，當1996年到2000年之間衛生署在草擬「臨床心理師法」的時候，我便覺得衛生署單獨推動「臨床心理師法」的作為十分不當，不僅有違心理衛生先進國家全科心理師立法的傳統，如果貿然通過，將會抑制心理諮商人員與諮商心理專業的發展。於是積極參與中國輔導學會，與理監事們一起推動一個包容諮商心理師的《心理師法》。在過去12年，由於輔導學會參與《心理師法》的推動，直接促成了諮商心理專業的發展。

中國輔導學會是台灣輔導與諮商領域最早成立的學術團體，參加的會員來自不同的專業背景，包括學校教師、輔導教師、社區輔導員、諮商心理師，以及生涯諮商師等。對於諮商心理學有興趣的會員經過幾年的醞釀之後，在2003年4月12日通過組織章程，成立諮商心理學組。諮商心理學組的前身是《心理師法》推動小組（《心理師法》三讀通過之前），以及諮商心理師教考用小組（《心理師法》三讀通過

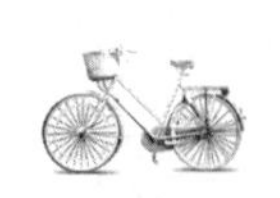

之後）。輔導學會有關於諮商心理師相關的事務，隨後逐漸轉移到諮商心理學組。

諮商心理學組成立之後，首任主任委員是金樹人教授（2003～2004），第二任主任委員是林家興教授（2005～2006），第三任主任委員是王麗斐教授（2007～2008）。根據組織章程，諮商心理學組的主要任務包括：1.主辦或協辦各種諮商心理學相關之學術及交流活動；2.辦理諮商心理師專業認證相關事宜；3.辦理諮商心理師繼續教育暨相關事宜；4.推展與規範本學組成員之諮商專業倫理；5.增進全民對諮商心理學專業的了解與運用，以促進全民之心理健康。學組的例行會務包括：組員招募與會籍管理、辦理執行委員會議、舉辦工作坊與組員大會等。諮商心理學組成立之後使用學會會址辦公，聘有一位兼任的碩三實習老師擔任幹事。

為落實《專門職業及技術人員高等考試心理師考試規則》第七條有關全職實習的規定，以建立碩三全職實習制度，中國輔導學會於2002年7月16日通過諮商心理學組擬定的「諮商心理實習課程辦法」，對於實習生資格、實習內容、實習機構條件、實習課程教師與實習機構督導資格，以及考核方式等做了具體的規範。諮商心理學組為方便諮商心理相關系所研究生了解當年度諮商心理實習機構招收實習心理師的相關資訊，特別製作「諮商心理實習機構調查表」。諮商心理學組則依據「諮商心理實習課程辦法」進行書面審查實習機構，審查通過後再將這些實習機構公布在中國輔導學會網站。2006年1月，中國輔導學會諮商心理學組特別邀請各大學諮商心理實習課程教師舉辦北中南三場次的座談會，針對「諮商心理實習課程辦法」及「諮商心理實習機構調查表」的內容進行對話和討論，主要的目的在對於什麼是合格或具有專業品質的實習機構的認定標準，試圖尋求一個共識（林家興，2008）。

衛生署於2006年5月16日邀請包括中國輔導學會在內的醫事人員學（公）會代表出席「醫事專業相關類科學生臨床實習相關事項研商會議」，並且於2006年7月5日核定經費補助中國輔導學會辦理「諮商心理學程研究生臨床訓練規範計畫」。中國輔導學會諮商心理學組根據該計畫的研究結果（林家興、黃佩娟、陳淑雲，2007），於2008年1月12日修訂「諮商心理實習課程辦法」為「諮商心理實習辦法」，衛生署於2008年4月3日函覆同意備查。隨著新的諮商心理實習辦法的修訂實施，碩三全職實習的制度也就愈來愈完善。

衛生署於2003年3月19日頒布《心理師執業登記及繼續教育辦法》，同時根據該辦法第十條，委託中國輔導學會辦理繼續教育課程及積分之採認。中國輔導學會於2004年1月10日通過「諮商心理師繼續教育及積分採認作業規章」，並於該作業規章第三條明訂該作業規章之執行、認定及證明之頒發等事宜，由中國輔導學會諮商心理學組為之。從此以後，諮商心理學組承擔起諮商心理師繼續教育課程及積分審查的工作。碩三實習機構的審查工作，以及繼續教育課程及積分的審查工作成為學組重要的業務。

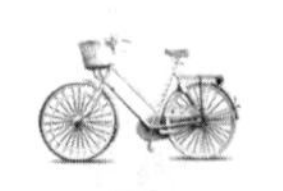

諮商心理學組目前是在處理諮商心理師教考訓用相關議題時，與行政院衛生署和考試院考選部開會協調時的對口單位，承擔諮商心理專業發展重要的責任。目前諮商心理學組積極推展的工作，包括協助考選部訂定諮商心理學程的核心課程，以及諮商心理師考試科目與命題大綱；協助衛生署與醫策會訂定「二年期諮商心理師訓練計畫」訓練課程綱要，以落實《心理師法》第七條有關心理師應接受兩年以上臨床實務訓練的規範。

諮商心理專業的挑戰

過去十年可以說是台灣諮商心理專業發展的關鍵時期，由於《心理師法》的公布施行，諮商心理師逐漸法制化，諮商心理師培育和學校教師培育逐漸分化，諮商心理專業活動逐漸多元化，從學校機構，擴充到社區、企業與醫療機構。諮商心理專業的未來發展也會面臨許多的挑戰，分述如下。

諮商心理相關研究所的數量在過去幾年內迅速擴充，從2001年的8所，擴充到2008年的28所（台灣輔導與諮商學會諮商心理學組，2008），每年報考諮商心理相關研究所的考生也逐年增加，各諮商心理相關研究所考生錄取率從十年前約20%以上，降到目前約5%以下。開設諮商心理學程的門檻相當低，開設的系所名稱不一，每個系所所開設的諮商心理學程的課程內容也相當分歧，如何在兼顧系所多元發展與維繫諮商心理師專業訓練品質之間取得平衡，成為諮商心理學組未來面臨的第一個挑戰。

《心理師法》當年是衛生署和臨床心理團體主導草擬的，《心理師法》公布施行之後，諮商心理師面臨「心理師法穿起來是否合身」的問題。此外，《心理師法》全部六十四個條文當中罰則高達四分之一（十六條），明顯過度限縮諮商心理師的專業發展。例如《心理師法》第十條規定執業以一處為限、第十四條規定部分業務依照醫囑執行，以及第十六條有關對於部分個案進行轉診的規定等，這些用法律條文限制諮商心理師的服務對象與業務範圍是非常不適當的，導致諮商心理師成為一個半獨立執業的醫事人員。如何放寬《心理師法》部分限縮諮商心理師專門執業的條文，是諮商心理學組未來面臨的第二個挑戰。

台灣諮商心理師是和諮商師同步發展的，可以說是師出同門，然而隨著社會環境與時空的變化，諮商心理師的專業認同究竟是心理師還是諮商師，卻是成為一個令人困惑的問題。由於《心理師法》的通過，使得諮商師的訓練逐漸成為諮商心理師的訓練。當諮商心理師的專業認同搖擺在心理師與諮商師之間時，整個培育重點和課程安排，也會產生許多的困擾。參照歐美先進國家的經驗，心理師的專科分類包括：臨床、諮商、學校與工商心理師；諮商師的專科分類包括：學校、社區、醫療、婚姻與家庭、復健，以及心理衛生諮商師等。如何確認諮商心理師的專業認同，成為諮商心理學組未來面臨的第三個挑戰。

《心理師法》在立法之初，在臨床心理團體堅持之下，訂定了現行的一法二科的《心理師法》版本。心理師執照考

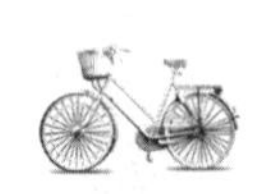

試已經將心理師分為臨床與諮商心理師兩個專科，是否還需要再將碩士階段的諮商心理學程定位為專科訓練學程呢？如何兼顧諮商心理師全科訓練與專科訓練，是諮商心理學組未來面臨的第四個挑戰。

結語

台灣諮商心理專業的發展，過去積極努力參與的項目，包括《心理師法》的推動以及《心理師法》相關子法的研商、諮商心理師考試規則的研商、考試科目與命題大綱的研商、諮商心理學程核心課程的研商、諮商心理實習訓練的規劃、諮商心理師繼續教育的推動，以及二年期諮商心理師訓練計畫等。台灣諮商心理專業未來需要持續推動的項目，包括諮商心理學程的課程標準化、諮商心理師執業場域的多元化、諮商心理專業人員的組織化，以及諮商心理實習訓練的制度化等。台灣諮商心理專業的發展是離不開輔導學會的，諮商心理專業發展的推手們，深切體認到未來還有很長的一段路要走，仍然需要輔導學會繼續給與協助。諮商心理專業能夠有今天的發展，一路走來實在要感謝中國輔導學會的育成之功。

（本文原載於《輔導季刊》第44卷第3期，99-102頁）

卷四
附錄

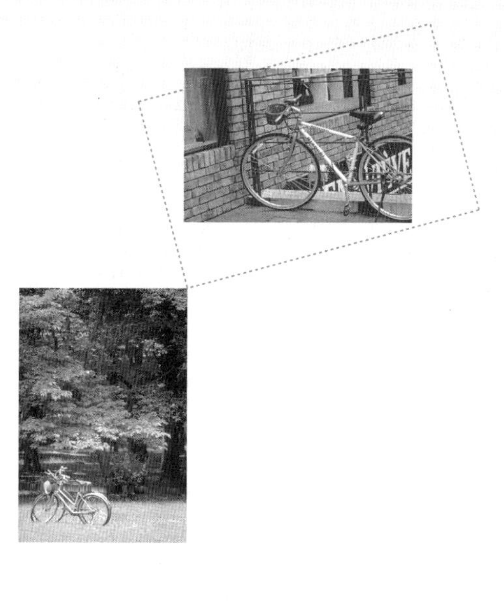

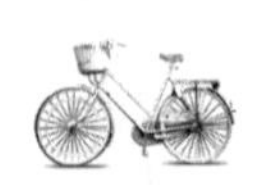

1.心理師法

中華民國90年11月21日

總統(90)華總一義字第9000224650號令制定公布全文64條

第一章 總 則

第一條

中華民國國民經臨床心理師考試及格並依本法領有臨床心理師證書者，得充臨床心理師。

中華民國國民經諮商心理師考試及格並依本法領有諮商心理師證書者，得充諮商心理師。

本法所稱之心理師，指前二項之臨床心理師及諮商心理師。

第二條

公立或立案之私立大學、獨立學院或符合教育部採認規定之國外大學、獨立學院臨床心理所、系、組或相關心理研究所主修臨床心理，並經實習至少一年成績及格，得有碩士以上學位者，得應臨床心理師考試。

公立或立案之私立大學、獨立學院或符合教育部採認規定之國外大學、獨立學院諮商心理所、系、組或相關心理研究所主修諮商心理，並經實習至少一年成績及格，得有碩士以上學位者，得應諮商心理師考試。

第三條

本法所稱主管機關：在中央為行政院衛生署；在直轄市為直轄市政府；在縣（市）為縣（市）政府。

第四條

請領臨床心理師或諮商心理師證書，應檢具申請書及資格證明文件，送請中央主管機關核發之。

第五條

非領有臨床心理師或諮商心理師證書者，不得使用臨床心理師或諮商心理師之名稱。

第六條

有下列各款情事之一者，不得充臨床心理師或諮商心理師；其已充任者，撤銷或廢止其臨床心理師或諮商心理師證書：

一、曾受本法所定撤銷或廢止臨床心理師或諮商心理師證書處分者。

二、因業務上有關之故意犯罪行為，經有罪判決確定者。

第二章　執　　業

第七條

心理師應向執業所在地直轄市、縣（市）主管機關申請執業登記，領有執業執照，始得執業。

心理師應先於中央主管機關指定之機構執業，接受二年以上臨床實務訓練。

第一項申請執業登記之資格、條件、應檢附文件、執業

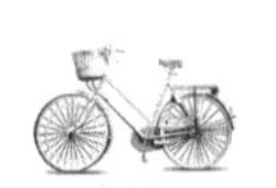

執照發給、補發、換發及其他應遵行事項之辦法，由中央主管機關定之。

第八條

心理師執業，應接受繼續教育，並每六年提出完成繼續教育證明文件，辦理執業執照更新。

前項心理師接受繼續教育之課程內容、積分、實施方式、完成繼續教育證明文件、執業執照更新及其他應遵行事項之辦法，由中央主管機關定之。

第九條

有下列情形之一者，不得發給執業執照；已領照者，廢止之：

一、經撤銷或廢止臨床心理師或諮商心理師證書者。

二、經廢止臨床心理師或諮商心理師執業執照未滿一年者。

三、罹患精神疾病或身心狀況違常，經主管機關認定不能執行業務者。

前項第三款原因消失後，仍得依本法規定申請執業執照。

第十條

心理師執業以一處為限，並應在所在地直轄市、縣（市）主管機關核准登記之醫療機構、心理治療所、心理諮商所或其他經主管機關認可之機構為之。但機構間之支援或經事先報准者，不在此限。

第十一條

心理師歇業或停業時，應自事實發生之日起三十日內，報請原發執業執照機關備查。

心理師變更執業處所或復業者，準用第七條關於執業之規定。

心理師死亡者，由原發執業執照機關註銷其執業執照。

第十二條

心理師執業，應加入所在地臨床心理師或諮商心理師公會。

臨床心理師或諮商心理師公會，不得拒絕具有會員資格者入會。

第十三條

臨床心理師之業務範圍如下：

一、一般心理狀態與功能之心理衡鑑。

二、精神病或腦部心智功能之心理衡鑑。

三、心理發展偏差與障礙之心理諮商與心理治療。

四、認知、情緒或行為偏差與障礙之心理諮商與心理治療。

五、社會適應偏差與障礙之心理諮商與心理治療。

六、精神官能症之心理諮商與心理治療。

七、精神病或腦部心智功能之心理治療。

八、其他經中央主管機關認可之臨床心理業務。

前項第六款與第七款之業務，應依醫師開具之診斷及照會或醫囑為之。

第十四條

諮商心理師之業務範圍如下：

一、一般心理狀態與功能之心理衡鑑。

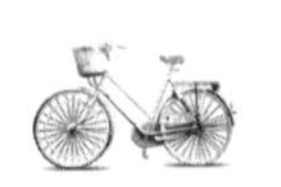

二、心理發展偏差與障礙之心理諮商與心理治療。

三、認知、情緒或行為偏差與障礙之心理諮商與心理治療。

四、社會適應偏差與障礙之心理諮商與心理治療。

五、精神官能症之心理諮商與心理治療。

六、其他經中央主管機關認可之諮商心理業務。

前項第五款之業務，應依醫師開具之診斷及照會或醫囑為之。

第十五條

心理師執行業務時，應製作紀錄，並載明下列事項：

一、個案當事人之姓名、性別、出生年月日、國民身分證統一編號及地址。

二、執行臨床心理或諮商心理業務之情形及日期。

三、其他依規定應載明之事項。

第十六條

心理師執行業務發現個案當事人疑似罹患精神官能症、精神病或腦部心智功能不全疾病時，應予轉診。

第十七條

心理師或其執業機構之人員，對於因業務而知悉或持有個案當事人之秘密，不得無故洩漏。

第十八條

心理師執行業務時，不得施行手術、電療、使用藥品或其他醫療行為。

第十九條

心理師應謹守專業倫理，維護個案當事人福祉。

心理師執行業務時，應尊重個案當事人之文化背景，不得因其性別、族群、社經地位、職業、年齡、語言、宗教或出生地不同而有差別待遇；並應取得個案當事人或其法定代理人之同意，及告知其應有之權益。

第三章　開　　業

第二十條

臨床心理師得設立心理治療所，執行臨床心理業務。

諮商心理師得設立心理諮商所，執行諮商心理業務。

申請設立心理治療所或心理諮商所之臨床心理師或諮商心理師，應依第七條規定，經臨床實務訓練，並取得證明文件，始得為之。

臨床心理師或諮商心理師設立心理治療所或心理諮商所，應向所在地直轄市、縣（市）主管機關申請核准登記，發給開業執照。

心理治療所及心理諮商所之設置標準，由中央主管機關定之。

第二十一條

心理治療所或心理諮商所應以其申請人為負責心理師，並對該所業務負督導責任。

心理治療所或心理諮商所負責心理師因故不能執行業務時，應指定合於負責心理師資格者代理之。代理期間超過一個月者，應報請原發開業執照機關備查。

前項代理期間，最長不得逾一年。

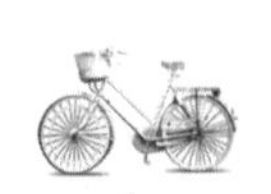

第二十二條

心理治療所或心理諮商所名稱之使用或變更，應經原發給開業執照之所在地直轄市、縣（市）主管機關核准。

非心理治療所或心理諮商所，不得使用心理治療所、心理諮商所或類似之名稱。

第二十三條

心理治療所或心理諮商所歇業、停業時，應自事實發生之日起三十日內，報請原發開業執照機關備查。

心理治療所或心理諮商所之登記事項有變更時，應報請原發開業執照機關核准變更登記。

心理治療所或心理諮商所遷移或復業者，準用第二十條第四項關於設立之規定。

第二十四條

心理治療所或心理諮商所應將其開業執照、收費標準及所屬臨床心理師、諮商心理師之臨床心理師證書、諮商心理師證書，揭示於明顯處。

第二十五條

心理治療所或心理諮商所對於執行業務之紀錄及醫師開具之診斷、照會或醫囑，應妥為保管，並至少保存十年。

第二十六條

心理治療所或心理諮商所收取費用，應開給收費明細表及收據。

心理治療所或心理諮商所不得違反收費標準，超額或自立名目收費。

前項收費標準，由直轄市、縣（市）主管機關定之。

第二十七條

心理治療所或心理諮商所之廣告內容，以下列事項為限：

一、心理治療所或心理諮商所之名稱、開業執照字號、地址、電話及交通路線。

二、臨床心理師、諮商心理師之姓名及其證書字號。

三、業務項目。

四、其他經中央主管機關公告容許登載或宣播之事項。

非心理治療所或心理諮商所，不得為心理治療或心理諮商廣告。

第二十八條

心理治療所或心理諮商所不得以不正當方法招攬業務。

心理師及其執業機構之人員，不得利用業務上之機會，獲取不正當利益。

第二十九條

心理治療所或心理諮商所應依法令規定或依主管機關之通知，提出報告；並接受主管機關對其人員、設備、衛生、安全、收費情形、作業等之檢查及資料蒐集。

第三十條

經主管機關依第十條規定認可之機構，設有臨床心理或諮商心理單位或部門者，準用本章之規定。

第四章　罰　　則

第三十一條

違反第七條第一項、第八條第一項、第十條、第十一條

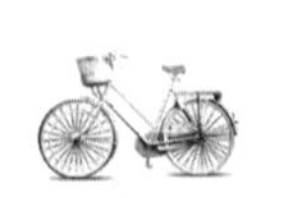

第一項、第二項、第十二條第一項或第十五條規定者，處新台幣一萬元以上五萬元以下罰鍰。

違反第七條第一項、第八條第一項、第十一條第一項、第二項或第十二條第一項規定者，除依前項規定處罰外，並令其限期改善；屆期未改善者，處一個月以上一年以下停業處分。

臨床心理師公會或諮商心理師公會違反第十二條第二項規定者，由人民團體主管機關處新台幣一萬元以上五萬元以下罰鍰，並令其限期改善；屆期未改善者，按日連續處罰。

第三十二條

心理師受停業處分仍執行業務者，廢止其執業執照；受廢止執業執照處分仍執行業務者，廢止其臨床心理師證書或諮商心理師證書。

第三十三條

心理治療所或心理諮商所有下列各款情形之一者，廢止其開業執照：

一、容留未具臨床心理師或諮商心理師資格人員擅自執行臨床心理師業務或諮商心理師業務。

二、受停業處分而不停業。

第三十四條

違反第二十二條第一項、第二十三條第一項、第二項、第二十四條、第二十五條、第二十九條規定或未符合依第二十條第五項所定之標準者，處新台幣一萬元以上五萬元以下罰鍰。

違反第二十二條第一項、第二十三條第一項、第二項、

第二十四條規定或未符合依第二十條第五項所定之標準者，除依前項規定處罰外，並令其限期改善；屆期未改善者，處一個月以上一年以下停業處分。

第三十五條

違反第二十條第四項、第二十三條第三項、第二十六條第一項、第二項、第二十七條第一項或第二十八條規定者，處新台幣二萬元以上十萬元以下罰鍰。

違反第二十六條第一項、第二項或第二十八條第一項規定者，除依前項規定處罰外，並令其限期改善或將超收部分退還個案當事人；屆期未改善或退還者，處一個月以上一年以下停業處分或廢止其開業執照。

第三十六條

違反第五條、第十七條、第二十二條第二項或第二十七條第二項規定者，處新台幣三萬元以上十五萬元以下罰鍰。

第三十七條

心理師違反第七條第一項、第十條、第十一條第一項、第二項、第十五條、第十七條或第二十七條第二項規定之一，經依第三十一條或前條規定處罰者，對其執業機構亦處以各該條之罰鍰。但其他法律另有處罰規定者，從其規定。

第三十八條

心理治療所或心理諮商所受停業處分或廢止開業執照者，應同時對其負責心理師予以停業處分或廢止其執業執照。

心理治療所或心理諮商所之負責心理師受停業處分或廢止其執業執照時，應同時對該心理治療所或心理諮商所予以

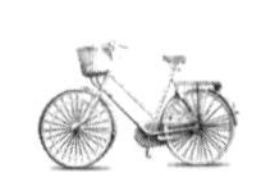

停業處分或廢止其開業執照。

第三十九條

心理治療所或心理諮商所受廢止開業執照處分，仍繼續開業者，廢止其負責心理師之臨床心理師證書或諮商心理師證書。

第四十條

心理師將其證照租借他人使用者，廢止其臨床心理師證書或諮商心理師證書。

第四十一條

心理師於業務上有違法或不正當行為者，除本法另有規定外，處新台幣二萬元以上十萬元以下罰鍰；其情節重大者，並處一個月以上一年以下停業處分或廢止其執業執照。

第四十二條

未取得臨床心理師或諮商心理師資格，擅自執行臨床心理師或諮商心理師業務者，處二年以下有期徒刑，得併科新台幣三萬元以上十五萬元以下罰金。但醫師或在中央主管機關認可之醫院、機構於醫師、臨床心理師、諮商心理師指導下實習之下列人員，不在此限：

一、大學以上醫事或心理相關系、科之學生。

二、大學或獨立學院臨床心理、諮商心理所、系、組或相關心理研究所主修臨床心理或諮商心理之學生或自取得碩士以上學位日起三年內之畢業生。

護理人員、職能治療師、職能治療生、社會工作師或其他專門職業及技術人員等依其專門職業法律規定執行業務，涉及執行本法所定業務時，不視為違反前項規定。

從事心理輔導工作者，涉及執行第十四條第一項第二款至第四款所定業務，不視為違反第一項規定。

第四十三條

臨床心理師違反第十三條第二項或諮商心理師違反第十四條第二項規定者，處一年以下有期徒刑，得併科新台幣三萬元以上十五萬元以下罰金。

心理師違反第十八條規定者，處一年以上三年以下有期徒刑，得併科新台幣三萬元以上十五萬元以下罰金，其所使用之藥械沒收之。

第四十四條

本法所定之罰鍰，於心理治療所或心理諮商所，處罰其負責心理師。

第四十五條

本法所定之罰鍰、停業、廢止執業執照或開業執照，除本法另有規定外，由直轄市、縣（市）主管機關為之；撤銷或廢止臨床心理師證書或諮商心理師證書，由中央主管機關為之。

第四十六條

依本法所處之罰鍰，經限期繳納，屆期未繳納者，依法移送強制執行。

第五章　公　　會

第四十七條

臨床心理師公會或諮商心理師公會之主管機關為人民團體主管機關。但其目的事業，應受主管機關之指導、監督。

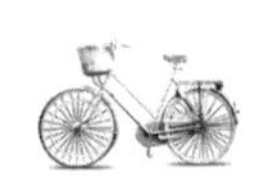

第四十八條

臨床心理師公會或諮商心理師公會分直轄市及縣（市）公會，並得設全國聯合會。

臨床心理師公會或諮商心理師公會會址應設於各該公會主管機關所在地區。但經各該主管機關核准者，不在此限。

第四十九條

臨床心理師公會或諮商心理師公會之區域，依現有之行政區域；在同一區域內，同級之公會以一個為限。

第五十條

直轄市、縣（市）臨床心理師公會或諮商心理師公會，由該轄區域內臨床心理師、諮商心理師各九人以上發起組織之；其未滿九人者，得加入鄰近區域之公會。

第五十一條

臨床心理師公會或諮商心理師公會全國聯合會之設立，應由各三分之一以上之直轄市、縣（市）臨床心理師公會、諮商心理師公會完成組織後，始得發起組織。

第五十二條

臨床心理師公會或諮商心理師公會置理事、監事，均於召開會員（會員代表）大會時，由會員（會員代表）選舉之，並分別成立理事會、監事會，其名額如下：

一、縣（市）臨床心理師公會或諮商心理師公會之理事不得超過十五人。

二、直轄市臨床心理師公會或諮商心理師公會之理事不得超過二十五人。

三、臨床心理師公會或諮商心理師公會全國聯合會之理事不得超過三十五人。

四、各級臨床心理師公會或諮商心理師公會之理事名額不得超過全體會員（會員代表）人數二分之一。

五、各級臨床心理師公會或諮商心理師公會之監事名額不得超過各該公會理事名額三分之一。

各級臨床心理師公會或諮商心理師公會得置候補理事、候補監事，其名額不得超過各該公會理事、監事名額三分之一。

理事、監事名額在三人以上時，得分別互選常務理事及常務監事；其名額不得超過理事或監事總額三分之一，並應由理事就常務理事中選舉一人為理事長；其不置常務理事者，就理事中互選之。常務監事在三人以上時，應互推一人為監事會召集人。

第五十三條

理事、監事任期均為三年，其連選連任者不得超過二分之一；理事長之連任，以一次為限。

第五十四條

臨床心理師公會或諮商心理師公會全國聯合會理事、監事之當選，不以直轄市、縣（市）臨床心理師公會或諮商心理師公會選派參加之會員代表為限。

直轄市、縣（市）臨床心理師公會或諮商心理師公會選派參加其全國聯合會之會員代表，不以其理事、監事為限。

第五十五條

臨床心理師公會或諮商心理師公會每年召開會員（會員代表）大會一次，必要時，得召集臨時大會。

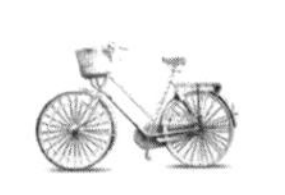

臨床心理師公會或諮商心理師公會會員人數超過三百人以上時，得依章程之規定就會員分布狀況劃定區域，按其會員人數比例選出代表，召開會員代表大會，行使會員大會之職權。

第五十六條

臨床心理師公會或諮商心理師公會應訂立章程，造具會員名冊及選任職員簡歷冊，送請所在地人民團體主管機關立案，並分送中央及直轄市、縣（市）主管機關備查。

第五十七條

各級臨床心理師公會及諮商心理師公會之章程應載明下列事項：

一、名稱、區域及會所所在地。

二、宗旨、組織及任務。

三、會員之入會及出會。

四、會員代表之產生及其任期。

五、理事、監事名額、權限、任期及其選任、解任。

六、會員（會員代表）大會及理事會、監事會會議之規定。

七、會員應遵守之專業倫理規範與公約。

八、經費及會計。

九、章程之修改。

十、其他依法令規定應載明或處理會務之必要事項。

第五十八條

直轄市、縣（市）臨床心理師公會或諮商心理師公會對臨床心理師公會或諮商心理師公會全國聯合會之章程、專業倫理規範及決議，有遵守義務。

臨床心理師公會或諮商心理師公會有違反法令、章程、專業倫理規範或其全國聯合會章程、決議者，人民團體主管機關得為下列處分：

一、警告。

二、撤銷其決議。

三、撤免其理事、監事。

四、限期整理。

前項第一款、第二款處分，亦得由主管機關為之。

第五十九條

臨床心理師公會或諮商心理師公會會員有違反法令、章程或專業倫理規範之行為者，公會得依章程、理事會、監事會或會員（會員代表）大會決議予以處分。

第六章　附　　則

第六十條

外國人及華僑得依中華民國法律，應臨床心理師或諮商心理師考試。

前項考試及格，領有臨床心理師或諮商心理師證書之外國人及華僑，在中華民國執行業務，應經中央主管機關許可，並應遵守中華民國關於臨床心理及諮商心理之相關法令、專業倫理規範及臨床心理師公會或諮商心理師公會章程；其執業之許可及管理辦法，由中央主管機關定之。

違反前項規定者，除依法處罰外，中央主管機關並得廢止其許可。

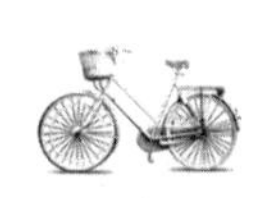

第六十一條

具有下列資格之一，經中央主管機關審查合格者，得應臨床心理師特種考試：

一、本法公布施行前，曾在醫療機構從事臨床心理業務滿二年，並具專科以上學校畢業資格。

二、本法公布施行前，曾在醫療機構從事臨床心理業務滿一年，並具大學、獨立學院相關心理所、系、組碩士以上學位。

具有下列資格之一，經中央主管機關審查合格者，得應諮商心理師特種考試：

一、本法公布施行前，曾在醫療機構、大專校院之輔導或諮商中心、社區性心理衛生中心從事諮商心理業務滿二年，並具大學、獨立學院以上學校畢業資格。

二、本法公布施行前，曾在醫療機構、大專校院之輔導或諮商中心、社區性心理衛生中心從事諮商心理業務滿一年，並具大學、獨立學院相關心理、諮商、輔導所、系、組碩士以上學位。

三、本法公布施行前，曾在政府立案有心理諮商或心理輔導業務之機構，從事諮商心理業務滿三年，並具大學、獨立學院以上學校畢業資格。

前二項特種考試，於本法公布施行後五年內舉辦三次。

大學或獨立學院臨床心理、諮商心理所、系、組或相關心理研究所主修臨床心理或諮商心理之畢業生及符合第一項、第二項規定資格者，於本法公布施行之日起五年內，免依第四十二條第一項規定處罰。

本法公布施行前，經公務人員高等考試三級考試公職臨床心理師考試及格者，得申請專門職業及技術人員高等考試臨床心理師考試全部科目免試。

第六十二條

中央或直轄市、縣（市）主管機關依本法核發證書或執照時，得收取證書費或執照費；其費額，由中央主管機關定之。

第六十三條

本法施行細則，由中央主管機關定之。

第六十四條

本法自公布日施行。

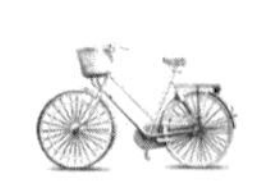

2.心理師法施行細則

中華民國91年6月3日

行政院衛生署衛署醫字第0910040354號令訂定發布全文17條

第一條

本細則依心理師法（以下簡稱本法）第六十三條規定訂定之。

第二條

依本法第四條規定請領臨床心理師或諮商心理師證書，應檢具下列書件及證書費，送請中央主管機關核發：

一、醫事人員申請登記給證卡片。

二、最近三個月內二吋正面脫帽半身照片二張。

三、考試院頒發之臨床心理師或諮商心理師考試及格證書。

第三條

臨床心理師、諮商心理師證書滅失或遺失時，應填具申請書，並檢具前條第一款、第二款文件及證書費，向中央主管機關申請補發。

臨床心理師、諮商心理師證書損壞時，應填具申請書，並檢具前條第一款、第二款文件及證書費，連同原證書，向中央主管機關申請換發。

第四條

本法第七條第二項、第二十條第三項所定臨床實務訓練之年資採計，以領有臨床心理師或諮商心理師證書及執業執照者為限。但本法公布施行前，於中央主管機關公告指定之機構實際執行業務之執業年資，得併予採計。

第五條

心理師歇業、停業，依本法第十一條第一項規定報請備查時，應填具申請書，並檢具執業執照及有關文件，送由原發執業執照機關依下列規定辦理：

一、歇業：註銷其執業登記及執業執照。

二、停業：登記其停業日期及理由後，發還其執業執照。

第六條

臨床心理師或諮商心理師依本法第二十條第四項規定申請設立心理治療所或心理諮商所，應填具申請書，並檢具下列書件及開業執照費，向所在地直轄市、縣（市）主管機關申請核准登記：

一、建築物平面簡圖。

二、建築物合法使用證明文件。

三、符合本法第二十條第三項所定之資格證明文件。

四、臨床心理師或諮商心理師證書及其影本一份（正本驗畢後發還）。

五、國民身分證及其影本一份（正本驗畢後發還）。

六、其他依規定應檢附之文件。

直轄市或縣（市）主管機關對於前項之申請，派員履勘

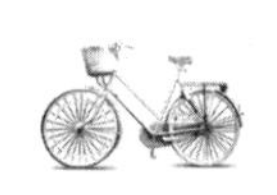

後，核與規定相符者，發給開業執照。

第七條

心理治療所或心理諮商所開業執照滅失或遺失時，應填具申請書，並檢具開業執照費，向原發開業執照機關申請補發。

開業執照損壞時，應填具申請書，並檢具開業執照費，連同原開業執照，向原發開業執照機關申請換發。

第八條

直轄市、縣（市）主管機關依本法第二十條第四項規定核准心理治療所或心理諮商所設立登記，其應行登記事項如下：

一、名稱、地址及開業執照字號。

二、負責心理師之姓名、出生年月日、證書字號、執業執照字號。

三、所屬臨床心理師、諮商心理師人數及其姓名、出生年月日、證書字號、執業執照字號。

四、其他依規定應行登記事項。

前項登記事項變更時，應自事實發生之日起三十日內，依本法第二十三條第二項規定，報請原發開業執照機關核准變更登記。

第九條

心理治療所或心理諮商所歇業、停業，依本法第二十三條第一項規定報請備查時，應填具申請書，並檢具開業執照及有關文件，送由原發開業執照機關依下列規定辦理：

一、歇業：註銷其開業登記及開業執照。

二、停業：於其開業執照註明其停業日期及理由後發還。

第十條

心理治療所或心理諮商所遷移者，應依本法第二十三條第三項規定，重行申請核准設立登記，發給開業執照，始得為之。

心理治療所或心理諮商所申請停業後復業或受停業處分期滿後復業，應依本法第二十三條第三項規定，填具申請書，並檢具原開業執照，報經原發開業執照機關派員履勘，核與心理治療所或心理諮商所之設置標準規定相符，並於開業執照註明其復業日期，始得為之。

第十一條

心理治療所或心理諮商所歇業、停業或受停業、撤銷、廢止開業執照處分者，其所屬臨床心理師或諮商心理師，應依本法第十一條第一項或第二項規定辦理歇業、停業或變更執業處所。

第十二條

心理治療所或心理諮商所歇業或受撤銷、廢止開業執照處分者，其原掛招牌應予拆除。

第十三條

主管機關人員執行本法第二十九條規定之檢查及資料蒐集時，應出示身分證明文件。

第十四條

直轄市、縣（市）主管機關對轄區內心理治療所或心理諮商所之業務，應擬訂計畫實施督導考核，每年至少一次，

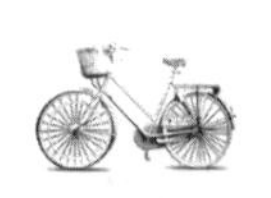

並應將其計畫報請中央主管機關備查。

前項督導考核，必要時得委託相關機構或團體辦理。

第十五條

本法第六十一條第五項所稱公職臨床心理師考試及格，指臨床心理科、臨床心理師考試及格或九十年公務人員高等考試三級考試公職臨床心理師筆試及格。

第十六條

本法及本細則所定證書、執業執照、開業執照及申請書之格式，由中央主管機關定之。

第十七條

本細則自發布日施行。

3. 專門職業及技術人員高等考試心理師考試規則

中華民國91年8月13日

考試院考台組壹一字第0910005984號令訂定發布全文20條

中華民國92年4月29日

考試院考台組壹一字第09200036491號令修正發布第八條、第九條及第十四條條文

中華民國95年1月13日

考試院考台組壹一字第09500003831號令刪除發布第15條條文

中華民國96年3月2日

考試院考台組壹一字第09600014251號令修正發布第十～十三條條文

第一條

本規則依專門職業及技術人員考試法第十四條規定訂定之。

本規則未規定事項，依有關考試法規之規定辦理。

第二條

專門職業及技術人員高等考試心理師考試（以下簡稱本考試），分為下列類科：

一、臨床心理師。

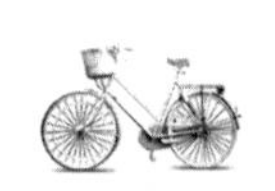

二、諮商心理師。

第三條

本考試每年舉行一次；遇有必要，得臨時舉行之。

第四條

本考試採筆試方式行之。

第五條

應考人有下列情事之一者，不得應本考試：

一、專門職業及技術人員考試法第八條第一項各款情事之一者。

二、心理師法第六條各款情事之一者。

第六條

中華民國國民具有公立或立案之私立大學、獨立學院或符合教育部採認規定之國外大學、獨立學院臨床心理所、系、組或相關心理研究所主修臨床心理，並經實習至少一年成績及格，得有碩士以上學位者，得應臨床心理師考試。

前項所稱主修臨床心理，係指修習心理病理學領域相關課程至少三學科（九學分）、心理衡鑑領域相關課程至少二學科（六學分）及心理治療領域相關課程至少二學科（六學分）等合計七學科，二十一學分以上，每學科至多採計三學分，成績及格，由所畢業大學校院出具證明文件者。

第一項所稱實習，係指在醫療機構、煙毒勒戒所、社區性心理衛生中心、心理治療所及其他經行政院衛生署指定之機構實習，成績及格，有證明文件者。

前項實習，於心理師法公布施行前已畢業者，得以其執行臨床心理教學或臨床心理業務之年資計之。

第七條

中華民國國民具有公立或立案之私立大學、獨立學院或符合教育部採認規定之國外大學、獨立學院諮商心理所、系、組或相關心理研究所主修諮商心理，並經實習至少一年成績及格，得有碩士以上學位者，得應諮商心理師考試。

前項所稱主修諮商心理，係指修習心理評量、測驗與衡鑑領域相關課程至少一學科（三學分）、諮商與心理治療（包括理論、技術與專業倫理）領域相關課程至少四學科（十二學分）、心理衛生與變態心理學領域相關課程至少一學科（三學分）及人格、社會與發展心理學領域相關課程至少一學科（三學分）等合計七學科，二十一學分以上，每學科至多採計三學分，成績及格，由所畢業大學校院出具證明文件者。

第一項所稱實習，係指在醫療機構、心理諮商所、大專校院諮商（輔導）中心、社區性心理衛生中心及其他經行政院衛生署指定之機構實習；且應包括個別督導時數，至少五十小時，成績及格，有證明文件者。

前項實習，於心理師法公布施行前已畢業者，得以其執行諮商心理教學或諮商心理業務之年資計之。

第八條

臨床心理師應試科目：

一、臨床心理學基礎。

二、臨床心理學總論㈠（包括偏差行為的定義與描述、偏差行為的成因）。

三、臨床心理學總論㈡（包括心理衡鑑、心理治療）。

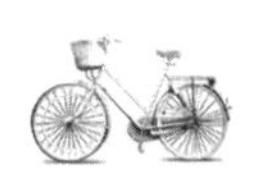

四、臨床心理學特論㈠（包括自殺之心理衡鑑與防治、暴力行為之心理衡鑑與心理治療、物質濫用與依賴之心理衡鑑與心理治療、飲食障礙之心理衡鑑與心理治療、性格與適應障礙之心理衡鑑與心理治療）。

五、臨床心理學特論㈡（包括心智功能不全疾病之心理衡鑑與心理治療、精神病之心理衡鑑與心理治療、兒童與青少年發展障礙之心理衡鑑與心理治療）。

六、臨床心理學特論㈢（包括精神官能症之心理衡鑑與心理治療、壓力身心反應與健康行為）。

前項應試科目之試題題型，均採申論式與測驗式之混合式試題。

第九條

諮商心理師應試科目：

一、人類行為與發展。

二、諮商與心理治療理論。

三、諮商與心理治療實務（包括專業倫理）。

四、團體諮商與心理治療。

五、心理測驗與評量。

六、心理衛生（包括變態心理學）。

前項應試科目之試題題型，均採申論式與測驗式之混合式試題。

第十條

中華民國國民於心理師法公布施行前，經公務人員高等考試三級考試公職臨床心理師考試及格者，得申請臨床心理師全部科目免試。

前項所稱公職臨床心理師考試及格者，指臨床心理科、臨床心理師考試及格或九十年公務人員高等考試三級考試公職臨床心理師筆試及格，領有考試及格證書者。

第一項申請案件之審議，由考選部心理師考試審議委員會辦理。審議結果，由考選部核定，並報請考試院備查。

前項審議結果，經核定准予全部科目免試者，由考選部報請考試院發給及格證書，其生效日期追溯至公務人員考試及格證書生效日翌日，並函行政院衛生署查照。但公務人員考試及格證書生效日報在心理師法生效日前者，追溯至中華民國九十年十一月二十三日生效。

第十一條

應考人報名本考試應繳下列費件，並以通訊方式為之：

一、報名履歷表。

二、應考資格證明文件。

三、國民身分證影印本。華僑應繳僑務委員會核發之華僑身分證明書或外交部或僑居地之中華民國使領館、代表處、辦事處、其他外交部授權機構（以下簡稱駐外館處）加簽僑居身分之有效中華民國護照。

四、最近一年內一吋正面脫帽半身照片。

五、報名費。

應考人以網路報名本考試時，其應繳費件之方式，載明於本考試應考須知及考選部國家考試報名網站。

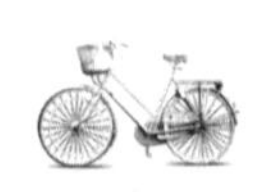

第十二條

應考人依第十條規定，向考選部申請全部科目免試時，應繳下列費件：

一、全部科目免試申請表。

二、資格證明文件。

三、國民身分證影印本。華僑應繳僑務委員會核發之華僑身分證明書或外交部或僑居地之駐外館處加簽僑居身分之有效中華民國護照。

四、最近一年內一吋正面脫帽半身照片。

五、申請全部科目免試審議費。

六、體格檢查表。

前項申請全部科目免試，得隨時以通訊方式為之。

第十三條

繳驗外國畢業證書、學位證書、在學全部成績單、學分證明、法規抄本或其他有關證明文件，均須附繳正本及經駐外館處證明之影印本、中文譯本。

前項各種證明文件之正本，得改繳經當地國合法公證人證明與正本完全一致，並經駐外館處證明之影印本。

第十四條

本考試及格方式，以應試科目總成績滿六十分及格。

前項應試科目總成績之計算，以各科目成績平均計算之。

本考試應試科目有一科成績為零分者，不予及格。缺考之科目，以零分計算。

第十五條

（刪除）

第十六條

外國人具有第六條或第七條規定之資格，且無第五條各款情事之一者，得應本考試該類科考試。

第十七條

本考試及格人員，由考選部報請考試院發給考試及格證書，並函行政院衛生署查照。

第十八條

本考試組織典試委員會，主持典試事宜；其試務由考選部或委託具公信力之機關、團體辦理。

第十九條

本考試辦理竣事，考選部應將辦理典試及試務情形，連同關係文件，報請考試院核備。

依前條試務委託辦理者，受委託機關、團體應將辦理試務情形，連同關係文件，函送考選部併同辦理典試情形報請考試院核備。

第二十條

本規則自發布日施行。

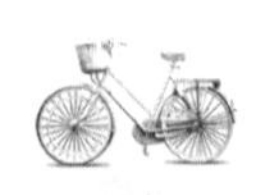

4.碩士層級諮商專業實習課程綱要

科目名稱（中文）：碩士層級諮商專業實習㈠㈡

科目名稱（英文）：Internship-Master's Level (I)(II)

上下學期各三學分

上課時間：星期二上午10:10至12:00，隔週上課

上課教室：教607

授課教師：林家興、王麗斐

一、教學目標

1. 協助學生統整諮商心理學理論與技術，並且與工作職場相結合。
2. 協助學生透過全職實務實習，進一步提升心理專業助人的知識與技能。
3. 協助學生發展具備最基本的諮商心理執業能力，並符合專業執照報考所需要的實習規定。

二、教材內容

1. 學生應撰寫實習計畫，並獲得教師的批准，始得開始實習。實習計畫內容包括：目標、機構、內容、方式、時數、督導以及評量等。
2. 學生實習期間所需教材與閱讀書單，詳如參考書目。
3. 學生學習內容以實作為主，包括：心理衡鑑、初談（intake）、個別諮商與心理治療、團體諮商與心理治療、諮詢、心理衛生教育與預防推廣等。

4. 實習的重點包括：熟悉心理衡鑑的運用、諮商與心理治療的實施、接受個別與團體督導、熟悉心理專業機構之工作模式與運作流程，以及學習資深心理專業人員的實務知能與專業倫理。

三、實施方式

1. 學生應至授課教師認可的心理專業機構，進行為期一年的全職實習，其中至少有五百小時是屬於直接個案服務、兩百小時為督導與教育訓練，以及兩百小時的其他專業服務與訓練。
2. 直接個案服務應包括：個別諮商與心理治療、團體諮商與心理治療、心理衡鑑、諮詢，以及心理衛生教育與預防推廣等。
3. 學生每週應接受實習機構個別督導至少兩個小時，每週應接受實習機構團體督導、個案研討或在職訓練至少兩個小時。
4. 每學期間，隔週應返校上課兩小時。上課方式包括：個案討論與報告、諮商心理專題研討、心理專業實習檢討、撰寫期末實習報告。

中文參考書目

王麗文（1997）。**澗邊幽草：心理治療的藝術**。台北市：心理。

林家興、王麗文（2000）。**心理治療實務**。台北市：心理。

林家興、王麗文（2003）。**諮商與心理治療進階**。台北

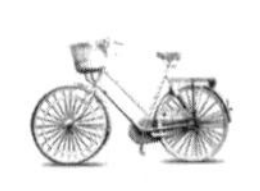

市：心理。

林家興（1996）。**心理師的臨床日記**。台北市：天馬。

陳金定（編譯）（1993）。**諮商工作實務**。台北市：心理。

英文參考書目

American Psychiatric Association [APA] (1994). *Diagnostic and statistical manual of mental disorders* (4th ed.). Washington, DC: The Author.

American Psychological Association [APA] (1995). *Ethical principles of psychologists and code of conduct.* Washington, DC: The Author.

Baird, B. N. (1996). *The internship, practicum, and field placement handbook: A guide for the helping professions.* London: Prentice-Hall.

Bor, R., & Watts, M. (1999). *The trainee handbook: A guide for counseling and psychotherapy trainees.* London: Sage.

Boylan, J. C., Malley, P. B., & Scott, J. (1995). *Practicum and internship: Textbook for counseling and psychotherapy* (2nd ed.). Washington, DC: Accelerated Development.

Conyne, R. K. (1999). *Failures in group work: How we can learn from our mistakes.* Thousand Oaks, CA: Sage.

Cormier, S., & Cormier, B. (1998). *Interviewing strategies for helpers* (4th ed.). Pacific Grove, CA: Brook/Cole.

Dana, R. H., & May, W. T. (1987). *Internship training in pro-*

fessional psychology. NY: Hemisphere.

Groth-Marat, G. (1999). *Handbook of psychological assessment* (3rd ed.). New York: Johe Wiley & Sons.

Hill, C. E., & O'Brien, K. M. (2000). *Helping skills: Facilitating exploration, insight, and action.* Washington, DC: American Psychological Association.

Meier, S. T., & Davis, S. R. (1997). *The elements of counseling* (3rd ed.). Pacific Grove, CA: Brook/Cole.

Yalom, I. D. (1995). *The theory and practice of group psychotherapy* (4th ed.). NY: Basic Books.

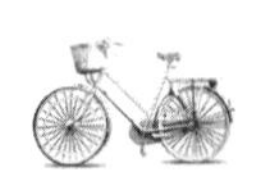

5.諮商心理實習辦法

中華民國91年7月16日

中國輔導學會第36屆第4次理監事會議通過

中華民國97年1月12日

中國輔導學會諮商心理學組執行委員會議通過修訂

中華民國97年4月3日

行政院衛生署衛署醫字第0970205193號函同意備查

第一條

本辦法依據《心理師法》第二條第二項有關實習規定訂定之。

第二條

諮商心理學程研究生進行全職實習前，應修畢諮商心理學程相關課程至少十八學分及兼職實習。全職實習以專職為原則，時程為期至少一年，每週實習時數以32小時為原則。

第三條

修習全職實習課程之實習學生應於規定時間於實習機構進行實習，並應定期返校接受任課教師之指導。

第四條

全職實習之必要實習項目包括：

一、個別諮商與心理治療。

二、團體諮商與心理治療。

三、心理衡鑑（含心理測驗的施測與解釋）。

四、心理諮詢、心理衛生教育與預防推廣工作。

五、實習機構的專業行政工作。

全職實習生從事前項第一、二、三款之實習時數一年至少350小時或平均每週至少7小時。

第五條

開設全職或兼職諮商實習課程的授課教師，必須符合下列條件：

一、具備諮商心理學相關領域之博士學位。

二、曾從事諮商心理工作業務一年以上的經驗。

三、曾接受督導訓練並具備督導實務經驗。

第六條

全職實習機構包括：

一、大專校院諮商（輔導）中心（處、室、組）。

二、社區性心理衛生中心。

三、心理諮商所。

四、醫療機構。

五、其他經衛生署指定之實習機構。

前項第五款其他經衛生署指定之機構，係指下列之單位，並具「心理治療所設置心理治療所設置標準」或「心理諮商所設置標準」所定之條件：

一、各縣市政府衛生局之社區心理衛生中心。

二、機關學校設有提供其員工或師生心理治療或心理諮商之單位。

三、事業單位依勞工安全衛生法規定，應設之醫療衛生

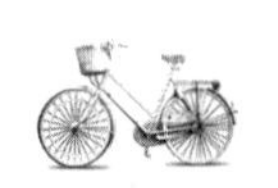

單位，有提供心理治療或諮商業務之單位。

四、財團法人基金會經主管機關許可得附設提供心理治療或心理諮商業務之單位。

五、法務部所屬監獄、戒治所、勒戒所。

第七條

全職實習機構應具備下述條件：

一、實習機構內至少應聘有一位專任合格的心理師。

二、實習機構應提供每位全職實習生符合第四條之實習項目與實習時數。

三、實習機構應提供臨床實務督導。實習機構臨床實務督導每人每週最多可以督導2位全職實習生，臨床實務督導應具備督導之資格，並經機構及學校任課教師之同意（或認可）。

四、實習機構的專任心理師與全職實習生的師生比至多為一比二

五、實習機構應提供全職實習生每週至少1小時的個別督導。

六、實習機構應提供全職實習生每週平均至少2小時的團體督導或研習，含團體督導、在職訓練、實習機構會議、個案研討及經實習機構核可的在外研習課程等。

七、實習機構應訂定實習辦法或編印實習手冊。

八、實習機構的必要設備至少為個別諮商室、團體諮商室。並提供全職實習生之個人辦公桌。

九、實習機構及其工作人員應遵守中國輔導學會諮商專

業倫理守則。

第八條

全職實習督導應受過諮商督導理論與實務訓練，並須為具諮商心理師或臨床心理師或精神科醫師執照後二年有臨床實務工作經驗者。精神科之臨床實務專長需以心理治療為主。

臨床實務督導得由精神科醫師、臨床心理師督導，但諮商心理師個別督導時數不得少於總個別督導時數之二分之一。

第九條

全職實習成績考核以全年為單位，七十分為及格。考核內容得包括個案報告、心理衡鑑報告、實習時數記錄、實習心得報告等。實習及格者之全職實習證明書應由實習機構及授課系所共同認可。

第十條

實習機構對實習生的要求及權利義務之約定，應訂定書面契約，以確保雙方之權益。

第十一條

本辦法經中國輔導學會諮商心理學組執行委員會議通過並報請行政院衛生署備查後實施。

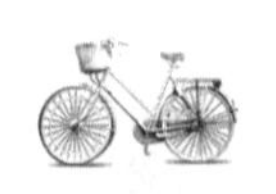

6.心理健康法草案

中華民國93年11月6日

中國輔導學會諮商心理學組第1屆執行委員會議擬定

第一條　（宗旨）

為結合政府與民間資源，建立心理保健體系，防治心理疾病，撫平天災人禍受災民眾的心理創傷，以維護全民心理健康，特制訂本法；本法未規定者，適用其他法律之規定。

第二條　（主管機關）

本法所稱之主管機關，在中央為行政院衛生署；在地方為縣（市）政府。

第三條　（政策規劃與執行單位）

為執行本法之相關事項，中央衛生主管機關應設心理健康局，其組織法另訂之。地方衛生主管機關應設置專責單位，辦理心理健康促進與心理疾病防治及研究之業務。

第四條　（心理健康審議委員會）

各級衛生主管機關得設心理健康審議委員會，審議心理疾病防治與心理健康促進事項。

前項中央衛生主管機關心理健康審議委員會組織規程，由中央衛生主管機關擬定，報請行政院核定後發布之。地方衛生主管機關心理健康審議委員會組織規程，由地方政府衛生主管機關擬定，報請中央衛生主管機關核定後發布之。

前項心理健康審議委員會之成員，非心理專業人員之比例不得超過三分之一。

第五條　（心理健康機構）

各級政府應按需要，設立或獎勵民間設立社區性心理健康機構。心理健康機構的名稱得為心理衛生中心、心理諮商中心或心理健康中心。

心理健康機構之設置標準、管理及獎勵辦法，由中央衛生主管機關於本法通過後兩年內定之。

第六條　（業務範圍）

社區心理健康機構之主要業務，包括：提供心理健康諮詢、自殺防治、復健諮商、重大創傷心理輔導、生活壓力調適、菸酒藥物防治、兒童虐待與家庭暴力之心理諮商、虞犯與犯罪少年之輔導矯治、犯罪受害人之心理輔導、心理疾病診斷與治療、親職教育與家庭輔導、心理衛生教育、心理疾病之宣導與預防等。

第七條

為均衡照顧全民之心理健康與防治心理疾病，地方政府應按每一萬人配置一名心理專業人員的比例，設立社區心理健康機構聘用之。

第八條　（心理專業人員）

本法所稱之心理專業人員係指諮商心理師、臨床心理師，以及具備心理衛生專長之社會工作師。

非心理專業人員不得擔任心理健康機構負責人。

第九條　（中央補助地方心理健康經費）

地方衛生主管機關為推行第四條至第八條業務，如經費

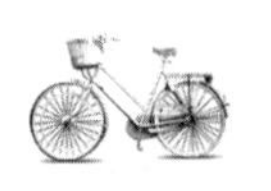

不足時，得由中央衛生主管機關編列人事費、業務費等預算補助之。

第十條　（經費來源）

心理健康經費來源如下：

一、各級政府按年專列之心理健康預算。

二、國民健康基金。

三、各類健康保險及醫療補助。

四、身心障礙者就業基金專戶。

五、私人或團體捐款。

六、業務收入

七、其他收入。

第十一條　（預算比例）

中央及地方政府為維護全民心理健康，應按年編列預算支應。心理健康經費在中央不得低於當年衛生主管預算的百分之二十。在地方政府不得低於當年衛生主管預算的百分之三十五。

第十二條　（心理專業人員駐校服務）

為協助教育主管機關推動各級學校心理健康服務工作，各級衛生主管機關得指派心理專業人員提供駐校服務。

第十三條

心理健康機構得視需要向民眾或政府機關收取適當之服務費用。

全民健康保險特約心理健康機構，得依全民健康保險法向民眾收取費用。民眾接受心理健康機構之服務，無力負擔費用時，應由各級政府編列預算，予以補助。

第十四條

本法施行細則，由中央衛生主管機關定之。

第十五條

本法自公布日施行。

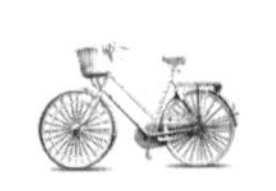

7.心理師執業登記及繼續教育辦法

中華民國92年3月19日

行政院衛生署衛署醫字第0920209628號令訂定發布全文12條

第一條

本辦法依心理師法第七條第三項及第八條第二項規定訂定之。

第二條

本辦法所稱心理師，包括臨床心理師、諮商心理師。

第三條

心理師執業執照及每次辦理執業執照更新換領執業執照，其執業執照有效期間為六年。

第四條

心理師申請執業登記，應符合下列各款之資格條件：

一、領有臨床心理師或諮商心理師證書。

二、領有中央主管機關委託相關專業團體發給且仍在有效期間內之完成繼續教育證明文件。

自取得臨床心理師證書、諮商心理師證書發證之日起三年內，申請執業登記者，不受前項第二款規定資格條件之限制。

第五條

心理師申請執業登記，應填具申請書並檢具下列文件及執業執照費，向所在地直轄市、縣（市）主管機關申請，發給執業執照：

一、臨床心理師或諮商心理師證書正本及其影本一份（正本驗畢後發還）。

二、身分證明文件影本一份。

三、最近三個月內之一吋正面脫帽半身照片二張。

四、中央主管機關委託相關專業團體發給且仍在有效期間內之完成繼續教育證明文件。

五、擬執業機構出具之證明文件。

符合第四條第二項規定情形者，其申請執業登記，免附前項第四款文件。

第六條

心理師申請變更執業處所或復業，準用前二條之規定。

第七條

心理師執業執照滅失或遺失時，應填具申請書、具結書，並檢具執業執照費及最近三個月內之一吋正面脫帽半身照片二張，向原發執業執照機關申請補發；原發之執業執照作廢。

心理師執業執照損壞時，應填具申請書，並檢具執業執照費及最近三個月內之一吋正面脫帽半身照片二張，連同原執業執照，向原發執業執照機關申請換發。

第八條

心理師辦理執業執照更新，應於其執業執照有效期間屆

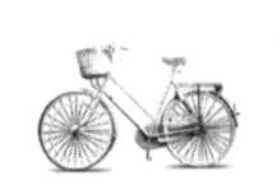

滿前三個月內，填具申請書並檢具下列文件及執業執照費，向原發執業執照機關申請換領執業執照：

一、原領執業執照。

二、身分證明文件及其影本一份（正本驗畢後發還）。

三、最近三個月內之一吋正面脫帽半身照片二張。

四、中央主管機關委託相關專業團體發給且仍在有效期間內之完成繼續教育證明文件。

第九條

心理師執業，應每六年接受下列繼續教育之課程積分達一八〇點以上：

一、專業課程。

二、專業倫理。

三、專業法規：心理師法、精神衛生法、性侵害犯罪防治法、家庭暴力防治法、兒童福利法等。

前項第二款及第三款繼續教育課程之積分數，至少應達十二點以上。

前二項繼續教育課程積分，中央主管機關得委託相關專業團體辦理審查認定；其符合規定者，並由該團體發給六年效期之完成繼續教育證明文件。

第十條

心理師繼續教育之實施方式與積分如下：

一、參加大學院校、學會、公會、協會、教學醫院或主管機關舉辦之課程，每小時積分一點；擔任授課者，每小時積分三點。

二、參加學會年會學術研討會或國際學術研討會，每小時積分二點；發表論文或壁報者，每篇第一作者或口頭報告者積分四點，其他作者積分二點；擔任特別演講或教育演講者，每場積分八點；擔任主持人、引言人或評論者，每場積分四點。

三、參加國內相關學會、公會或協會舉辦之學術研討會，每小時積分一點；發表論文或壁報者，每篇第一作者或口頭報告者積分二點，其他作者積分一點；擔任特別演講或教育演講者，每場積分四點；擔任主持人、引言人或評論者，每場積分二點。

四、參加區域醫院以上醫院每月或每週臨床討論或專題演講之例行教學活動，每小時積分一點；擔任主要報告或演講者，每小時積分二點。

五、參加網路繼續教育課程者，每次積分二點。但每次辦理執業執照更新時，超過二十點者，以二十點計。

六、在大學院校講授臨床心理或諮商心理專業課程者，每小時積分二點，每學年至多以二十五點計；擔任新進臨床心理師、諮商心理師臨床實務訓練之督導或臨床心理、諮商心理實習課程之督導者，每小時積分一點，每年至多以二十五點計。

七、在國內外醫學會、臨床心理或諮商心理雜誌發表有關臨床心理學、諮商心理學論文或出版專業著作者，每篇論著之第一作者或通訊作者積分十五點，第二作者積分七點，其他作者積分四點；發表個案報告者，每篇第一作者或通訊作者積分六點，第二

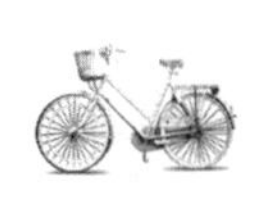

作者積分三點，其他作者積分一點。

八、在國內外大學或研究所進修臨床心理或諮商心理相關學位之相關課程者，每學分積分五點。每學年以二十五點計。

於澎湖、金門、馬祖、綠島、蘭嶼等離島地區執業者，參加第一項各款繼續教育，其積分一點得以二點計。

前二項繼續教育課程及積分之採認，中央主管機關得委託相關專業團體辦理。

第十一條

相關專業團體辦理前二條完成繼續教育證明審查認定及心理師繼續教育課程及積分採認，應訂定作業規章，報請中央主管機關核定。

第十二條

本辦法自發布日施行。

*8.*心理諮商所設置標準

中華民國93年4月2日

行政院衛生署衛署醫字第0930203708號令訂定發布全文3條

第一條

本標準依心理師法（以下簡稱本法）第二十條第五項規定訂定之。

第二條

心理諮商所之設施，應符合下列規定：

一、有明顯區隔之獨立作業場所及出入口。

二、總樓地板面積，不得小於二十平方公尺。

三、應有心理衡鑑室或心理諮商室，其空間應具隱密性與隔音效果，且合計不得小於十平方公尺。

四、應有等候空間。

五、應有保存執行業務紀錄之設施，並有專責人員管理。

六、其他：

㈠心理衡鑑室或心理諮商室應在明顯可及處，設置警鈴。

㈡心理衡鑑室或心理諮商室及等候空間，應明亮、整潔及通風。

㈢應有緊急照明設備。

第三條

本標準自發布日施行。

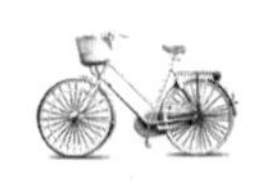

9.心理治療所設置標準

中華民國93年4月2日

行政院衛生署衛署醫字第0930203709號令訂定發布全文3條

第一條

本標準依心理師法（以下簡稱本法）第二十條第五項規定訂定之。

第二條

心理治療所之設施，應符合下列規定：

一、有明顯區隔之獨立作業場所及出入口。

二、總樓地板面積，不得小於二十平方公尺。

三、應有心理衡鑑室或心理治療室，其空間應具隱密性與隔音效果，且合計不得小於十平方公尺。

四、應有等候空間。

五、應有保存執行業務紀錄之設施，並有專責人員管理。

六、其他：

㈠心理衡鑑室或心理治療室應在明顯可及處，設置警鈴。

㈡心理衡鑑室或心理治療室及等候空間，應明亮、整潔及通風。

㈢應有緊急照明設備。

第三條

本標準自發布日施行。

10.諮商心理師繼續教育及積分採認作業規章

中華民國93年1月10日

中國輔導學會第37屆第6次理監事會會議通過

第一條

中國輔導學會（以下簡稱本會）接受行政院衛生署之委託，依據「心理師執業登記及繼續教育辦法」，特訂定本作業規章，辦理諮商心理師繼續教育課程積分審定事宜。

第二條

本作業規章適用對象為依法取得資格之諮商心理師及辦理諮商心理師繼續教育之機構、團體。

第三條

本作業規章之執行、認定及證明之頒發等事宜，由中國輔導學會諮商心理學組為之。

第四條　團體

一、申請時應檢附下列資料：

依據「心理師執業登記及繼續教育辦法」第十條第一款，申請繼續教育課程積分者，應檢具諮商心理師繼續教育之主題、時間、主辦人、講師簡歷、課程表及全程授課時數，連同申請表（表一）（略），於舉辦日期之三十天前，函請本會審核認可。本會酌收行政處理費用。

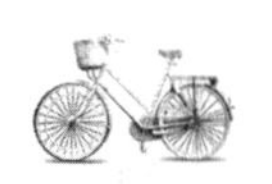

二、本會得依下列標準，審核繼續教育之適切性：

㈠課程主題、內容與諮商心理的相關性。

㈡上課時間、地點及課程安排的妥當性。

㈢講師學經歷的專業性。

㈣主（承）辦單位之專業性與合法性。

三、主（承）辦單位可於本會書面認可函覆後，自行核發繼續教育時數證明。

四、主（承）辦單位應設簽到簿，並註明參加人員出席時數與研習證明之發給情形，於進修課程結束三個月內，將影本函送本會存檔。主（承）辦單位應負監督之責，嚴禁偽造簽名，若不能善盡此監督之責，須自負法律責任，並取消其承辦權。偽造簽名者，取消其證明時數。

五、每件申請案酌收行政處理費：

本會團體會員每課程酌收新台幣一千元整。非本會團體會員每課程酌收新台幣一千五百元整。

第五條　個人

一、申請時應檢附下列資料：

諮商心理師應檢附諮商心理師繼續教育積分認定申請表（表二）（略），連同相關證明文件，函請本會審核認可。本會酌收行政處理費用。審核作業時間為三十天。

二、每件申請案酌收行政處理費：

個人申請繼續教育積分認定，行政處理費會員每年度新台幣三百元，非會員每年度六百元整。申請補發時亦同。

第六條

本會每月辦理一次繼續教育課程審核作業，包括繼續教育時數認定及核發證書事宜，必要時得召開會議討論處理有關事宜。

第七條

除本會自行辦理之繼續教育課程外，各單位自行舉辦繼續教育課程之經費由主辦單位自籌，本會概不補助。

第八條

本作業規章經理事會通過，報請行政院衛生署備查後施行，修正時亦同。

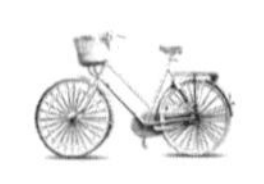

11.諮商心理師考試各應試科目命題大綱及參考用書

應試科目數		共計六科目	
業務範圍及核心能力		一、一般心理狀態與功能之心理衡鑑。 二、心理發展偏差與障礙之心理諮商與心理治療。 三、認知、情緒或行為偏差與障礙之心理諮商與心理治療。 四、社會適應偏差與障礙之心理諮商與心理治療。 五、精神官能症之心理諮商與心理治療。 六、其他經中央主管機關認可之諮商心理業務。	
編號	科目名稱	命題大綱	參考用書名稱
一	人類行為與發展	一、人類發展的基本原則 二、人類各層面的發展 三、人類各個階段的發展	一、David, R. S. (1999). *Developmental psychology-childhood & adolescence* (5th ed). Thomas Learning, Inc. 王雪貞等譯（2002）。發展心理學。台北：學富。 二、Papalia, D. E., Olds, S.W., & Feldman, R. D. (2001). *Human development* (8th ed). Boston: McGraw Hill. 張慧芝譯（2001）。人類發展：兒童心理學。台北：桂冠。 三、Papalia, D. E., Olds, S.W., & Feldman, R. D. (2001). *Human development* (8th ed). Boston: McGraw Hill. 張慧芝譯（2002）。人類發展：成人心理學。台北：桂冠。
二	諮商與心理治療理論	一、諮商與心理治療的基本概論 二、精神分析治療學派 三、阿德勒治療學派 四、存在主義治療學派 五、個人中心治療學派 六、完形治療學派 七、現實治療學派	一、Corey, G. (2002). *Theory and practice of counseling and psychotherapy* (6th ed.). CA: Brooks/Cole. 修慧蘭等譯（2002）。諮商與心理治療：理論與實務。台北：雙葉。 二、Corsini, R. J. & Danny, W. (1995). *Current psychotherapies* (5th ed). Illinois: Peacock Publishers, Inc. 朱玲億等譯（2000）。當代心理治療的理論與實務。台北：心理。

編號	科目名稱	命題大綱內容	參考用書名稱
		八、行為治療學派 九、認知行為治療學派 十、家庭系統治療學派 十一、折衷及其他治療學派	
三	諮商與心理治療實務（包括專業倫理）	一、諮商倫理（含諮商專業倫理守則、並含諮商心理師相關法規） 二、諮商心理師個人與專業成長 三、諮商技巧 四、生涯諮商 五、危機處理（含自傷、自殺的處理） 六、特殊議題（含家庭暴力、性侵害）	一、牛格正編著（1996）。諮商實務的挑戰：處理特殊個案的倫理問題。台北：張老師。 二、Hill, E. C. & O'Brien, M. K. (1999). *Helping skills-facilitating exploration, insight, and action.* Washington, D C: APA. 林美珠、田秀蘭譯（2000）。助人技巧：探索、洞察與行動的催化。台北：學富。 三、林家興、王麗文（2000）。心理治療實務。台北：心理。 四、金樹人（1997）。生涯諮商與輔導。台北：東華。 五、Corey, C., Corey, M. S., & Callanan, P. (2003). *Issues & ethics in the helping professions* (6th ed.). Pacific Groves, CA: Brooks/Cole.
四	團體諮商與心理治療	一、團體諮商與心理治療的理論 二、團體治療因素 三、團體動力學概念 四、團體發展歷程 五、團體事件處理 六、領導者特質與技巧 七、領導團體的倫理議題	一、Corey, G. (2000). *Theory & Practice of Group Counseling* (5th ed). Belmont, CA: Wadsworth/Thomson Learning（雙葉). 莊靜雯、吳健豪等譯（2003）。團體諮商的理論與實務。台北：學富。 二、Yalom, I. D. (1995). *The theory and practice of group psychotherapy* (4th ed). NY: Basic Books, Inc. 方紫薇等譯（2001）。團體心理治療的理論與實務。台北：桂冠。
五	心理測驗與評量	一、心理測驗與評量的基本概念 二、諮商中心理測驗與評量的功能與目的 三、諮商中心理測驗與評量工具的選用與實施	一、Hood, A. B. & Johnson, R.W. (2002). *Assessment in counseling* (3th ed.). VA: ACA. 黃蘭雯等譯（2003）。諮商評量。台北：桂冠。 二、郭生玉（2000）。心理與教育測驗。台北：精華。

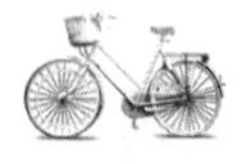

編號	科目名稱	命題大綱內容	參考用書名稱
		四、各類型（人格、生涯、智力等）心理測驗評量 五、諮商中心理測驗與評量所得訊息的應用 六、諮商中使用心理測驗與評量的倫理規範	
六	心理衛生（包括變態心理學）	一、心理衛生、心理健康與心理適應的基本概念（含影響心理健康發展的危險因子與保護因子） 二、個人心理衛生、自我概念、情緒管理、壓力調適 三、人際、感情與社會適應、婚姻與家庭適應 四、心理衛生三級預防（學校與社區）及心理衛生的三級預防之策略 五、常見心理疾病的診斷與評估 六、常見心理疾病的預防與治療	一、Derlega, V. J. (1986). *Personal adjustment-the psychology of everyday life.* HarperCollins Publishers. 林彥妤、郭利百加等譯（1991）。心理衛生：現代生活的心理適應。台北：桂冠。 二、Peterson, C. (1996). *The psychology of abnormality.* Harcourt College Publishers. 杜仲傑等譯（2002）。變態心理學。台北：桂冠。
備註		一、本參考書目，均以最新版次為命題依據，且除本參考書目外，各應試科目得命擬10%之綜合性試題為原則。 二、中英文參考用書版本並列時，若有任何疑義，以英文版本為主。	

資料來源：考選部

12. 臨床心理師考試各應試科目命題大綱及參考用書

應試科目數		共計六科目	
業務範圍及核心能力		一、一般心理狀態與功能之心理衡鑑。 二、精神病或腦部心智功能之心理衡鑑。 三、心理發展偏差與障礙之心理諮商與心理治療。 四、認知、情緒或行為偏差與障礙之心理諮商與心理治療。 五、社會適應偏差與障礙之心理諮商與心理治療。 六、精神官能症之心理諮商與心理治療。 七、精神病或腦部心智功能之心理治療。 八、其他經中央主管機關認可之臨床心理業務。	
編號	**科目名稱**	**命題大綱內容**	**參考用書名稱**
一	臨床心理學基礎	一、心理學的本質 ㈠心理學的觀點：從那一種立論觀點(角度)來描述、分析、瞭解各種心理現象 ㈡心理學的方法：探究、分析、了解心理現象的方法 1.實驗法；2.相關法；3.觀察法 二、心理學的神經生物基礎 ㈠神經元與神經系統 ㈡腦的構造與功能 ㈢自主神經系統與內分泌系統 ㈣遺傳對行為的影響 ㈤神經的可塑性 三、發展心理學 ㈠先天與後天的交互作用以及發展的階段與關鍵期 ㈡認知發展 ㈢人格和社會發展 ㈣終身發展 四、感覺過程 ㈠感覺歷程的基本特性 ㈡視覺、聽覺、痛覺與其他感覺 五、知覺 ㈠知覺歷程中的組織性、恆常性及辨識與定位 ㈡注意力的特性	一、Sternberg, R. J. (2004). *Psychology* (4th ed.). Belmont: Thomson. 二、Kosslyn, S. M., & Rosenberg, R. S. (2006). *Psychology in context* (3rd ed.). Boston: Allyn and Bacon.（該書第一、二版叫 Psychology: The brain, the person, the world） 三、Gerrig, R. J., & Zimbardo, P. G. (2005). *Psychology and life* (17th ed.). Boston: Allyn and Bacon. 四、Smith, E. E., Nolen-Hoeksema, S., Fredrickson, B. L., Loftus, G. R., Bem, D. J., & Maren, S. (2006). *Atkinson & Hilgard's introduction to psychology*. Belmont: Wadsworth. 五、Gleitman, H., Reisberg, D., & Gross, J. (2007). *Psychology* (7th ed.). New York: W. W. Norton & Company.

編號	科目名稱	命題大綱內容	參考用書名稱
		六、意識及其變化狀態 ㈠意識的不同層面 ㈡日夜節奏、睡眠與夢 ㈢改變心智與意識的藥物：興奮劑、抑制劑與迷幻藥 ㈣催眠的意識狀態與催眠理論 七、學習和制約 ㈠學習的定義與行為主義 ㈡古典制約 ㈢操作制約 ㈣社會學習 ㈤認知學習 八、記憶 ㈠記憶歷程與研究記憶的方法 ㈡記憶的分類 ㈢記憶的改善 ㈣記憶建構性 九、思考和語言 ㈠概念和分類 ㈡推理歷程 ㈢決策行為 ㈣問題解決 ㈤語言 十、基本動機 ㈠動機的學說 ㈡生物動機 ㈢心理動機 十一、情緒 ㈠情緒的成分與類別 ㈡情緒理論 十二、能力與測量 ㈠能力的定義與能力的評量 ㈡智力的本質與理論 ㈢智力差異的來源 十三、人格及其測量 ㈠人格的概念及其理論 ㈡人格的測量 ㈢人格與情境 十四、社會心理學 ㈠人際知覺 ㈡社會認知	六、Gazzaniga, M. S., & Heatherton, T. F. (2006). *Psychological sciences* (2nd. ed.). New York: W. W. Norton & Company.

編號	科目名稱	命題大綱內容	參考用書名稱
二	臨床心理學總論(一)(包括偏差行為的定義與描述、偏差行為的成因)	壹、偏差行為的定義與描述 一、偏差行為的定義 二、偏差行為的描述與分類 三、偏差行為的研究方法 貳、偏差行為的成因(心理病理) 一、現象學:描述性心理病理 二、心理病理之神經生物基礎 三、實驗心理病理學:精神疾病之認知與行為歷程─跨診斷取向 四、性格與心理病理 五、由人類發展看心理病理 六、整合模式:心理病理之壓力與脆弱性模式	一、Kring, A. M., Davison, G. C., Neale, J. M., & Johnson, S. L. (2007). *Abnormal psychology* (10th ed.) (Chapters 1-4). New York: John Wiley & Sons. 二、Trull, T. J. (2005). *Clinical psychology* (7th ed.) (Chapters 1-5). Belmont: Wadsworth. 三、American Psychiatric Association (2000). *Diagnostic and statistical manual of mental disorders* (4th ed.) (DSM-IV) (text-revision). Washington, DC: Author. 四、Sadock, B. J., & Sadock, V. A. (2002). Kaplan & Sadock's synopsis of psychiatry (8th ed.). Philadelphia: Lippincott Williams & Wilkins. 五、Harvey, A., Watkins, E., Mansell, W., & Shafran, R. (2004). *Cognitive behavioural processes across psychological disorders: A transdiagnostic approach to research and treatment*. Oxford: Oxford University Press. 六、Ingram, R. E., & Price, J. M. (2001). *Vulnerability to psychopathology: Risk across the lifespan* (Chapters 1-3). New York: The Guilford Press. 七、Kay, J., & Tasman, A. (2006). *Essentials of psychiatry* (Chapters 7 & 8). New York: John Wiley & Sons.

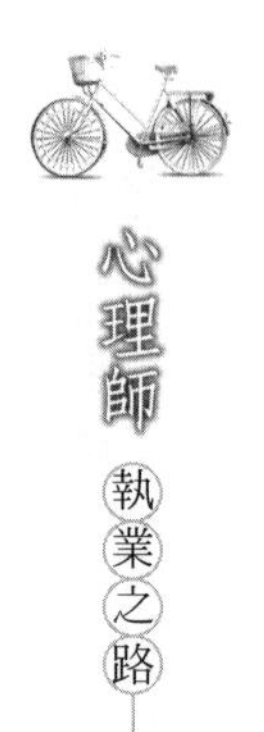

編號	科目名稱	命題大綱內容	參考用書名稱
			八、Darby, D., & Walsh, K. (2005). *Walsh's neuropsychology: A clinical approach* (5th ed.). New York: Elsevier Chruchill Livingstone.（易利圖書）
三	臨床心理學總論㈡（包括心理衡鑑、心理治療）	壹、心理衡鑑 一、臨床心理衡鑑的定義、目的 二、臨床心理衡鑑的理論及模式 三、臨床心理衡鑑的方法 四、臨床心理衡鑑的進行步驟、推論、判斷、整合及報告撰寫 五、臨床心理衡鑑與診斷系統的關聯 六、臨床心理衡鑑運用於實徵研究之方法 貳、心理治療 一、心理治療的定義及適用對象 二、心理治療的理論與技巧 三、心理治療的實徵研究方法與結果 四、心理衡鑑與心理在不同場域的運用 五、進行實務工作時的倫理守則、倫理決策歷程、專業訓練與督導	一、柯永河（1978）。臨床心理學（第一冊）。台北：大洋。 二、張本聖、洪志美（譯）（2003）。心理衡鑑大全。台北：雙葉書廊。 三、American Psychiatric Association (2000). *Diagnostic and statistical manual of mental disorders* (4th ed.) (DSM-IV) (text-revision). Washington, DC: Author. 四、Corey, G. (2004). *Theory and practice of counseling and psychotherapy*. Belmont: Wadsworth. 五、方紫薇（譯）(2001)。團體心理治療的理論與實務。台北：桂冠。 六、Ee1ls, T. (1997). *Handbook of psychotherapy case formulation*. New York: The Guilford Press. 七、郎亞琴、張明松（譯）（2006）。解密倫理法。台北：五南。
四	臨床心理學特論㈠（包括自殺之心理衡鑑與防治、暴力行為之心理衡鑑與心理治療、物質濫用與依賴之	壹、自殺行為之心理衡鑑與防治 一、自殺的定義與相關理論 二、自殺的危險因子及保護因子及其心理衡鑑 三、自殺的危險性的心理衡鑑	一、American Psychiatric Association (2000). *Diagnostic and statistical manual of mental disorders* (4th ed.) (DSM-IV) (text-revision). Washington, DC: Author.

編號	科目名稱	命題大綱內容	參考用書名稱
	心理衡鑑與心理治療、飲食障礙之心理衡鑑與心理治療、性格與適應障礙之心理衡鑑與心理治療）	四、自殺的三級預防 貳、暴力行為之心理衡鑑與心理治療 一、攻擊與暴力（含家暴與性侵害）的定義與相關理論 二、攻擊與暴力（含家暴與性侵害）的危險因子及保護因子及其心理衡鑑 三、攻擊與暴力（含家暴與性侵害）危險性的心理衡鑑 四、攻擊與暴力（含家暴與性侵害）的三級預防 參、物質濫用與物質依賴之心理衡鑑與心理治療 一、物質濫用與依賴的定義、分類與相關理論 二、物質濫用與依賴的危險因子及保護因子及其心理衡鑑 三、物質濫用與依賴的三級預防 肆、飲食障礙之心理衡鑑與心理治療 一、飲食障礙的定義、分類與相關理論 二、飲食障礙的危險因子及保護因子及其心理衡鑑 三、飲食障礙的三級預防 伍、性格與適應障礙之心理衡鑑與心理治療 一、性格異常之定義與分類 二、性格異常之成因相關研究 三、性格異常之心理衡鑑 四、性格異常之心理治療	二、Barlow, D. H., & Durand, V. M. (2005). *Abnormal psychology*. Belmont, CA: Wadsworth. 三、Kring, A., Davison, G. C., Neale, J. M., & Johnson, S. L. (2007). *Abnormal psychology* (10th ed.). New York: John Wiley & Sons. 四、李執中（譯）(2006)。犯罪心理學。台北：華杏。 五、American Academy of Child and Adolescent Psychiatry (2001). Practice paramenter for the assessment and treatment of children and adolescents with suicidal behavior. *Journal of the American Academy of Child & Adolescent Psychiatry, 40*, 24S-51S. 六、American Academy of Child and Adolescent Psychiatry (2001). Summary of the practice parameters for the assessment and treatment of children and adolescents with suicidal behavior. *Journal of the American Academy of Child & Adolescent Psychiatry, 40*, 495-499. 七、Joiner, B. W. (2005). The psychology and neurobiology of suicidal behavior. *Annual Review of Psychology*, 287-314. 八、Rudd, M. D., Joiner, T., & Rajab, M. H. (2001). *Treating suicide behavior: An effective, time-limited approach*. New York: The Guilford Press.

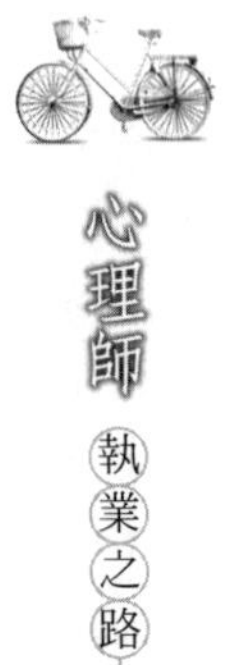

編號	科目名稱	命題大綱內容	參考用書名稱
五	臨床心理學特論(二)（包括心智功能不全疾病之心理衡鑑與心理治療、精神病之心理衡鑑與心理治療、兒童與青少年發展障礙之心理衡鑑與心理治療）	壹、心智功能不全之心理衡鑑與心理治療 一、失智症候群 二、譫妄症候群 三、失憶症候群 四、其他認知疾患的基本特徵 貳、精神疾患之心理衡鑑與治療 一、精神分裂症 二、雙極疾患 三、其他精神病性疾患 參、兒童與青少年期發展疾患、精神疾患之心理衡鑑與治療 一、注意力不足過動症、對立性反抗疾患、品行疾患、青少年犯罪等行為問題 二、智能不足、廣泛性發展疾患、學習疾患及溝通疾患等發展與學習障礙 三、兒童與青少年焦慮與情感疾患的核心知識。	一、American Psychiatric Association (2000). *Diagnostic and statistical manual of mental disorders* (4th ed.) (DSM-IV) (text-revision). Washington, DC: Author. 二、Kring, A., Davison, G. C., Neale, J. M., & Johnson, S. L. (2007). *Abnormal psychology* (10th ed.). New York: John Wiley & Sons. 三、Barlow, D. H., & Durand, V. M. (2005). *Abnormal psychology*. Belmont: Wadsworth. 四、American Psychiatric Association (2002). *Practice guideline for the treatment of patients with bipolar disorder* (2nd ed.). Retrieved from the American Psychiatric Association (http://www.psych.org/psych_pract/treatg/pg/prac_guide.cfm) II. Formulation and implementation of a treatment plan (pp. 11-19). 五、Mash, E. J., & Wolfe, D. A. (2006). *Abnormal child psychology* (3rd ed.). CA: Wadsworth. 六、Bynum & Thompson (2006). *Juvenile delinquency* (5th ed.). Academic Internet Pub Inc. 七、Petersen, R. C. (2004). Mild cognitive impairment as a diagnostic entity (MCI). *Journal of Internal Medicine, 256*, 183-194.

編號	科目名稱	命題大綱內容	參考用書名稱
			八、花茂棽、朱怡娟（2001）。神經心理檢查。當代醫學，28，18-122。 九、花茂棽、朱怡娟（2002）。失語症。當代醫學。
六	臨床心理學特論㈢（包括精神官能症之心理衡鑑與心理治療、壓力身心反應與健康行為）	壹、精神官能症之心理衡鑑與心理治療 一、焦慮疾患的臨床特徵、病因、心理衡鑑及治療的知識 二、身體疾患的臨床特徵、病因、心理衡鑑及治療的知識 三、解離疾患的臨床特徵、病因、心理衡鑑及治療的知識 四、憂鬱疾患的臨床特徵、病因、心理衡鑑及治療的知識 五、睡眠疾患的臨床特徵、病因、心理衡鑑及治療的知識 六、性功能失調及性別認同疾患的臨床特徵、病因、心理衡鑑及治療的知識 貳、壓力身心反應與健康行為 一、現行健康與疾病的觀點 二、健康行為與健康的提昇 三、壓力與生病 四、因應與減低壓力 五、一般身心壓力衡鑑與治療 六、慢性疾病適應之身心壓力衡鑑與治療	一、American Psychiatric Association (2000). *Diagnostic and statistical manual of mental disorders* (4th ed.) (DSM-IV) (text-revision). Washington, DC: Author. 二、Kring, A., Neale, J. M., & Davison, G. C. (2007). *Abnormal psychology*. New York: John Wiley & Sons. 三、Barlow, D. H., & Durand, V. M. (2005). *Abnormal psychology*. Belmont: Wadsworth. 四、Barlow, D. H. (2001). *Clinical handbook of psychological disorder*. New York: The Guilford Press. 五、Taylor, S. E. (2003). *Health psychology* (5th ed.). Boston: McGraw-Hill. 六、Sarafino, E. P. (2006). *Health psychology: Psychobiosocia interactions*. New York: John Wiley & Sons.
說明		一、表列各應試科目命題大綱為考試命題範圍之例示，實際試題並不完全以此為限，仍可命擬相關之綜合性試題。 二、所列參考書目，僅供應考人研讀之參考。 三、如應考人發現最新公告版本之參考書目內容錯誤或與當次考試公布之標準答案有不符之處，應依「國家考試試題疑義處理辦法」之規定，提出試題疑義，由本部召開試題疑義會議或專案會議研商，並以學術專業之共識及定論為正確答案。	

資料來源：考選部

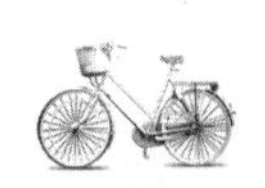

13.「二年期諮商心理師訓練計畫」訓練課程綱要

一、訓練目的

提升諮商心理師具有全人照護的、團隊合作的、全科訓練的，以及獨立執業的精神與能力，並且熟悉醫院、社區與學校等不同場域的專業合作與照會轉診的能力。

二、訓練課程

<table>
<tr><th>訓練年</th><th>訓練項目
（課程）</th><th>訓練時間
及方式</th><th>評核標準
（方法）</th><th>備註</th></tr>
<tr><td>第1年</td><td rowspan="3">1. 心理評估、心理測驗、心理衡鑑
2. 心理諮詢與照會
3. 個別心理諮商與心理治療
4. 團體心理諮商與心理治療
5. 病例撰寫與檔案管理
6. 諮商文獻探討與臨床研究
7. 醫療法規與健保制度
8. 醫療諮商特性與諮商專業倫理
9. 醫療團隊工作模式
10.不同醫療場域之諮商介入
11.醫療場域之常見生死議題與疾病適應議題
12.創傷與悲傷諮商
13.不同醫療場域病人家屬的生理、社會、心理與靈性之需求與特性
14.醫護場域的助人者之壓力調適與自我照顧
15.健康心理學與心理健康促進
16.生理－社會－心理評估模式，以及靈性層面與家族系統評估
17.社區心理衛生推廣</td><td rowspan="3">1. 以臨床個案工作、專業督導，以及個案研討為主要方式：以繼續教育課程和文獻研讀為輔助方式。
2. 訓練時間以半天為單位，兩年的訓練時間，只要符合工作比例之規定即可。
3. 督導心理師應提供受訓心理師每週兩小時個別督導、每週兩小時團體督導或個案研討。</td><td rowspan="3">1. 受訓諮商心理師應詳細記錄實務訓練內容。
2. 督導心理師每半年填寫一份學員評量表。
3. 受訓學員每半年填寫一份訓練機構與督導評量表。
4. 訓練機構對於完成兩年實務訓練，並且成績及格之諮商心理師應發給實務訓練證書。</td><td rowspan="3"></td></tr>
<tr><td>第2年</td></tr>
<tr><td>其他</td></tr>
</table>

三、聯合訓練計畫中，主要訓練醫院及合作訓練醫療機構資格

主要訓練醫院：以衛生署評鑑通過之教學醫院為主要訓練醫院；可以聯合其他相關機構（例如社區機構、學校等）共同完成諮商心理師之實務訓練；主要訓練醫院應負責至少二分之一的訓練內容和時數；主要訓練醫院應設有提供諮商心理業務之部門；主要訓練醫院應有充足之教學設備、教學場所、教學圖書和資訊設備。

合作訓練機構：應設有諮商心理業務之部門，並且需具有執照後相關工作年資至少兩年之諮商心理師一人。非教學醫院但為諮商心理師可執業之處所，包括：1.心理諮商所；2.醫療機構（醫院與診所）；3.衛生局社區心理衛生中心；4.一般機關與學校之心理治療或諮商單位；5.事業單位中之心理治療或心理諮商單位；6.或衛生主管機關許可之財團法人基金會心理治療或諮商單位；7.法務部之監獄、戒治所、勒戒所。

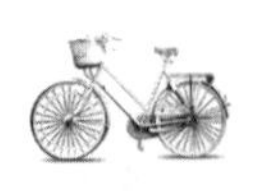

14. 台灣輔導與諮商學會諮商督導者認證標準

中華民國94年11月5日經中國輔導學會諮商心理學組執委會通過

中華民國94年11月18日經中國輔導學會諮商心理學組組員大會修正通過

第一條

諮商督導者包含碩士層級及博士層級之督導者的資格認證，申請認證者可以只申請其中一種或同時申請兩種認證。

第二條

欲申請碩士層級之諮商督導認證者須符合以下三項條件：

一、須為現職之專業諮商實務工作者或諮商師教育工作者，持有諮商心理師證書或工作單位所出具之在職證明書。

二、須有至少三年之諮商實務工作經驗，持有資歷證明者。

三、須接受過完整之諮商督導訓練或已有充分之諮商督導實務經驗者。

1.本項所稱「完整之諮商督導訓練」，係指研習諮商督導理論、實務及實習課程，其內容應含蓋諮商督導與諮商專業發展、諮商督導的理論與模式、諮商督導關係、諮商督導歷程與技巧、諮商督導評量、督導專業倫理、組織行政與諮商督導、諮商督導實務演練、督導實習等主題。其具體的管道包括：

⑴曾在國內外諮商相關研究所博士班正式修習諮商督導理論與實務或實習課程，成績及格者。

⑵曾接受諮商專業學術團體、諮商師訓練機構或專業諮商實務機構諮商督導理論與實務課程至少四十八小時以上，持有機構所發給受訓證明書者。

2.本項所稱「充分之諮商督導實務經驗」，係指在專業機構擔任專業之諮商督導者工作至少三年，實際從事諮商督導工作時數達一百五十小時以上，取得機構所開立之證明文件者。

第三條

欲申請博士層級之諮商督導認證者除須符合以上三項條件外，尚須獲有諮商相關博士學位。

第四條

凡合乎上述資格者，得彙整個人身分證件及相關資歷證明文件正本或影本，填具申請書向中國輔導學會諮商心理學組執委會申請認證。執委會為進行認證

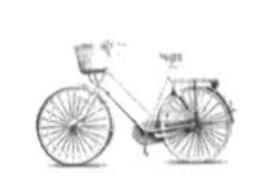

工作得收取必要之費用。

第五條

諮商督導者證書每六年須換證一次。欲換證者須提出個人仍持續從事諮商督導工作及足資證明個人對諮商督導知能持續精進之證明文件。

第六條

本標準經諮商心理學組執委會及中國輔導學會理監事會通過後公布實施，修正時亦同。

15.美國心理師的養成教育

美國心理學界通常把臨床心理學(clinical psychology)、諮商心理學(counseling psychology)、學校心理學(school psychology)以及工業與組織心理學(industrial and organizational psychology)並稱為專業心理學(professional psychology)。因為這四類專業心理師的工作涉及民眾的健康與福利,因此,美國各州均有法律規定,這四類心理師必須通過執照考試,以便從事心理學服務。各心理學研究所的教育課程以及實習訓練的安排,通常以符合各州心理師執照考試資格為依據。

傳統上,臨床心理師與工業組織心理師的養成教育由大學心理學研究所負責,諮商心理師與學校心理師的養成教育則由大學教育學院教育與諮商心理學研究所負責。由於臨床心理師與諮商心理師的訓練課程大同小異,畢業後所從事的工作也十分接近,有些學者根據研究結果,曾經建議將兩個學門合併成為一個學門,然而茲事體大,合併的可能性很小。

最近二十年來,許多新興的、單獨設校的專業心理研究所(schools of professional psychology),同時開設前述四類心理師訓練課程,可見臨床心理師與諮商心理師的養成教育有許多相似的地方。美國臨床心理師與諮商心理師在參加心理師執照考試的時候,其

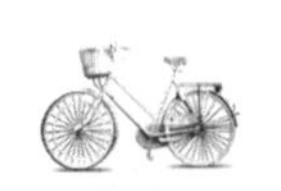

應考資格和考試內容完全一樣，由於執照考試內容一樣，兩個學門的訓練內容漸趨一致。因此，本文將一併介紹美國臨床心理師與諮商心理師的養成教育與實習訓練。

訓練方式

美國心理師的訓練模式有兩種：一種是科學家的訓練模式（scientist model）；一種是專家的訓練模式（practitioner model）。重視學術研究的傳統大學，通常採用科學家的訓練模式來培養心理科學研究人才。課程內容重視研究方法、統計分析，以及外國語文的訓練。新興的專業心理學研究所通常採用專家的訓練模式，以培養從事臨床工作的心理師為訓練目標。課程內容重視心理診斷、心理衡鑑、心理治療，以及實習訓練。根據科學家或科學家－專家（scientist-practitioner model）訓練模式而設置的博士班課程，學生畢業時通常獲頒哲學博士學位（Doctor of Philosophy, Ph. D.）。根據專家訓練模式而設置的博士班課程，學生畢業時通常獲頒心理學博士學位（Doctor of Psychology, Psy. D.）。

凡是有興趣從事心理學研究以及擔任大學教職的人，應考慮攻讀心理學的哲學博士課程，以便有機會打下做研究的扎實基礎。凡是有興趣於從事臨床工作的人，可以考慮攻讀採用專家訓練模式的心理學博士課程，以便有較多的臨床訓練與實習機會。

教育背景

從事臨床工作的心理師，應該具備怎樣的養成教育與學歷呢？由於各國國情不同，因此對於心理師的教育程度有不同的規定。心理師的教育背景分為三個階段：學士教育、碩士教育，以及博士教育。心理學學士教育在各國普遍被視為通才教育，因此，心理師的專業養成通常屬於研究所階段的教育。

台灣與英國一樣，心理師需要具備碩士學位，通過執照考試，便可以從事臨床工作。在美國，學校心理師通常具有碩士學位，通過類似執照考試，便可以在學校擔任學校心理師，從事學生輔導與心理測驗的工作。

世界各國當中，對臨床與諮商心理師的教育程度要求最高的是美國。美國的臨床心理師與諮商心理師，必須具備博士學位，才有參加執照考試的資格。綜合上述，我們可以說各國心理師的真正養成教育是在研究所。

課程內容

美國臨床與諮商心理學博士班的課程，包括基礎課程、專業課程、研究方法與統計，以及選修課程與輔系四大類。美國心理學會對於心理學博士班的課程，訂有一個參考的課程標準，美國心理學會在評鑑各個心理學研究所博士班的品質時，使用這份標準作為評鑑的依據。凡是美國心理學會認可的心理學博士班研究生，都要按照這個標準修課。

心理學博士班的基礎課程，包括行為的生理基礎、認知與情緒、社會基礎，以及個別差異。這一類的課程有學習、動機、認知、發展、社會、人格及生理心理學等。臨床與諮商心理學博士班的專業課程，包括心理測驗、心理病理學、心理治療、行為改變、心理藥物學、專業倫理，以及專業實習等。研究方法與統計的課程，包括各類研究方法與統計方法。選修課程及輔系通常是和行為科學有關的課程，如人類學、社會學、社會工作、哲學、家庭研究等。

一般而言，把博士班課程修完的時間約需二至三年，此外，實習約一年，博士論文則因人而異，完成全部課程、實習與論文，大約在四至六年之間。

臨床訓練

臨床與諮商心理師的養成教育，非常重視臨床訓練。臨床訓練的功能有三：

1. 提供學生在督導之下，負起執行專業職責的工作機會。
2. 在實習機構有臨床或諮商心理師作為學習的榜樣。
3. 有機會熟悉工作環境的行政組織與日常運作。

美國心理師臨床訓練的方式，大致可以分為部分時間實習（practicum）、博士前全職實習（pre-doctoral internship），以及博士後全職訓練（post-doctoral fellowship）三種。第一種實習是屬於部分時間的實習，指學生在校修課期間，利用每週一天或兩天的時間，到有關機構去實習，第二種和第三種實習則是屬於全職實習。

當博士班學生修完所有課程，通過學科考試，成為博士學位候選人的時候，必須到校外或外州去從事一整年的博士前實習訓練。這個階段的實習大部分會有微薄的薪水，相對的工作量也會多一點。實習機構的選擇，完全看個人的興趣和能力而定。提供心理學研究生實習的機構，包括精神科醫院、社區心理衛生中心，以及大學學生輔導中心等。

當學生完成一年的博士前全職實習，如果通過論文考試，那麼他就可以畢業，獲得心理學博士學位。但是，他仍然還不能夠獨立從事心理師執業和開業，他還必須參加心理師執照考試。參加心理師執照考試的資格，通常要求二年的臨床工作經驗（含博士前實習一年）。因此，心理師必須再接受一年的博士後臨床訓練，或者從事相當於博士後一年的工作經驗，才可以參加心理師執照考試。

實習機構的選擇往往影響一個心理師的執業發展，因此要非常留意。良好的實習機構的條件，包括以下七點：

1. 提供薪水。
2. 重視實習與訓練活動。
3. 有足夠的個案量可以實習。

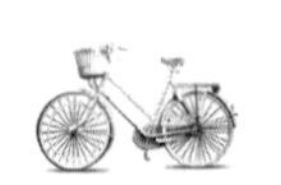

4. 有足夠的資深心理師擔任督導。
5. 有足夠的實習生可以彼此切磋。
6. 工作時數不會多於訓練時數。
7. 每週至少提供兩小時的個別督導。

心理學研究所與實習機構評鑑

美國心理師的養成教育與臨床訓練，與執照制度和社會需要互相結合。每年畢業的心理師，大多數均從事臨床與諮商工作。學校教育的重點之一，即在為學生準備將來參加執照考試。為了使畢業生通過執照考試，並且勝任未來的臨床工作，學校通常非常重視實習制度。

為了幫助學生區別教育機構（心理學研究所）與訓練機構（實習單位）的好壞，美國心理學會應各大學心理學研究所的申請，前往評鑑該校臨床心理學或諮商心理學博士班的課程，凡是通過評鑑的學校，會列為美國心理學會認可並推薦的學校。最近通過美國心理學會評鑑的臨床心理學與諮商心理學博士班名單，讀者可以從美國心理學會的會刊 American Psychologists 或 APA 的網站查到。

美國心理學會也應實習機構的申請，去評鑑那些實習機構的水準，是否達到標準。凡是通過評鑑的實習機構，會列為美國心理學會認可並推薦的實習機構。最近通過美國心理學會評鑑的實習機構名單，讀者可以從美國心理學會的會刊 American Psychologists

或APA的網站查到。

凡是就讀美國心理學會認可並推薦的臨床或諮商心理學研究所，通常會得到很好的養成教育。如果再前往美國心理學會認可並推薦的實習機構，進行博士前實習，將來去參加心理師執照考試時，通常是不會有問題的。以筆者為例，筆者畢業於肯塔基大學教育與諮商心理學研究所的諮商心理學博士課程，該課程即為美國心理學會認可與推薦的課程。筆者接受博士前實習的列治文心理衛生中心，也是美國心理學會認可並推薦的實習機構。

由於美國臨床與諮商心理師接受嚴格的專業教育，人人具有博士學位，再經過執照考試的考驗，通常能夠勝任有關心理診斷與心理治療的臨床工作，他們的專業地位早已被社會所肯定，成為專門處理民眾心理問題與精神疾病的醫療專家。

（本文改寫自〈美國臨床與輔導心理學家的教育與訓練〉一文，原文載於《諮商與輔導月刊》第130期）

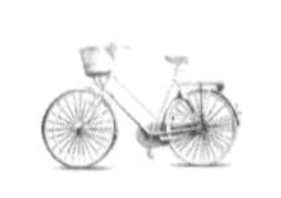

16.美國心理師的執照考試

在美國從事心理健康工作的專業人員，包括精神科醫師（psychiatrist）、心理師（psychologist）、社工師（social worker），以及婚姻家庭治療師（marriage family therapist），均需要依法通過執照考試，才能獨立執業，從事心理健康工作。本章以心理師為主題，說明美國心理師執照考試的應考資格、考試方式與內容，以及錄取方式，希望有助於讀者了解美國心理師執照考試。

各州法律與執照考試

在美國規範各種專門職業及技術人員的權限屬於州。各州根據其本州的情況，訂定各種專門職業及技術人員的執照法。雖然各州有自己的執照法，但是其內容是大同小異的。以心理師為例，各州對於應考資格、考試方式與內容，在大原則方面約略相同，但在細節上則各有不同。考取加州的執照，只能在加州執業，如果搬到外州，必須在當地重新考照或換照。某些互相承認執照有效性的州，就可以不經過考試，直接換照即可。筆者參加過加州心理師執照考試，對於「加州心理師執照法」比較了解，本文將以加州為例，介紹美國心理師執照考試。

應考資格

「加州心理師執照法」規定應考資格有二：具備心理學博士學位，以及具備三千小時臨床經驗。所謂「具備心理學博士學位」，係指在被認可的美國大學研究所取得心理學博士學位。在美國境外取得心理學博士學位的人，可以專案審查，只要提出相等學歷與相同訓練內容的證明，如成績單、博士論文等，也有可能符合第一項應考資格。

所謂「具備三千小時臨床經驗」，是指在有執照的資深心理師督導之下，從事至少三千小時的臨床工作。三千小時之中，至少有一千五百小時必須是屬於博士後的臨床時數。在未取得執照之前，凡是具有心理學碩士或博士學位的人，均可以透過實習機構或督導心理師，向州政府心理師考試委員會登記為實習心理師（psychology intern）或助理心理師（psychology assistant），在督導之下，從事臨床實習，同時累積臨床時數，以便符合第二項應考資格。

在加州，心理師取得執照之前，必須修畢「人類性行為」和「兒童虐待的鑑定、通報與處理」兩門課。法律如此規定是因為這兩門課很重要，與心理師工作息息相關，但是有的研究所並沒有開設這樣的課程。以兒童虐待為例，由於「兒童保護法」的實施，心理師以及所有接觸兒童的工作人員，依法有義務通報兒童保護機構關於可疑的兒童虐待事件，知情不報

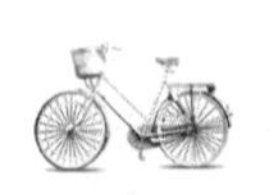

者，可能會有刑責。雖然未修畢這兩門課，仍然可以報考，但是應考人在未修畢這兩門課之前，仍然不能取得執照。

大部分的州規定應考資格包括公民或該州居民身分，在這方面，加州則無此規定，絕大部分的州同時規定不得應考的消極資格，例如曾受違法判刑者。

主辦心理師執照考試的單位各州不同，在加州係由消費者事務廳（Department of Consumer Affairs）之下的心理師考試委員會（Board of Psychology）負責主辦。心理師考試委員會的職掌，包括審查心理師的應考資格、審查助理心理師的登記資格、辦理執照考試、聘請考試委員，以及有關心理師執照的頒發、撤銷，與違紀的處理等。

考試方式與內容

美國心理師考試分為第一試和第二試：第一試為筆試，由兩百題四選一的選擇題組成。筆試試題係由美國州心理師考試委員會協會（American Association of State Psychology Boards）負責編製，每年重新命題，供應各州筆試之用。為了公平與保密起見，各州心理師考試的試題相同，考試日期也相同。

筆試內容以心理學研究所全部課程為範圍，包括統計學、測驗編製與解釋、研究方法論、發展心理學、社會心理學、工業與組織心理學、學習理論、行為治療、臨床心理學、社區心理學、心理學的歷史與系統、變態心理學、心理診斷、生理心理學、心理藥物學、人格心理學，以及學校心理學等。

至於筆試及格標準，則由各州自行決定，有的州以答對百分比決定及格標準，如內華達州訂答對試題75%，德州訂70%，加拿大艾伯塔（Alberta）則訂55%為及格標準。有的州則根據常態分配決定及格標準，如康乃狄克州訂全國平均數為及格標準。哥倫比亞特區以平均數以下半個標準差為及格標準。第三種決定及格標準的方式是根據校標（criterion measure），以加州為例，加州心理師考試委員會每年審查筆試試題，然後決定哪些試題內容是心理師必須知道的，委員會透過專家的協助，決定心理師起碼應知道的試題總數，即為及格標準。

心理師第二試因州而異，有的州採用口試，如2003年以前的加州，有的州採用申論題筆試，如紐約州。第二試的考試內容，通常包括各州有關心理師執業的法律與專長知識能力，特別是實務能力為主。由於各州法律不同，應考人應熟悉各該州有關心理師執業的法律。加州第二試考試於2003年1月起，改為電腦化筆試，屬於四選一的選擇題，具有應考資格的人可以和加州心理師考試委員會指定的測驗中心預約考試日期。

心理師通過第一試之後，才能參加第二試。第二試通過之後，由考試委員會發給執照。通常執照有效期為二年，到期可以延長。各州對於執照延長的規定

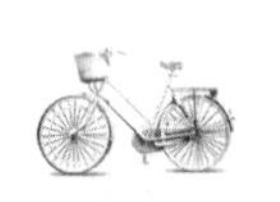

不同，有的要繳交執照費，有的還要提出繼續教育時數的證明等。心理師如果犯法被判刑，或者嚴重違背專業倫理，經過倫理委員會的調查屬實的話，有可能會被處以警告、停權，或撤銷執照的處分。

結語

美國心理師如同醫師、律師、會計師一般，一方面受到法律的規範，一方面也贏得社會大眾的肯定和信任。制訂適當的「心理師執照法」，以規範心理師執照考試的應考資格、考試方式和內容，以及及格標準等，不僅可以維護心理師的專業地位，更重要的，可以保障消費者的權益。

參考文獻

中文部分

王國羽（1997）。我國心理衛生政策的回顧與檢討、決策菁英類型之分析。**中華心理衛生學刊，10**，29-47。

王肇英（2008）。2008年9月28日個人通訊。

司法院（2000）。**地方法院少年暨兒童保護事件審理終結情形**。取自http://www.judicial.gov.tw/juds/SF-8.htm。二年執行計畫工作成果報告。台北縣：作者。

台大醫院臨床心理中心（2008）。**首頁**。2008年7月7日，取自http://www.ntuh.gov.tw/CPC/default.aspx

台中縣衛生局、雲林縣衛生局、高雄市衛生局（2004）。**台灣社區心理衛生中心績效評核模式之建立——以賦權評估理論為基礎**。行政院衛生署九十三年度委託研究報告。

台北市立聯合醫院（2008）。**心理健康諮詢門診**。2008年7月7日，取自http://www.tpech.gov.tw/Article.aspx?ArtSerial=8812&ChaId=A155&Click=

台北市立聯合醫院附設門診部（2008）。**社區心理諮商門診**。2008年7月7日，取自http://www.tpech.gov.tw/Article.aspx?ArtSerial=11871&ChaId=A134&Click=

台北縣心理衛生中心（編）（1993）。**台北縣試辦心理衛生工作三年計畫**。台北縣：編者。

台灣輔導與諮商學會諮商心理學組（2008）。**台灣輔導與諮商學會諮商心理學組九十七年度組員大會暨學術研討活動大會手**

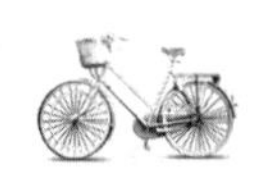

冊——附件三諮商心理師考訓用調查表結果報告。台北市：作者。

自殺防治中心（2007）。**全國自殺防治中心95年度成果報告摘要**。2008年5月9日，取自 http://www.tspc.doh.gov.tw/tspc/portal/center/center_12.jsp

行政院主計處（1995）。**中華民國台灣地區青少年狀況調查報告**。台北市：作者。

行政院衛生署（2001）。**中華民國公共衛生年報**。台北市：作者。

吳英璋、許文耀、翁嘉英（2001）。**臨床心理師現況分析與未來需求研究**。行政院衛生署八十八年度委託研究計畫。

吳肇元、蕭　文（2007）。對目前諮商心理師實習辦法與實習契約之省思——由行政程序法與民法之法律位階觀之。**輔導季刊，43**（2），65-72。

宋維村、高淑芬（2000）。兒童及青少年之睡眠障礙症。**台灣醫學，4**（6），681-686。

防暴三法推動聯盟（2004）。**家庭暴力及性侵害案件統計分析報告**。2007年5月9日，取自 http://www.goh.org.tw/chinese/news/2004/prevent_viol/statistic.pdf

周才忠（2003）。**台灣鄉村型社區心理衛生中心服務需求之評估研究——以雲林縣農業地區為例**。國立政治大學心理學系碩士論文，未出版，台北市。

林宗義（1990）。**精神醫學之路——橫跨東西文化**。台北市：稻香。

林宗義（1994）。精神保健在全民健康保險制度中應負的角色與責任。**中華心理衛生學刊，7**（1），1-11。

林幸台、張小鳳、黃素菲、柯永河（1990）。民間諮商機構在台灣的第一個例子——現代人力潛能開發中心的經驗探討。載於中國輔導學會（主編），**邁向21世紀輔導工作新紀元**（頁503-513）。台北市：心理。

林家興（1998）。結伴攜手推動心理師法。**輔導季刊，34**，1-3。

林家興（2002）。中學輔導教師與專業輔導人員工作內容的時間分析。**教育心理學報，33**（2），23-40。

林家興（2003）。心理師駐校模式的探討。**學生輔導雙月刊，85**，22-33。

林家興（2008）。諮商實習的法律與專業規範——「對目前諮商心理師實習辦法與實習契約之省思」一文的回應。**輔導季刊，43**（2），73-76。

林家興、王麗斐（2008）。**台灣師大碩三諮商專業實習手冊**。台北市：國立台灣師範大學教育心理與輔導學系。（未出版）

林家興、洪雅琴（2001）。學校人員對國中輔導工作及專業輔導人員試辦方案之評估研究。**教育心理學報，32**（2），103-120。

林家興、洪雅琴（2002）。專業輔導人員參與國中輔導工作的概況與成效。**教育心理學報，34**（1），83-102。

林家興、黃佩娟、陳淑雲（2007）。**諮商心理學程研究生臨床訓練規範訂定計畫研究成果報告**。衛生署補助專題研究。（未發表）

林家興、謝昀蓁、孫正大（2006）。**諮商心理師人力供需之推估**

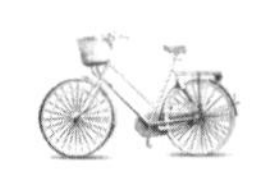

研究。行政院衛生署九十四年度補助研究計畫研究報告。

林家興、謝昀蓁、孫正大（2008）。諮商心理師執業現況調查研究。**中華輔導與諮商學報，23**，117-145。

林家興、顏意芳（2002）。心理師法解惑錄——專訪林家興老師。**北區大學院校輔導諮詢中心通訊寫意，39**，16-29。

林麗純（2008）。諮商心理學組的成長與展望。**輔導季刊，44**（3），80-89。

姚克明、林豐雄、吳聖良、洪百薰、陳茄娜（1992）。台灣省三所社區心理衛生中心之功能及績效之評估。**公共衛生，18**（4）。

張本聖（1998）。催生臨床心理師法。**厚生雜誌，5**，23-25。

張　玨（1997）。**台北縣試辦心理衛生工作計畫之評估研究報告**。台北市：行政院衛生署。

張素凰、林家興（2007）。**心理師國家考試試題品質與相關問題之研究**。台北市：考選部。

張慧中、劉敬姮（2002）。**公益的軌跡**。台北市：董氏基金會。

張馥媛、黃光國（1995）。台灣精神醫學體系之權力結構中的臨床心理師。**中華心理學刊，8**（2），31-44。

郭生玉（1989）。**心理與教育測驗**。台北市：精華。

教育部（2001）。**各級學校概況統計表**。取自http://www.edu.tw/school/index_al.htm。

教育部中部辦公室（2001）。**九十教中（五）字第90515145函頒「國立暨台灣省公私立中等學校設置心理衛生諮詢服務中心實施計畫」**。南投縣：作者。

曹中瑋（2003）。心理師法對於國民中小學學生輔導工作的影響。**學生輔導雙月刊，85**，46-51。

陳武宗、陳 䓆（2000）。尋找助人專業的春天——從心理助人專業立法談起。**醫望，32**，16-18。

傅瓊瑤、周碧瑟（1996）。**青少年用藥盛行率與危險因子之探討**。行政院衛生署委託國立陽明大學公共衛生學研究所研究案。

彭駕騂（1995）。**青少年偏差行為輔導及台灣目前的輔導措施**。論文發表於「一九九五年輔導工作國際比較學術研討會」。高雄市：國立高雄師範大學輔導研究所。

曾文星（編）（1996）。**華人的心理與治療**。台北市：桂冠。

曾美惠（2007，4月4日）。停止暗夜哭聲 就靠舉手之勞。**台灣立報**。2007 年 5 月 9 日，取自 http://publish.lihpao.com/Editorial/2007/04/04/0101/index.html

馮 燕、林家興（2001）。**台北市各級學校社會工作試辦方案評估研究**。台北市政府教育局委託研究案。

楊添圍（2000）。專業與自主之外與推動心理師法先進共勉。**醫望，32**，19-20。

葉雅馨、林家興（2006）。台灣民眾憂鬱程度與求助行為的調查研究。**中華心理衛生學刊，19**（2），125-148。

鉅微管理顧問公司（2008）。**中央聯合辦公大樓員工協助方案**。2008 年 7 月 5 日，取自 http://www.ocac.gov.tw/download.asp?tag=P&file=DownFile/File_15719.pdf&no=15719

蔣竹雲（2008，6月6日）。**心理師之教考訓用制度與國際接軌研討會發言記錄**。台北市：國立政治大學。

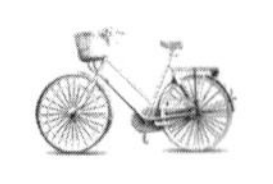

衛生署（2008a）。**醫事機構開業登記資料查詢**。2008年7月5日，取自http://www.doh.gov.tw/DOHS/searchdata.asp

衛生署（2008b）。**民國96年與死因統計記者會發佈資料**。2008年7月6日，取自http://www.doh.gov.tw/statistic/data/衛生統計叢書2/96/記者會專區/96年主要死因分析.doc

衛生署（2008c）。**歷年醫療院所家數——按型態別分**。2008年7月8日，取自http://www.doh.gov.tw/statistic/data/醫療服務量現況及服務結果摘要/96摘要表/02.xls

賴念華（2003）。心理師法對於大學學生輔導中心的影響。**學生輔導雙月刊，85**，34-45。

英文部分

American Psychiatric Association [APA] (2000). *Diagnostic and statistical manual of mental disorder* (4th ed., Text Revision). Washington, DC: The Author.

Armbuster, P., & Lichtman, J. (1999). Are school based mental health services effective? Evidence from 36 inner city schools. *Community Mental Health Journal, 35*(6), 493-504.

Boylan, J. C., Malley, P. B., & Scott, J. (1995). *Practicum and internship: Textbook for counseling and psychotherapy* (2nd ed.). Washington, DC: Accelerated Development.

California Board of Psychology (2002, March). Quick reference guide to psychology supervision regulations. *BOP Update, 9*, 6-7.

Casat, C. D., Sobolewski, J., Gordon, J., & Rigsby, M. B. (1999). School-based mental health services (SBS): A pragmatic view of a program. *Psychology in the Schools, 36*(5), 403-413.

Cheng, C. M. (1987). The present status of psychological. Science is Taiwan. *Chinese Journal of Psychology, 29*(1), 11-19.

Duffy, K. G., & Wong, F. Y. (2000). *Community psychology* (2nd ed.). Boston: Allyn & Bacon.

Flaherty, L. T., & Weist, M. D. (1999). School-based mental health services: The Baltimore models. *Psychology in the Schools, 36*(5), 379-389.

Garfield, S. E., & Kurtz, R. (1976). Clinical psycholozists is the 1970s. *American Psychologists, 31*, 1-9.

Glidewell, J. C., & Livert, D. E. (1992). Confidence is the practice of clinical psychology. *Professional Psychology: Reseach and Practice, 23*(5), 362-368.

Marwit, S. J. (1982). In support of university-affilicated schools of proferional psychology. *Professional Psychology: Reseach and Practice, 13*, 181-190.

Menderscheid, R. W., & Henderson, M. J. (Eds.) (2000). *Mental health, United States, 2000.* Rockville, MD: SAMHSA.

Moskowitz, S. A., & Rupert, P. A. (1983). Conflict resolution within the supervisory relationship. *Professional Psychology: Research and Practice, 14*(5), 632-641.

Peterson, R. L., Peterson, D. R., Abrams, J. C., & Stricker, G. (1997). The National Council of Schools and Programs of Professional Psychology educational model. *Professional Psychology: Research and Practice, 28*, 373-386.

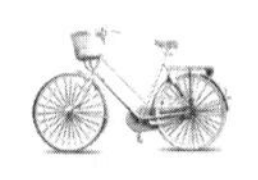

Robiner, W. N. (1991). How many psychologists are resource agenda. *Professional Psychology: Reseach and Practice, 22*(6), 427-440.

Robiner, W. N., & Crew, D. P. (2000). Rightsizing the workforce of psychologists in health care: Trends from licensing boards, training programs, and managed care. *Professional Psychology: Research and Practice, 31*(3), 245-263.

Rones, M., & Hoagwood, K. (2000). School-based mental health services: A research review. *Clinical Child & Family Psychology Review, 3*(4), 223-241.

Rosenzweig, M. R. (1992). *International psychological science: Progress, problems, and prospects*. Washington, DC: American Psychological Association.

Savickas, M. L. (2003). Career counseling in the next decade: Introduction to the special issue. *The Career Development Quarterly, 52*, 4-7.

Soong, W.-T. (1998). The needs and popularization of psychotherapy in Taiwan. *Psychiatry and Clinical Neurosciences, 52*, 229-232.

中文索引

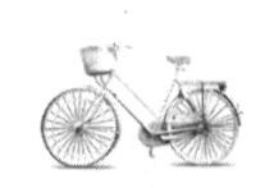

英文索引

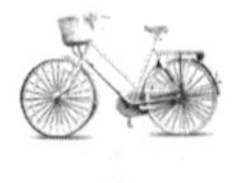

國家圖書館出版品預行編目資料

心理師執業之路／林家興著. -- 二版.
臺北市：心理, 2009.03
面； 公分. --（心理治療；106）
參考書目：面

ISBN 978-986-191-240-0（平裝）

1.心理治療師

419.1 98001643

心理治療 106 心理師執業之路（第二版）

作　　者：林家興
責任編輯：郭佳玲
總 編 輯：林敬堯
發 行 人：洪有義
出 版 者：心理出版社股份有限公司
社　　址：台北市和平東路一段 180 號 7 樓
總　　機：(02) 23671490　傳　真：(02) 23671457
郵　　撥：19293172　心理出版社股份有限公司
電子信箱：psychoco@ms15.hinet.net
網　　址：www.psy.com.tw
駐美代表：Lisa Wu　tel: 973 546-5845　fax: 973 546-7651
登 記 證：局版北市業字第 1372 號
電腦排版：辰皓國際出版製作有限公司
印 刷 者：東縉彩色印刷有限公司
初版一刷：2005 年 10 月
二版一刷：2009 年 3 月

定價：新台幣 420 元

ISBN 978-986-191-240-0